抗肿瘤中药的药理与毒理

Pharmacology and Toxicology of Antitumor Chinese Medicine

郎朗——编著

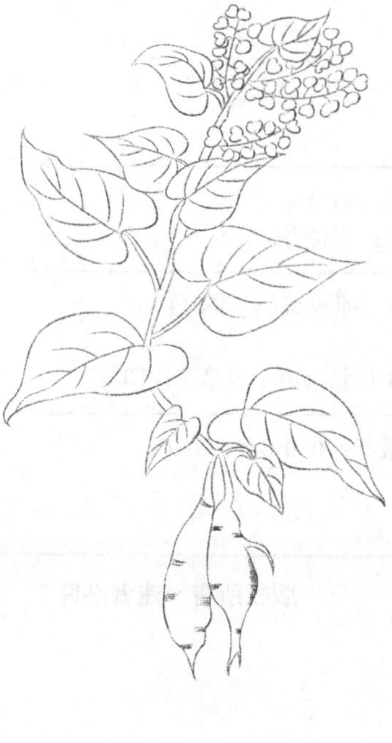

化学工业出版社

·北京·

内容简介

本书将抗肿瘤药物按照作用机制分为七种类型来阐述，每种类型列选了具有毒理学研究特性的中药品种，针对每个品种，首先阐述抗肿瘤中药的化学成分，进而分析抗肿瘤中药的药理作用，最后阐述其毒性及作用机制。

本书弥补了目前抗肿瘤中药毒性研究不足的现状，也可为中药学专业研究生提供参考。

图书在版编目（CIP）数据

抗肿瘤中药的药理与毒理 / 郎朗编著. —北京：化学工业出版社，2023.7

ISBN 978-7-122-43500-2

Ⅰ.①抗… Ⅱ.①郎… Ⅲ.①抗癌药（中药）-药理学②抗癌药（中药）-毒理学 Ⅳ.①R286

中国国家版本馆 CIP 数据核字（2023）第 087644 号

责任编辑：李晓红　戴小玲　　文字编辑：何金荣
责任校对：边　涛　　装帧设计：刘丽华

出版发行：化学工业出版社（北京市东城区青年湖南街 13 号　邮政编码 100011）
印　　装：北京科印技术咨询服务有限公司数码印刷分部
710mm×1000mm　1/16　印张 17　字数 324 千字　2023 年 8 月北京第 1 版第 1 次印刷

购书咨询：010-64518888　　售后服务：010-64518899
网　　址：http://www.cip.com.cn
凡购买本书，如有缺损质量问题，本社销售中心负责调换。

定　　价：98.00 元

前言

肿瘤的发生是机体在致病因素作用下，局部组织在基因水平异常增生而形成的肿块，是多步骤、多因素、多基因综合作用的动态变化过程，是目前危害人类健康最严重的疾病。世界卫生组织最新统计结果显示，全球平均每年死于恶性肿瘤患者高达 1000 万人，新发病 1930 万例，此数据还在逐年增加，肿瘤已成为人类健康的头号杀手。

目前肿瘤的治疗以化学药物、手术和放疗为主，虽成功地提高了多种恶性肿瘤的治愈率，但由于较强的副作用以及耐药性，寻找新的治疗肿瘤的手段刻不容缓。中医药可以明显地降低肿瘤治疗过程中的不良反应，提升治疗有效率，改善肿瘤患者的生活质量。中医认为正气亏虚是肿瘤的发病基础，在临床可以见到痰凝、血瘀等表象，因此以活血化瘀、扶正固本、软坚散结、清热解毒为主的中医治疗在抗肿瘤治疗中发挥了重要的作用。中药为中医治病的物质基础，中药在肿瘤治疗中具有多成分、多靶点、多通路、不易产生耐药的协同作用优势，针对肿瘤多因素、多环节致病的机理，在肿瘤的发生、发展、转移及免疫调节等多个阶段发挥了多种疗效。

本书首先对中药治疗肿瘤的中医理论基础进行概述，然后从中药的药理作用机制进行阐述，最后针对中药的毒性研究进展进行全面总结。绪论对于单味中药的药理作用和毒理作用的理解具有指导作用，单味药我们按照中医理论进行分类，分为扶正固本药、清热解毒药、软坚散结药、理气开郁药、化痰祛湿药、活血化瘀药、以毒攻毒药。单味中药从来源、性味归经、功能与主治、药理作用、毒性作用五个方面进行论述，药理作用重点阐述抗肿瘤的作用，针对单味药的单体成分、总成分和提取物的抗肿瘤作用进行详尽论述。

本书另一大特色是针对中药毒性作用进行阐述，中药近些年的毒副作用引起了国内外的广泛关注，而抗肿瘤药物的毒性研究更是关注的焦点，因此本书收集的中药不仅使用广泛同时具有相关毒性研究，为医药工作者提供参考。

本书在编写过程中得到张莹、杨昂瑾、董君君、胡园园、陈琪同学的大力协助，在此表示感谢！图书撰写中力求做到全面、严谨、准确，但笔者学识水平有限，书中不足之处在所难免，恳请读者在阅读过程中提出宝贵意见，以便后续完善。

郎　朗

2023 年 7 月

目录

第一章 绪论

第二章 扶正固本药

第三章 清热解毒药

第四章

软坚散结药

第五章

理气开郁药

第六章

化痰祛湿药

第七章

活血化瘀药

第八章

以毒攻毒药

第一章
绪　论

第一节　抗肿瘤中药药理学分类

抗肿瘤中药是伴随着中医学对肿瘤的认识而起源和发展的。在中医辨证论治体系中，治法从属于治则，其内容十分丰富。早在两千多年前的《黄帝内经》中就提出了治疗肿瘤的原则："虚者补之""劳者温之""结者散之""坚者削之"。在中医理论的指导下，随着中西医结合研究的发展，中医肿瘤学初步形成了其完整的治疗体系，常用的治法有：扶正固本法、清热解毒法、软坚散结法、理气开郁法、祛痰化湿法、活血化瘀法、以毒攻毒法等。肿瘤为全身性的局部病变，病情复杂，多属于多系统、多组织器官受累，虚实寒热夹杂，所以上述诸法常配伍应用。

一、扶正固本法

肿瘤属慢性消耗性疾病，尤其是肿瘤中晚期，多为虚证。用扶正固本法，扶助人体正气，协调阴阳偏盛偏衰。补益人体虚弱状态，调整机体内环境，提高患者免疫功能，加强抵御和祛除病邪的能力，抑制癌细胞的生长，为进一步治疗创造条件。扶正固本治疗肿瘤的临床作用是多方面的，概括起来包括：提高临床疗效，延长生存期；减轻放疗及化疗的毒性和不良反应；提高手术效果；治疗癌前病变；抗癌抑癌作用；提高机体免疫力；促进骨髓造血干细胞的增殖等。有关扶正固本的作用机理，近十几年来的实验研究取得了一定成果，其实验研究包括扶正固本方药促进免疫作用、改善骨髓造血功能、提高内分泌体液的调节功能、调节细胞内环磷酸腺苷 cAMP 含量及 cAMP/cGMP 的比值、抑制肿瘤的浸润和转移，以及提高机体物质代谢等方面。

扶正固本的方法很多，如补气养血、健脾和胃、补肾益精、养阴生津等。其常用的中草药有：益气者党参、黄芪、黄精、人参、白术、怀山药、甘草等；补血者鸡血藤、当归、熟地黄、干地黄、白芍、紫河车、桂圆肉、阿胶等；滋阴者天冬、麦冬、沙参、生地黄、龟板、鳖甲、天花粉、知母、墨旱莲、女贞子等；温阳者制附子、肉桂、鹿茸、补骨脂、淫羊藿、菟丝子、锁阳、肉苁蓉、巴戟天等。

二、清热解毒法

热毒是肿瘤发生、发展的重要原因之一。“诸痛痒疮疡，皆属心火”，故认为火是疮疡发生的根本。外感诸邪淫及人体之后，皆能化火、生热；内伤七情或脏腑功能失调，亦可生热化火，而致热毒内蕴，灼液成瘀，瘀血痰浊壅阻经络脏腑，久不能消，遂结成肿瘤。因此，热毒是恶性肿瘤的主要病因病理之一。清热解毒法为防治肿瘤的常用方法，属于攻邪治法范围。清热解毒药物抗肿瘤的药理，主要是：直接抑制肿瘤细胞生长；调节机体免疫功能，促进淋巴细胞转化，激发和增强淋巴细胞的细胞毒作用，增强和调整巨噬细胞的吞噬功能；抗炎排毒作用，对抗多种微生物毒素，抑制炎性渗出或增生；调节内分泌功能；阻断致癌反突变作用；抑制肿瘤的核酸代谢；抑制肿瘤细胞血管生成。

常用的清热解毒药物有金银花、连翘、白花蛇舌草、半支莲、半边莲、龙葵、重楼、山豆根、板蓝根、紫草、紫花地丁、蒲公英、鱼腥草、夏枯草、败酱草、穿心莲、黄芩、黄柏、苦参、龙胆草、石上柏、土茯苓、大青叶、马齿苋、鸦胆子等。

三、软坚散结法

肿瘤形成后，聚结成块、坚硬如石，古称石瘕、石疽、岩等，为邪气聚结成块所致。所以对于肿瘤多用软坚散结法治疗，促使肿瘤硬块软化，结块消散。根据中医理论和临床经验，味咸之中药大都具有软化坚块之作用，如牡蛎之咸涩、鳖甲之咸平、龟板之甘咸、土鳖虫之咸寒、海藻之苦咸、海浮石之咸寒等，都有软坚作用。软坚散结法在肿瘤的临床治疗中应用很多，但单独作为主要治法进行治疗者很少，通常配合其他治疗肿瘤的法则和方药一起使用。如常在扶正固本和攻逐邪气时兼顾使用软坚散结法，以达到消除肿块之目的，增强治疗肿瘤的效果。软坚散结药物抗肿瘤主要在于直接杀伤癌细胞，作用于癌细胞膜系结构，使细胞膜溶解破碎，粗面内质网扩张，线粒体肿胀、空泡化，使癌细胞整体崩解碎裂。

临床常用的软坚散结类药物有海藻、昆布、石见穿、地耳草、金钱草、泽漆、八角莲、威灵仙、急性子、娃儿藤、喜树、巴豆、壁虎、蜂房、地龙、全蝎、僵蚕、蜈蚣、牡蛎、乌梢蛇、白花蛇、核桃枝、三尖杉等。

四、理气开郁法

中医学认为肿瘤的发生与气机运行失调关系极为密切。气机不畅、气机阻滞也是肿瘤发生发展过程中不可或缺的致病因素。若气机条达畅通，则热毒、痰湿、血瘀难于聚积于体内某一局部而成肿块。气机不畅则津液气血代谢运行障碍，积而成块以生肿瘤，所以，气滞也是肿瘤最基本的病理变化之一。在临床应用中，理气药常配伍于其他治法，往往根据病情兼夹的不同予以适当的配伍。应当注意的是，理气药大多辛香而燥，重用、久用或运用不当，会有化燥伤津助火等弊病。只有配伍运用得当，才可防止这些副作用的发生，起到改善症状、抑制肿瘤生长，以致杀灭癌细胞的作用。理气药大多对肿瘤细胞有抑制作用，一些药物可诱导癌细胞向正常细胞转化，纠正机体紊乱状态，影响端粒酶活性的调节。

理气开郁治疗各种癌肿常配伍清热解毒化瘀等药物，尤其是治疗消化道肿瘤所致胸胁、脘腹胀痛等症。如肝癌、胃癌的气滞腹胀，肺癌、乳腺癌的胸胁胀痛等。常用药物有柴胡、木陈皮、青皮、枳壳、枳实、砂仁、玫瑰花、檀香、槟榔、沉香、苏梗、旋覆花、厚朴、川楝子、降香、丁香等。

五、化痰祛湿法

痰湿为机体的病理产物，又是致病因素，痰凝湿聚是肿瘤发病的基本病理之一。痰湿既为病理产物，又为继发性致病因素，痰凝湿聚成核成块，如许多无名肿块，不痛不痒，经久不消，逐渐增大增多，多系痰核所致，治宜化痰散结。化痰祛湿法是肿瘤临床常用的治法之一，但单用化痰祛湿法治疗肿瘤并不多见。实际上，化痰与软坚散结、祛湿与健脾是密切相关的，许多化痰药有散结的功效，因而，在扶正固本、理气活血、健脾益肾、滋阴清热、软坚散结等法中常包含化痰祛湿法。湿有内外之分，外湿犯人，每与风邪、寒邪相兼，治疗采用祛风散寒除湿法；内湿治疗当除湿利水。同时，根据湿聚部位不同分别采取芳香化湿、淡渗利湿、健脾除湿、温化水湿等法治之。实验研究表明，有些化痰祛湿药对肿瘤有直接抑制作用。如瓜蒌对 S180 及腹水癌均有抑制作用，汉防己素影响单层培养的人食管上皮细胞株及人食管癌上皮细胞株克隆的细胞分裂。

临床常用的化痰祛湿药有瓜蒌、半夏、葶苈子、青礞石、前胡、马兜铃、杏仁、苍术、厚朴、茯苓、生薏苡仁、天南星、石菖蒲、贝母、白芷、黄药子、长春花、白屈菜、禹白附等。

六、活血化瘀法

肿瘤多有形，固定不移。历代医家多认为癥积、石瘕、痞癖及肚腹结块等皆与瘀血有关。临床观察证明晚期肿瘤患者普遍存在血瘀见证。临床应用活血化瘀法治疗肿瘤时，通常根据辨证结合其他法则，如健脾益气、软坚散结等共同发挥协同作用。此外，在应用活血化瘀药物的同时，涉及是否能促进血行转移的问题，其结论不一，在临床中应引起注意。活血化瘀类中药抗肿瘤的作用主要表现为：对抗肿瘤细胞引起的血小板聚集及瘤栓的形成，减少血栓对瘤细胞的保护，有利于免疫系统对癌细胞的清除；对放化疗的增效作用；调整机体免疫功能；调整神经和内分泌功能；预防放射性纤维化；抑制端粒酶表达及对癌基因 *p53*、*C-erbB-2* 和 *Bel-2* 等的调节。

常用的活血化瘀药物有丹参、赤芍、桃仁、红花、郁金、延胡索、乳香、没药、三棱、莪术、蒲黄、泽兰、虎杖、五灵脂、王不留行、水蛭、斑蝥、土鳖虫、水红花子等。

七、以毒攻毒法

肿瘤的形成，不论是由于气滞血瘀，还是由于痰凝湿聚或热毒内蕴或正气亏虚，久之均能蕴积成毒，大多表现为阴毒内结，所以在应用攻毒法时，多采用辛温大热有毒之品，以散结拔毒。因为许多毒性药的中毒剂量与治疗剂量相近，故应慎重，适可而止。在使用攻毒药的同时，应照顾正气，合理配伍且注意药物的合理炮制，选择适宜剂型，这样既可以发挥其治癌作用，又可以减少其不良反应。以毒攻毒法治疗肿瘤主要在于杀伤癌细胞，引起癌细胞死亡为其共同特点。有些药物是通过作用于癌细胞增殖周期，阻断相应的生化过程，而使癌细胞死亡或停止在增殖周期某一环节。

常用的以毒攻毒药物有斑蝥、木鳖子、石蒜、马钱子、钩吻、蓖麻子、藤黄、硫黄、雄黄、升药、硇砂、硼砂、砒石、轻粉等。

中医治疗肿瘤的原则是在整体观察指导下，通过对肿瘤的病因病机等进行全面分析、判断和正确辨证后确定的。由于肿瘤性疾病的特殊性，就肿瘤的基本治则而言，主要是标本缓急、扶正祛邪、调整阴阳、调理气血、调治脏腑、三因制宜等。临证时具体的治疗方法是扶正固本、调理脏腑、清热解毒、化痰祛湿、活血化瘀、疏肝理气等几种方法的综合运用。

第二节　抗肿瘤中药的毒性研究

一、急性毒性

急性毒性试验是指动物 24h 内一次或多次给予受试物后，观察动物在一定时间内（14d 中）出现的毒性反应及其程度或死亡情况。进行急性毒性试验的目的是初步了解受试药物毒性反应的表现特征及强度、可能的毒性靶器官及损害的可逆程度或安全剂量，为进行临床和（或）其他毒性试验提供信息作为参考依据。

中药作用相对温和，同时，复方制剂、古方或临床经验来源制剂毒性相对较轻，且有一定的临床应用基础。但随着大量的新技术、方法的运用，与传统中药相比，现代中药所具有的物质基础和给药方式可能有明显改变，特别是所含成分变化较大，药理作用变化明显，毒性反应也可能随之增大。因此，中药急性毒性试验研究十分必要。

二、长期毒性

长期毒性试验（重复给药毒性试验）是指反复多次、连续给予实验动物受试物（一般＞14d）后，观察动物是否发生毒性反应、毒性反应的性质和程度（包括毒性量效关系、起始时间、程度、持续时间）以及毒性反应的可逆性等。找出毒性的靶器官或靶组织，并探讨可能的毒性作用机制。通过动物的毒性反应，为临床拟定安全剂量、临床毒副反应的监护及生理指标检测提供依据。

长期毒性试验可以监测中药长期用药后的累积效应，即时间-效应关系，同时对特殊毒性的观察具有重要意义。作者通过对小鼠染毒 14d 观察龙葵碱诱导的长期毒性，通过 HE 染色、荧光染色、酶学测定、线粒体损伤测定、蛋白含量测定，得出龙葵碱在 1/8 LD_{50}、1/4 LD_{50}、1/2 LD_{50} 具有生殖毒性和遗传毒性。

三、中药特殊毒性及实验案例

1. 肝、肾毒性

肝脏是人体主要的解毒器官，肾脏是人体主要的排泄器官，药物进入体内，经过肝脏解毒，肾脏排泄，完成代谢过程。近年中药药源性肝损伤频现，引起肝肾毒性的药物多含生物碱类、马兜铃酸类、萜与内酯类等。含有肝毒性生物碱的中药有紫草、秋水仙、山豆根等。雷公藤的主要化学成分为生物碱类，存在着肾毒性和各种不良反应，其中肾毒性可引起肾小管变性、中毒性肾病、肾小管上皮细胞坏死、间质性肾炎、急性肾衰竭、肾乳头坏死。含有马兜铃酸类植物药多见肾毒性，关于肝毒性有待进一步的研究。常见肾毒性的马兜铃酸类植物药有天仙藤、青木香、广防己、寻骨风、细辛等。目前，已知防己、关木通等植物类中药可致急性肾小管坏死。黄药子的肝毒性成分主要是黄毒素（二萜内酯类成分），对大鼠肝细胞有损伤作用。川楝子的主要活性成分呋喃三萜类物质，可引起急性中毒性肝炎，致转氨酶升高，出现黄疸等症状。苍耳子、蓖麻子、望江南子中的毒蛋白可引起肝肿大，伴有谷丙转氨酶和胆红素升高。地榆、合欢皮、柴胡、商陆、重楼和三七等药物的肝毒性可能与其所含的皂苷有关。

2. 生殖、遗传毒性

生殖、遗传毒性是指用药后造成的生殖能力降低、不孕不育、胚胎畸形，甚至遗传疾病。生殖、遗传毒性的动物实验对预测药物的安全性具有重要意义。

以龙葵碱为例，龙葵碱主要存在于茄科植物马铃薯的块茎及龙葵的全草中，对动物肿瘤的抑制率很强，有明显的细胞毒杀作用，其醇提物能够抑制乳腺癌、肝癌的生长并能诱导细胞凋亡。但龙葵碱的毒性作用也不容忽视，误食了发芽和绿色的马铃薯导致胃痛加剧、恶心和呕吐、呼吸困难、急促，伴随全身虚弱和衰竭，甚至导致死亡。运用长期毒性染毒，观察睾丸病理组织确定龙葵碱的生殖毒性，检测对生殖细胞线粒体的影响，分光光度计法测定睾丸线粒体通透性转换孔的变化，流式细胞仪法测定睾丸线粒体膜电位的变化，ELISA 法检测氧化损伤及能量代谢障碍，并对睾丸间质细胞和睾丸支持细胞分别进行研究，通过测定血清睾酮、LH 和 3β-HSD 的表达发现间质细胞内激素未发生变化，因此采用体外培养支持细胞的方法进行支持细胞损伤的机制研究。

通过对病理组织学以及脏器系数的观察发现龙葵碱显著抑制睾丸发育，对小鼠睾丸组织的生长有明显的毒性作用；免疫组化的结果表明龙葵碱显著影响睾丸支持细胞的骨架结构和功能，使睾丸支持细胞中波形蛋白崩解，破坏血睾屏障；龙葵碱可以使小鼠睾丸生殖细胞线粒体通透性转换孔开放程度增加，并且随着染毒剂量的增加，开放水平有上升的趋势，进而导致 $\Delta\Psi_m$ 的下降，造成线粒体内膜脂质的过氧化反应、膜流动性降低、膜脂质降解，以及线粒体内外膜蛋白过氧化、蛋白质交联、线粒体结构和功能障碍、酶活性丧失等。从龙葵碱对睾丸的氧化损伤实验中，观察到 SOD、MDA 和 GSH 的变化，结果睾丸中的 MDA 含量显著增高，说明的确有脂质过氧化产物的生成，睾丸中的 SOD、GSH 也有显著性降低，说明龙葵碱可引起睾丸组织脂质过氧化反应，从而导致睾丸组织的损伤。龙葵碱可明显引起小鼠睾丸组织的 SDH、LDH、ATPase 活性下降，说明龙葵碱干扰了睾丸组织的有氧代谢和无氧供能，同时抑制了细胞对能量的利用，从而造成了其对雄性生殖系统的损伤，因而龙葵碱对生殖细胞能量代谢的干扰，可能是造成其生殖细胞毒作用的原因之一。流式细胞术的结果表明龙葵碱可透过血睾屏障损伤睾丸间质细胞，抑制睾酮合成酶 3β-HSD 的合成，启动机体负反馈调节，影响到下丘脑-垂体-性腺轴的功能，促进垂体大量分泌释放 LH；ELISA 的结果显示由于 LH 的大量释放激活睾酮旁分泌途径，龙葵碱并没有显著降低血清中睾酮的含量，但由于 ABP 表达的下调，睾酮的生物学效应将明显降低，影响精子发生发育。通过激光共聚焦扫描显微镜观察，龙葵碱使小鼠睾丸支持细胞内钙离子浓度增加，线粒体膜电位下降，引发了支持细胞周期改变前细胞内信号通路的变化。流式细胞仪检测支持细胞周期蛋白 Cyclin A 与周期蛋白依赖性激酶 CDK2 降低，从而导致支持细胞延迟阻滞在 S 期，启动细胞 S 期监控机制。通过周期途径观察早期凋亡现象，龙葵碱通过细胞周期途径损伤小鼠睾丸支持细胞，导致支持细胞发生凋亡现象，同时损伤支持细胞骨架，从而影响支持细胞的功能，导致生殖发育功能损伤。同时观察龙葵碱对小鼠精子畸形的影响发现龙葵碱可以透过血-生殖腺屏障而对生殖细胞——精子的发育造成影响，干扰精子正常形成与成熟，具有一定的遗传毒性。诱导骨髓细胞微核发生，单细胞凝胶电泳中龙葵碱导致拖尾现象显示 DNA 的损伤。龙葵碱还使骨髓细胞周期阻滞在 G_0/G_1 期，抑制了骨髓细胞的生长，使细胞内 p53 蛋白含量显著增加，诱导细胞进入 G_1 期，抑制细胞增殖。

从以上实验可以看出龙葵碱诱导了雄性小鼠的生殖、遗传毒性，毒性机制明确。

3. 中药炮制减毒

“遵古炮制”是中药炮制操作与研究中的一个常用术语。要研究、提高中药炮制减毒水平，首先要清楚炮制减毒的历史和现状。有毒中药炮制的历史文献比较分散，各地遵循不一，说法不一。应进一步深入研究每类炮制方法及有毒中药炮制方法的起源、发展和临床应用的关系，分析其演变原因，找出其理论依据，探知其炮制原始目的，从中找出规律，提示科研思路，做到古为今用。从现代科学的角度分析，炮制减毒最基本的原理就是通过对有毒中药的加工，改变药材中化学成分或毒性成分的构成，从而制约有毒中药的毒性或偏性，降低其在临床应用中的毒副作用。可见，研究有毒中药在炮制前后毒性成分的改变和含量的变化，是有毒中药炮制研究的核心，它的研究结果不但能阐明炮制减毒原理，而且能指导炮制工艺的设计和改进，也是制定质量标准的依据。

第二章
扶正固本药

天花粉

【来源】 葫芦科植物栝楼 *Trichosanthes kirilowii* Maxim. 及中华栝楼 *T. rosthornii* Harms 的块根。

【性味与归经】 甘、微苦，微寒。归肺、胃经[1]。

【功能与主治】 清热生津，润肺化痰，消肿排脓。主治口渴，消渴多饮，肺热燥咳，疮疡肿毒[1]。

【药理作用】

1. 抗肿瘤作用

天花粉蛋白（TCS）对人宫颈癌细胞[2,3]、肠癌细胞[4]、胃癌细胞[5]、人绒毛膜癌细胞[6]的生长与增殖起到抑制作用，可诱导癌细胞凋亡。此外，TCS 还可通过调控 PI3K 的表达来降低小鼠肉瘤的大小和减少黑色素瘤，抑制小鼠黑色素移植瘤的血管生成拟态[7]。TCS 可以通过激活 JNK 信号转导通路来诱导肺腺癌 A549 细胞 Bcl-2、caspase-3mRNA 的表达，从而诱导细胞凋亡。TCS 能够抑制卵巢癌细胞增殖，主要作用机制可能与其下调 Bcl-2 及上调 Bax 蛋白表达有关[8]。TCS 还可抑制乳腺癌细胞增殖和乳腺癌裸鼠移植瘤生长[9]。另外，天花粉多糖可能通过活化凋亡蛋白 Caspase-3、Caspase-8 对人乳腺癌细胞起到生长抑制和诱导凋亡作用[10]。TCS 在体外能抑制鼻咽癌细胞，降低体外克隆形成能力，诱导细胞凋亡，下调 Notch 信号可能是 TCS 抑制鼻咽癌的作用机制之一[11]。TCS 可以显著抑制各种白血病细胞系的增殖，对 T 淋巴细胞系和巨噬细胞系表现为诱导细胞凋亡的作用，对 B 淋巴瘤细胞系表现为生长抑制效应[12]。

2. 抗炎作用

TCS 能增加白细胞介素-4（IL-4）、IL-2、干扰素-γ（IFN-γ）和 IL-10 的产生，

降低免疫应答，发生抗炎作用[13]。天花粉多糖可对人外周血单个核细胞（PBMC）有明显促增殖和活化作用，不同程度地上调 T 淋巴细胞亚群中 $CD3^+$、$CD4^+$、$CD8^+T$ 细胞的含量，并可诱导人 PBMC 高水平分泌产生 TNF-α、IL-6[14]。栝楼不同部位（瓜蒌皮、瓜蒌子、天花粉）正丁醇提取物可通过促进人支气管上皮细胞增殖，抑制 TNF-α、IL-6、IL-8 等炎症因子表达，发挥抗炎作用[15]。

3. 抗病毒作用

有研究表明，TCS 具有很好的抗病毒作用。TCS 主要影响单纯疱疹病毒 1 型（HSV-1）在人喉癌上皮细胞的复制。TCS 在 HSV-1 感染的细胞比未感染的细胞选择性地诱导细胞凋亡作用更强。TCS 还能通过富集 HIV-1 病毒，使感染性严重受损。

4. 其他作用

（1）降血糖　天花粉乙酸乙酯提取物和凝集素粗品具有较强的降糖作用，其中以凝集素部位为佳，凝集素为天花粉降糖的主要有效部位[16]。

（2）终止妊娠　TCS 不仅用于引产，还在葡萄胎、死胎、异位妊娠、过期流产等妇科疾病中起到很大作用。TCS 可快速引起胎盘滋养层细胞变性坏死，导致绒毛膜被破坏，血液循环障碍，绒毛组织退化坏死，发生炎症反应，出现胎盘循环和营养障碍，造成胎儿死亡[17]。

【毒理作用】

1. 神经毒性

蓖麻蛋白 A 链（RTA）处理的视网膜中的星形胶质细胞和小胶质细胞反应比 TCS 处理的视网膜中的星形胶质细胞和小胶质细胞反应更强。TCS 似乎选择性进入并破坏了 Müller 和色素上皮细胞，随后诱导了感光细胞的死亡。RTA 可以进入血管内皮细胞并损害血管内皮，从而导致视网膜炎和坏死。随后导致光感受器死亡。线粒体的变性参与了由 TCS 引起的感光细胞的凋亡途径[18]。将 TCS 和罗丹明偶联的 TCS 分别注入大鼠坐骨神经。结果发现，TCS 对不同类型的神经元表现出选择性神经毒性[19]。

2. 肾毒性

天花粉蛋白注射液可致大鼠急性肾功能衰竭和近端肾小管病变，导致肾小球滤过率降低和肾小管蛋白尿减少，引发肾毒性[20]。

【参考文献】

[1] 南京中医药大学. 中药大辞典[M]. 2 版. 上海: 上海科学技术出版社, 2005: 442.

[2] 宋华梅, 黄利鸣, 王艳林, 等. 天花粉蛋白对宫颈癌 Caski 细胞 *DNMT1* 基因的表达和酶活性的影响[J]. 中国药理学通报, 2010, 26(10): 1312-1315.

[3] 谭寒星, 黄利鸣, 王艳林, 等. 天花粉蛋白对子宫颈癌 Hela 细胞 *Survivin* 基因的影响[J]. 中华中医药杂志,

2011, 26(11): 2702-2705.
[4] 王英俊，张桂兰. 天花粉蛋白对结肠癌细胞株 SW-1116 凋亡影响的体外研究[J]. 中医研究，2007, 20(4): 33-34.
[5] 国敏. 天花粉蛋白诱导胃癌细胞 LoVo 凋亡的实验研究[J]. 河南中医, 2011, 31(9): 990.
[6] 王建英，李勇，程建新，等. 天花粉蛋白对绒癌细胞 JEG-3 体外增殖和 HLA-G、HLA-E 表达的影响[J]. 中国老年学杂志, 2008, 28: 247-249.
[7] 韩冰冰，李洁. 天花粉蛋白对小鼠黑色素移植瘤血管生成拟态及 PI3K 表达的影响[J]. 中药药理与临床, 2013, 29(3): 38-40.
[8] 候贺佳，张爽. 天花粉蛋白对卵巢癌 HO8910 细胞凋亡及 *Bax*、*Bcl-2* 基因表达的影响[J]. 辽宁中医杂志, 2011, 38(9): 1729-1730.
[9] 丁波泥，陈道瑾，李小荣，等. 天花粉蛋白抑制乳腺癌生长的实验研究[J]. 实用肿瘤杂志，2008, 23(4): 310-313.
[10] 曹丽莉，徐妍，徐水凌，等. 天花粉多糖诱导人乳腺癌 MCF-7 细胞凋亡及其 Caspase-3 和 Caspase-8 活化对凋亡的影响[J]. 浙江大学学报, 2012, 41(5): 529-534.
[11] Liu F Y, Wang B, Wang Z X, et al. Trichosanthin down-regulates Notch signaling and inhibits proliferation of the nasopharyngeal carcinoma cell line CNE2 in vitro[J]. Fitoterapia, 2012, 83: 838-842.
[12] 王媛媛，欧阳东云，郑永唐. 天花粉蛋白体外抗人白血病和淋巴瘤细胞的作用机制[J]. 中国实验血液学杂志, 2007, 15(4): 729-732.
[13] Zhou H, Jiao Z J, Pan J J, et al. Immune suppression via IL-4/IL-10-secreting T cells: A nontoxic property of anti-HIV agent Trichosanthin[J]. Clinical Immunology, 2007, 122: 312-322.
[14] 徐水凌，赵桂珠，屠婕红. 天花粉多糖对人外周血单个核细胞的免疫活性作用[J]. 中国中药杂志，2010, 35(6): 745-748.
[15] 欧阳璐斯，夏婷，陶红，等. 栝楼不同部位对卷烟烟气总粒相物诱导人支气管上皮细胞增殖及炎症因子表达的影响[J]. 中药新药与临床药理, 2021, 32(02): 219-225.
[16] 李琼，叶小利，陈新. 天花粉降糖作用有效部位的研究[J]. 长春中医药大学学报, 2012, 8(1): 9-11.
[17] 戴良图，张华，王晨曦. 天花粉蛋白治疗异位妊娠的临床应用及不良反应分析[J]. 军医学杂志, 2013, 34(5): 321-324.
[18] Sha O, Yew D T, Cho E Y, et al. Mechanism of the specific neuronal toxicity of a type I ribosome-inactivating protein, trichosanthin[J]. Neurotox Res, 2010, 18(2): 161-72.
[19] Shen W Z, Sha O, Yew D T, et al. Retrograde transport of a traditional Chinese medicine, alpha-trichosanthin, and its selective neural toxicity[J]. Clin Toxicol (Phila), 2009, 47(9): 876-83.
[20] Tang N L, Chan W L, Ke Y O, et al. Acute renal failure and proximal tubule lesions after trichosanthin injection in rats[J]. Exp Mol Pathol, 1997, 64(2): 78-89.

补骨脂

【来源】豆科植物补骨脂 *Psoralea corylifolia* L. 的干燥成熟果实。

【性味与归经】辛、苦，温。归肾、脾经。

【功能与主治】温肾助阳，固精缩尿，温脾止泻，纳气平喘。主治阳痿遗精、遗尿尿频、腰膝冷痛、肾虚作喘、五更泄泻，外用治白癜风、斑秃。

【药理作用】

1. 抗肿瘤作用

补骨脂素具有良好的抗肿瘤作用，能够体外抑制乳腺癌、前列腺癌、肺癌、胃癌、肝癌、白血病等肿瘤细胞，作用机制与抑制肿瘤细胞增殖、转移、凋亡，肿瘤血管内皮生成，逆转多药耐药多个环节密切相关。近年来，脂质-聚合物杂化纳米颗粒作为药物载体与补骨脂素的结合应用，也从靶向给药治疗和逆转多药耐药方面提高了补骨脂素的抗肿瘤效果。补骨脂乙素可降低人舌鳞状细胞癌 Tca8113 细胞的增殖、迁移和侵袭能力，该抑制作用呈浓度依赖性，与下调 MMP-2 和 MMP-9 蛋白的表达及抑制其上游 Akt 的磷酸化有关[1]。

2. 抗炎作用

补骨脂素在类风湿性关节炎、肺炎、气管炎症、牙周炎和神经炎症模型中均有较好的作用，其抗炎机制与抑制炎症因子的合成、分泌密切相关[2,3]。此外，补骨脂素对巨噬细胞中炎症因子分泌也有很好的抑制作用[3]。张引红等[4]利用类风湿性关节炎小鼠模型探究发现，补骨脂素可显著减少病变处炎性细胞的浸润，减轻足踝的肿胀程度，抑制 $CD4^{+}$细胞向 Th1 细胞分化，减少促炎细胞因子释放。

3. 对心血管的作用

补骨脂乙素是补骨脂中极为重要的成分，该成分能够很好地起到强心作用，并能够实现冠状动脉的扩张，促使人体血流量的加大。虽然此成分具有较为有益的功能和效果，但是结合研究显示其对总外周血管阻力并未产生更多影响。有关研究结果表明，利用补骨脂乙素，能够对动物的离体心脏与冠状动脉起到显著的扩张作用[5]。

4. 抗菌作用

在体外试验中，补骨脂乙醇提取物对耐甲氧西林葡萄球菌有显著的生长抑制作用，表明补骨脂酚具有抗菌活性。研究发现，不含补骨脂酚和部分脂肪酸的补骨脂提取物对不同的微生物依然具有抗菌活性，暗示其他成分同样具有抗菌作用[6]。

5. 抗氧化作用

补骨脂素具有抗氧化能力，可通过增强抗氧化酶 SOD、GSH 的活性，减少氧自由基含量，降低 MDA 等过氧化物引起的细胞损伤，减缓氧化应激反应参与的阿尔茨海默病、皮肤光老化、抑郁症等疾病进程。强效抗氧化剂可用于治疗氧化应激相关的疾病。补骨脂定具有清除 DPPH 自由基的能力，补骨脂定、补骨脂甲素、大豆苷、大豆苷元和紫云英苷具有清除 ABTS 自由基的能力[7]。

6. 其他作用

瞿晶田等[8]研究发现，补骨脂素能够上调内皮细胞中一氧化氮合酶的蛋白质表达，通过作用于内皮细胞依赖的 NO 途径发挥舒张血管的药理作用；抑制 TNF-α 诱导的人脐静脉内皮细胞中内皮因子的释放，减缓因内皮因子聚集引起的凝血状态的产生，降低血栓的形成[9]。

【毒理作用】

1. **肝脏毒性**

肝脏是机体的主要代谢器官也是重要的解毒器官，药物吸收入血后在体内经肝脏进行代谢转化，产生的代谢产物或原型药物本身会对肝脏造成直接或间接的损害。毒理学研究显示，补骨脂素用药引起机体的不良反应涉及生殖系统、免疫系统、神经系统和肝、肾等实质性脏器，尤其对肝脏损伤最为严重。补骨脂素引发的肝毒性存在显著种属差异和性别差异，且肝损伤程度具有剂量、时间相关性。动物实验发现，补骨脂素引起的肝损伤具有可逆性，停止给药一段时间后机体可自行恢复。补骨脂素致肝损伤机制并非单一，目前已被证实肝毒性与引起机体胆汁淤积、干扰肝再生、氧化应激反应与线粒体功能障碍、内质网应激反应、抑制肝药酶活性、氨基酸代谢异常相关[10]。

2. **肾脏毒性**

补骨脂酚对肾细胞产生毒性的可能机制有直接损伤细胞膜、致细胞凋亡和干预细胞有丝分裂从而抑制细胞增殖[11]。亦有研究表明[12]，当与大鼠肝匀浆共孵育后，补骨脂酚对 HK-2 的细胞毒性明显降低，表明补骨脂酚经过肝微粒体酶的代谢后，可能转化为低毒或无毒的物质。

3. **生殖毒性**

Takizawa 等[13]研究发现，补骨脂提取物可抑制发育大鼠的雄激素水平、减轻睾丸和附睾质量、损伤曲细精管内的生殖细胞等进而产生生殖毒性。而小鼠长期食入治疗剂量的补骨脂素会导致其子宫质量减轻、卵巢功能下降、排卵减少、雌激素水平降低，提示补骨脂素可对生殖系统产生毒性。生精小管中长形精子细胞的损失、生殖细胞的退化和变性、肾小管变性和间质细胞萎缩、血清睾酮和垂体分泌卵泡刺激素（FSH）水平降低、雄激素睾丸间质细胞功能和垂体-睾丸轴的同步扰动等均是补骨脂素引起生殖毒性的因素。

4. **配伍毒性**

按照一定比例配伍桃仁、肉豆蔻均能降低补骨脂的肝毒性效应，改善补骨脂所致肝损伤，配伍核桃仁对补骨脂肝毒性的降低作用更为明显，为指导补骨脂临床合理用药提供依据。

【参考文献】

[1] 史毅，吴伟忠，霍安，等. 补骨脂乙素对 Tca8113 细胞迁移及侵袭的抑制作用及其机制[J]. 中国药理学通报，2015, 31(12): 1741-1745.

[2] 李笑甜，周薇，宋忠臣．补骨脂素和异补骨脂素对人牙周膜细胞的抗炎作用[J]．上海交通大学学报：医学版，2018, 38(2): 128-132.
[3] 柴丽娟，王安红，徐金虎，等．补骨脂4种组分对LPS诱导的RAW264.7细胞炎症因子的影响[J]．中药新药与临床药理，2013, 24(4): 360-363.
[4] 张引红，李美宁，王春芳，等．补骨脂素对类风湿性关节炎小鼠模型的免疫调节作用[J]．中国实验动物学报，2017, 25(2): 207-210.
[5] 张莹，吕惠子．补骨脂的化学成分和药理作用研究进展[J]．临床医药文献电子杂志，2020, 7(30): 195.
[6] Cui Y M, Taniguchi S, Kuroda T, et al. Constituents of Psoralea corylifolia fruits and their effects on methicillin-resistant staphylococcus aureus[J]. Molecules, 2015, 20(7): 12500-12511.
[7] 王天晓，尹震花，张伟，等．补骨脂抗氧化、抑制α-葡萄糖苷酶和抗菌活性成分研究[J]．中国中药杂志，2013, 38(14): 2328-2333.
[8] 瞿晶田，王家龙，柴士伟，等．补骨脂素和补骨脂酚舒张血管的作用机制研究[J]．中国药房，2019, 30(24): 3364-3368.
[9] 钟佩茹，高秀梅，陈彤，等．补骨脂素对人脐静脉内皮细胞活力及TNF-α诱导组织因子产生的影响[J]．辽宁中医杂志，2012, 39(11): 2247-2249.
[10] 杨阔，高茸，马亚中，等．补骨脂素药理作用及肝毒性机制的研究进展[J]．中草药，2021, 52(01): 289-298.
[11] 江芳，周昕睿，王旗，等．补骨脂酚及其与补骨脂素合用对HK-2细胞的毒性及其机制[J]．中国药理学与毒理学杂志，2010, 24(1): 50-58.
[12] 李艾芳，沈国林，焦士勇，等．细胞色素P450介导的补骨脂酚代谢减毒[J]．北京大学学报：医学版，2012, 44(3): 431-436.
[13] Takizawa T, Mitsumori K, Takagi H, et al. Sequential analysis of testicular lesions and serum hormone levelsin rats treated with a *Psoralea corylifolia* extract[J]. Food Chem Toxicol, 2004, 42(1): 1-7.

何首乌

【来源】蓼科何首乌属植物何首乌 *Polygonum multiflorum* Thunb. 的干燥块根。

【性味与归经】苦、甘、涩，温。归肝、心、肾经。

【功能与主治】解毒，消痈，润肠通便。主治肺癌、骨癌、脑肿瘤、甲状腺癌、白血病。用于肝肾阴亏、须发早白、血虚头晕、腰膝软弱、筋骨酸痛、遗精、崩带、久疟、久痢、慢性肝炎、痈肿、瘰疬、肠风、痔疾。

【药理作用】

1. 抗肿瘤作用

黄素-8-*O*-*β*-D-葡萄糖苷是何首乌R50组分中具抗肿瘤活性的成分之一，其对永生化人肝实质细胞低毒，对人肝癌细胞有显著抑制作用，其作用机制与阻滞癌细胞周期和诱导细胞凋亡有关[1]。何首乌提取物的R50部位对人正常肝L02细胞和肝癌HepG2细胞具有明显的区别杀伤作用，区别杀伤作用的本质是药物诱导两种细胞凋亡的程度不同[2]。何首乌中蒽醌类成分对小鼠胃癌实体肿瘤和肉瘤均有生长抑制作用，具有明显的抗肿瘤作用，对环磷酰胺具有减毒增效作用，其抗肿瘤作用可能与提高机体的免疫力有关[3]。何首乌提取物可抑制 MCF-7 细胞的增殖，用于治疗乳腺癌[4]。

2. 抗炎作用

何首乌醇提物能够显著抑制二甲苯所致的小鼠耳急性炎症肿胀和角叉莱胶所致的足跖肿胀[5]；明显抑制由醋酸所致的小鼠腹腔毛细血管通透性亢进及蛋清所致大鼠足肿胀；此外，发现在醋酸所致小鼠扭体反应实验中，其醇提物还具有一定的镇痛作用。

3. 保肝作用

何首乌能够升高肝脏胞浆蛋白质含量以及核 RNA 的含量，纠正异常的肝脏核 DNA 含量，从而起到保护肝脏的作用[6]。何首乌中的二苯乙烯苷能够有效对抗由过氧化玉米油所致的大鼠脂肪肝和肝功能损害，肝脏过氧化脂质含量上升，血清谷丙转氨酶及谷草转氨酶升高等[7]。

4. 对心血管系统的作用

何首乌所含的卵磷脂成分能够阻止大鼠血中类脂质渗透到动脉内膜或在血清滞留，抑制血小板聚集，促进纤维蛋白溶解，预防血液高凝状态，从而减少血栓形成，对抗动脉粥样硬化[8]。何首乌水提物二苯乙烯苷能够降低血管内皮生长因子 mRNA 和蛋白质表达，从而预防动脉粥样硬化和高脂血症[9]。何首乌能抑制心肌细胞超氧自由基的生成，避免脂质过氧化反应对心肌细胞的损害，明显改善了缺氧对心肌细胞的损害[10,11]。何首乌提取物 TSGG 可以改善大鼠血管重塑，明显抑制主动脉弓下部的内膜中层厚度，增加了血管舒张速率对乙酰胆碱的反应[12]。TSGG 呈剂量相关性抑制过氧化氢诱导的人脑微血管内皮细胞（HBMEC）的细胞毒性[13]。何首乌提取物二苯乙烯苷 TSG 可促进 SOD 和 GSH-Px 活性的恢复，降低细胞 LDH 及 MDA 含量，还可以增加一氧化氮合酶表达和鸟苷酸环化酶（cGMP）活性，进而增强了 NO 和 cGMP 的形成[14]。

5. 对神经系统的作用

何首乌有抗阿尔茨海默病、帕金森病、抑郁症、脑衰老的作用[15]。何首乌的乙醇提取物具有神经保护作用，对帕金森病产生有益作用[16]。何首乌对胆碱能神经纤维有保护作用[17]。何首乌提取物对谷氨酸诱导的 HT22 海马细胞氧化毒性有神经保护作用[18]。大黄素-8-*O*-*β*-D-吡喃葡萄糖苷能提高正常小鼠学习记忆功能，对东莨菪碱所致学习障碍有保护作用[19]。何首乌还可通过抑制突触体内钙离子超载、提高 P38 含量起到抗衰益智作用[20]。何首乌能逆转海马 CA1 区 Aβ1-40 诱导 BDNF 表达下调[21]。

6. 对内分泌系统的影响

何首乌具有肾上腺皮质激素样作用，可以调整机体非特异免疫力。姚鸣春等研究发现，何首乌可以增加小鼠肾上腺质量，对抗柴胡、氢化可的松引起的肾上腺的反馈性萎缩[22]。

7. 对消化系统的影响

何首乌对结核杆菌、福氏痢疾杆菌等有抑制作用。生首乌含有结合性蒽醌衍生物，能促进肠蠕动，产生泻下作用，针对老年性便秘有良好的治疗效果[23]。何首乌颗粒对妊娠便秘有良好的通便作用[24]。

8. 其他作用

何首乌中二苯乙烯苷与白藜芦醇苷能够增加SOD与过氧化氢酶活性，从而对心肌及脑组织有一定的保护作用[25]。何首乌对结合杆菌、福氏痢疾杆菌等均能起到抑制作用。何首乌还能够使肾上腺皮质兴奋[26]。

【毒理作用】

1. 急性毒性

何首乌的急性毒性研究结果显示制何首乌与何首乌相比，毒性明显减小。口服给药何首乌醇渗漉液对大鼠的 LD_{50} 为 50g/kg，而制何首乌用至 1000g/kg 大鼠仍无死亡。

2. 肝毒性

何首乌致肝毒性症状主要表现为黄疸、疲劳、厌食、黄色或茶色尿[27]。何首乌可导致严重的药物性肝损伤，甚至死亡[28]。通过小鼠动物实验得出，生首乌水煎剂的毒性大于丙酮提取物，并且生首乌丙酮提取物的毒性大大高于制首乌丙酮提取物，其毒性可能与二苯乙烯苷的含量有关[29]。

3. 肾毒性

何首乌低剂量长时间服用或高剂量短时间服用都会对人体产生一定的毒害作用，导致一定程度的肾损害[30]。生何首乌与制何首乌都可引起肾小管上皮细胞水肿，使之发生颗粒样变性，并使肾小球的体积增大，发生毛细血管腔内红细胞淤积或系膜区轻至中度增宽，并可伴系膜细胞及基质增生、鳗曼囊腔狭窄或系膜细胞及基质增生[31]。

【参考文献】

[1] 李登科，李宝赛，崔宝弟，等. 何首乌中大黄素-8-*O*-*β*-D-葡萄糖苷的分离纯化与体外抗癌活性研究[J]. 2014, 26(6): 401-406.

[2] 张瑞晨，张超，孙震晓，等. 何首乌不同分离部位对人正常肝L02细胞和肝癌HepG2细胞的杀伤作用[J]. 中国中药杂志, 2012, 37(12): 1830-1835.

[3] 孙桂波，邓响潮，郭宝江，等. 何首乌蒽醌苷类化合物抗肿瘤作用研究[J]. 中国新药杂志，2008，17(10): 837-841.

[4] Chen H S, Liu Y, Lin L Q, et al. Anti-pPMroliferative effect of an extract of the root of *Polygonum multiflorum*

Thunb. on MCF-7 human breast cancer cells and the possible mechanisms [J]. Mol Med Rep, 2011, 4(6): 1313-1319.
[5] 吕金胜，孟德胜. 何首乌抗动物急性炎症的初步研究[J]. 中国药房, 2001, 12(12): 712-714.
[6] 金国琴，赵伟康. 首乌制剂对老年大鼠胸腺、肝脏蛋白质和核酸含量的影响[J]. 中草药，1994，25(11): 590-491, 589.
[7] 彭晓波. 何首乌的研究与应用[J]. 中国现代药物应用, 2008, 2(19): 117.
[8] 徐承水，王文房. 何首乌提取物对大鼠血脂水平的影响[J]. 曲阜师范大学学报（自然科学版），2004，30(3): 85-86.
[9] 张黎，芮耀诚，邱彦，等. 何首乌水溶性成分 2,3,5,4-四羟基二苯乙烯-2-*O*-*β*-D-葡萄糖苷(ST1)对内皮细胞表达 VEGF 的影响[J]. 药学学报, 2004, 39(6): 406-409.
[10] 金雄哲，金政. 何首乌对缺氧培养心肌细胞保护作用的实验研究[J]. 时珍国医国药, 2006, (08):1454-1456.
[11] 姜金奇，周忠光，贾博宇. 何首乌水提物对大鼠心肌缺血模型血清中 SOD、MDA 和 GSH-Px 的影响[J]. 中医药信息, 2013, 30(6): 28-29.
[12] Duan J, Han X, Xu J W. Aortic remodelling is improved by 2,3,5,4-tetrahydroxystilbene-2-*O*-*β*-D-glucoside involving the Smad3 pathway in spontaneously hypertensive rats [J]. Evid Based Complement Alternat Med, 2015(6): 1-10.
[13] Jiang Z, Wang W, Guo C. Tetrahydroxy stilbene glucoside ameliorates H_2O_2 induced human brain microvascular endothelial cell dysfunction in vitro by inhibiting oxidative stress and inflammatory responses [J]. Mol Med Rep, 2017(16): 5219-5224.
[14] Liu L P, Liao Z P, He M. The protective effects of *Polygonum multiflorum* stilbeneglycoside preconditioning in an ischemia/reperfusion model of HUVECs [J]. Acta Pharmacolog Sinic, 2010(31): 405-412.
[15] 黄和平，黄鹏，汪电雷. 何首乌对中枢神经性疾病及须发的影响[J]. 中国中医药, 2014, 12(1): 103-104.
[16] Li X, Matsumoto K, Murakami Y, et al. Neuroprotective effects of *Polygonum multiflorum* on nigrostriatal dopaminergic degeneration induced by paraquat and maneb in mice [J]. Pharmacol Biochem Behav, 2005, 82(2): 345-52.
[17] 李旻，杜小平，叶晖，等. 何首乌对 KA 致大鼠脑胆碱能纤维损伤的保护作用[J]. 湖南大学医学学报，2003，28(4): 361-364.
[18] Kim H N, Kim Y R, Jang J Y, et al. Neuroprotective effects of *Polygonum multiflorum* extract against glutamate-induced oxidative toxicity in HT22 hippocampal cells [J]. J Ethnopharmacol, 2013, 150(1): 108-115.
[19] 陈万生，徐江平，李力，等. 大黄素-8-*O*-*β*-D-吡喃葡萄糖苷的促智活性及其机制[J]. 中草药，2001，32(1): 39.
[20] 张鹏霞，汤晓丽，林金花，等. 何首乌对 D-半乳糖致衰大鼠的抗衰益智作用机制的研究[J]. 中国康复医学杂志, 2005(04): 251-253.
[21] 邱光，伍校琼，罗学港. 何首乌对 Aβ140 诱导的大鼠海马神经元内 BDNF 表达的影响[J]. 中南大学学报(医学版), 2006, 31(2): 194-199.
[22] 姚鸣春，兰开蔚，杨安华，等. 何首乌、柴胡对小鼠胸腺、肾上腺以及超氧化物歧化酶和血清蛋白的影响[J]. 成都中医学院学报, 1983, 2(4): 49.
[23] 林呈钱. 重用生何首乌治老年性便秘疗效佳[J]. 中医杂志, 2004, 45(9): 651.
[24] 朱曙明. 何首乌颗粒治疗妊娠便秘 52 例临床观察[J]. 浙江中医杂志, 2011, 46(2): 129-130.
[25] 戴友平，唐国华，郭衍坤. 何首乌提取液对犬心肌缺血再灌注损伤的预防作用实验研究[J]. 中国生化药物杂志, 1998, 19(2): 79-81.
[26] 方欢乐，陈衍斌，胡锡琴. 何首乌的研究进展[J]. 现代中医药, 2006, 26(6): 60-61.

[27] Lei X, Chen J, Ren J, et al. Liver Damage Associated with *Polygonum multiflorum* Thunb. : A systematic review of case reports and case series[J]. Evid Based Complement Alternat Med, 2015, 2015: 459749.

[28] Jung K A, Min H J, Yoo S S, et al. Drug-induced liver injury: twenty five cases of acute hepatitis following ingestion of *Polygonum multiflorum* Thunb[J]. Gut Liver, 2011, 5(4): 493-499.

[29] Wu X, Chen X, Huang Q, et al. Toxicity of raw and processed roots of *Polygonum multiflorum*[J]. Fitoterapia, 2012, 83(3): 469-475.

[30] 陈素红，吕圭源，范景，等. 何首乌不同提取物对雌二醇致肾阳虚小鼠的影响[J]. 中国新药与临床药理, 2008, 19(6): 426-429.

[31] 李奇，赵奎军，赵艳玲，等. 大剂量何首乌醇提物致大鼠多脏器损伤研究[J]. 环球中医药, 2013, 6(1): 1-7.

吴茱萸

【来源】 芸香科吴茱萸属植物吴茱萸 *Evodia rutaecarpa*（Juss.）Benth、石虎 *Evodia rutaecarpa*（Juss.）Benth. var. *officinalis*（Dode）Huang 或疏毛吴茱萸 *Evodia rutaecarpa*（Juss.）Benth. var. *bodinieri*（Dode）Huang 的干燥将近成熟果实。

【性味与归经】 辛、苦，热；归肝、脾、胃、肾经。

【功能与主治】 散寒止痛，降逆止呕，助阳止泻。主治厥阴头痛、寒疝腹痛、寒湿脚气、经行腹痛、脘腹胀痛、呕吐吞酸、五更泄泻，外治口疮、高血压症。

【药理作用】

1. 抗肿瘤作用

吴茱萸碱对小鼠在体肿瘤 S180 具有一定的抑制作用，能升高 S180 荷瘤小鼠外周血的白细胞数量[1]。选择人胃癌细胞 SGC-7901、人肝癌细胞 HepG2、大鼠肝癌细胞 CBR H7919、小鼠原代肾、肝细胞，用 MTT 法观察吴茱萸碱对以上 5 种细胞生长的影响，结论为吴茱萸碱具有显著抑制肿瘤细胞的生长和抑制肿瘤细胞分裂复制的能力，且这种抑制作用可能具有细胞分裂指数选择性[2]。吴茱萸碱可诱导白血病细胞凋亡[3]。现代医学抗肿瘤主要是化学疗法，化疗虽然能迅速杀灭快速增殖的肿瘤细胞，由于化疗药物自身的特性、肿瘤细胞对它的敏感性以及患者的耐受性等原因，且在杀灭肿瘤细胞的同时，也杀死大量人体正常细胞，造成机体免疫功能下降，各系统并发症出现，增加了化疗相关死亡率，影响患者的生存质量。

2. 抗炎镇痛作用

当前研究发现吴茱萸中生物碱类是吴茱萸发挥抗炎作用的主要成分。李清福[4]实验表明，吴茱萸次碱对急性胰腺炎具有治疗作用，经过吴茱萸次碱治疗后的大鼠胰腺炎症及坏死情况有明显改善。盖云等[5]研究发现吴茱萸提取物对关节炎大鼠模型有明显治疗效果，实验结果表明灌胃给药组大鼠相对于模型组大鼠非造模侧足爪肿胀程度明显改善。吴茱萸水煎液对酒石酸钾扭体法与热板法引起的疼痛具有延少扭体次数和延长痛觉反应时间的作用[6]。吴茱萸次碱、柠檬苦素、芦丁、去氢吴茱萸碱等成分是吴茱萸主要镇痛成分[7]。吴茱萸水提成分与挥发油成分均具有镇痛作用[8]。

3. 对心血管的作用

吴茱萸碱和吴茱萸次碱对 KCL 和 NE（去甲肾上腺素）引起的大鼠主动脉血管收缩有显著抑制作用，口服具有增加皮肤血流量的作用[9]。吴茱萸中含有的去甲乌药碱可以加快心率和降低外周阻力[10]。吴茱萸次碱可通过抑制 α 肿瘤坏死因子（TNF-α）的生成和促进 CGRP（降钙素基因相关肽）的释放而具有抗心肌过敏性损伤的作用[11]。吴茱萸水煎剂能使大鼠在冰水应激状态下，对内源性儿茶酚胺分泌增加所致的心肌损伤有一定的保护作用，能使心肌细胞膜结合酶的异常变化得到一定的恢复[12]。另外，吴茱萸还会影响血栓形成和凝血功能[13]。

4. 对中枢的作用

吴茱萸碱可以抑制 AD 模型小鼠海马神经细胞凋亡，使小鼠学习记忆能力提高，发挥中枢保护作用[14]。吴茱萸次碱可以增加脑内 5-羟色胺及脑源性神经生长因子的表达量，并可改善抑郁大鼠食欲，使抑郁大鼠体重增加，发挥治疗抑郁的作用[15]。

5. 对胃肠道的作用

以灌服硫酸铜致家鸽呕吐为模型的研究，发现吴茱萸发挥止吐作用的成分为柠檬苦素、金丝桃苷、芦丁[16]。吴茱萸内酯组分与 95%乙醇洗脱成分是吴茱萸发挥止泻作用的主要成分[17]。吴茱萸通过调节血清中肾上腺素含量发挥抗胃溃疡作用。吴茱萸多糖提取物可显著减轻胃溃疡大鼠胃黏膜损伤程度[18,19]。吴茱萸内酯对冷水应激型与幽门结扎型胃溃疡大鼠均具有较好治疗效果[20]。

6. 对内分泌系统的作用

吴茱萸碱既可抑制大鼠睾丸间质细胞基础状态下的睾丸素分泌，也可抑制由人类绒毛膜促性腺激素、佛司可林等药物刺激引起的睾丸素分泌的增加。除此之外，吴茱萸碱还可抑制大鼠肾上腺皮质球状带细胞醛固酮的分泌，吴茱萸碱既可降低基础醛固酮的水平，也可抑制由血管紧张素Ⅱ刺激引起的醛固酮释放。除对基础状态下的儿茶酚胺分泌有促进作用外，吴茱萸碱也可显著促进由乙酰胆碱和高钾刺激引起的肾上腺髓质儿茶酚胺的分泌[21]。

【毒理作用】

1. 急性毒性

将吴茱萸水提物或 70%乙醇提取物灌胃昆明小鼠，7d 内未观察到中毒及死亡情况[22]。血清学及病理学结果证明 70%乙醇提取物 15g/kg、30g/kg 和 60g/kg（按生药量计算）单次灌胃SD大鼠后，30g/kg和60g/kg吴茱萸醇提物可对大鼠产生一定的毒性，肝脏为其主要毒性靶器官之一，主要表现为血清转氨酶及肝脏系数增加，肝中央静脉及小叶下静脉周围肝细胞疏松[23]。

2. 肝毒性

单次给药32.5g/kg吴茱萸水提物（按生药量计算）单次灌服昆明小鼠后，小鼠血清丙氨酸转氨酶和天冬氨酸转氨酶均在给药后2h达到高峰；肝组织病理学检查显示，吴茱萸水提组分可在给药8～72h内对肝组织产生明显损伤。

3. 细胞毒性

MTT法显示，吴茱萸次碱会使人正常肝细胞、人胚胎肾细胞活力下降，并且抑制的程度呈剂量依赖性，相同浓度下的吴茱萸次碱对肝细胞的抑制作用大于肾细胞。

4. 配伍毒性

《本经集注》记载吴茱萸不仅恶丹参、硝石、白垩，还畏紫石英。吴茱萸有温暖胞宫的作用；紫石英性温，亦有温肾暖宫功效。在临床中有将吴茱萸与紫石英同用治疗痛经的案例。到底两药同用是否会降低功效，这还没有得到权威的考证，有待商榷。

【参考文献】

[1] 李立宏，蒋丽娜，石永威，等. 吴茱萸碱对S180荷瘤小鼠抑瘤作用及血常规的影响[J]. 中国老年学杂志, 2013, 33: 96-98.

[2] 朱丽红. 吴茱萸碱诱导肿瘤细胞凋亡及与D-mitosis和M-slippage的关系[D]. 广州：广州中医药大学, 2009: 6.

[3] 董瑞红. 吴茱萸碱诱导白血病细胞凋亡及其机制研究[D]. 广州：南方医科大学, 2011: 5.

[4] 李清福. 吴茱萸次碱对急性胰腺炎的保护作用及其作用机制研究[D]. 长沙：中南大学, 2014.

[5] 盖玲，盖云，宋纯清，等. 吴茱萸B对大鼠佐剂性关节炎的治疗作用[J]. 中成药, 2001(11): 29-30.

[6] 张明发，范荣培，郭春玲，等. 温里药抗脘腹冷痛作用研究简报[J]. 中西医结合杂志, 1987(12): 741.

[7] 陈洋，韦国兵，梁健，等. 基于OPLS分析的吴茱萸镇痛作用谱-效关系研究[J]. 中华中医药杂志, 2019, 34(2): 781-786.

[8] 尹利顺，孙蓉，黄伟，等. 吴茱萸不同组分对胃寒证小鼠镇痛作用及安全范围研究[J]. 中药药理与临床, 2016, 32(2): 124-127.

[9] 李春梅. 吴茱萸甲醇提取物及其生物碱成分对血液循环的影响[J]. 国外医学·中医中药分册, 1999, 21(5): 11.

[10] 马清钧. 常用中药现代研究与临床[M]. 天津：天津科技翻译出版公司, 1995: 229.

[11] Yi H H, Rang W Q, Deng P Y, et al. Protective effects of rutaecarpinein cardiac Anaphylactic injury is mediated by CGRP[J]. Planta Med, 2004, 70(12) : 1135-1139.

[12] 许青媛，杨莆昭，陈春梅. 吴茱萸温通血脉的药理研究[J]. 中药药理与临床, 1994(2): 35.

[13] Yoshizumi M, Houchi H, Ishimura Y, et al. Effect of evodiamine oncatecholamine secretion from bovine adrenalmedul la[J]. Med Invest, 1997, 44(12) : 79-82.

[14] 韩兆丰，刘士敏，刘晓倩，等. 吴茱萸碱对AD模型小鼠的保护作用及学习记忆能力的调节作用[J]. 现代中药研究与实践, 2018, 32(6): 28-30.

[15] 袁志坚，吴小瑜，何文涓. 吴茱萸次碱对慢性不可预见性温和刺激诱导大鼠的抗抑郁作用及其机制研究[J].

现代药物与临床, 2019, 34(11): 3197-3202.
[16] 陈洋, 梁健, 董伟, 等. 基于谱-效相关分析的吴茱萸止呕药效物质的初步研究[J]. 药学学报, 2017, 52(11): 1737-1742.
[17] 杨志欣, 孟永海, 王秋红, 等. 吴茱萸化学拆分组分的性味药理学评价-化学拆分组分止泻、止呕作用的研究[J]. 中医药学报, 2011, 39(5): 13-16.
[18] 高云航, 牛子长, 毛浩萍. 吴茱萸抗大鼠应激性胃溃疡研究[J]. 天津中医药, 2017, 34(10): 696-698.
[19] 赵娟娟, 任燕, 史亚楠, 等. 吴茱萸多糖的含量测定及其抗胃溃疡作用的研究[J]. 时珍国医国药, 2016, 27(10): 2384-2386.
[20] 杨炳友, 宋佳欣, 孟永海, 等. 吴茱萸多糖和吴茱萸内酯抗胃溃疡作用的研究[J]. 中医药信息, 2012, 29(3): 11-15.
[21] 袁少峰. 吴茱萸研究概况[J]. 时珍国医国药, 2000, 11(3): 281.
[22] 杨秀伟. 吴茱萸水和 70%乙醇提取物的急性毒性和遗传毒性试验[J]. 中国中药杂志, 2008, 33(11): 1317-1321.
[23] 李波, 李莉, 赵军宁, 等. 吴茱萸乙醇提取物对大鼠急性毒性及肝毒性的影响[J]. 中药药理与临床, 2013, 29(2): 120-124.

桑寄生

【来源】桑寄生科植物桑寄生 *Taxillus chinensis*（DC.）Danser 的干燥带叶茎枝。

【性味归经】苦、甘，平。归肝、肾经。

【功能与主治】补肝肾，强筋骨，祛风湿，安胎元。用于风湿痹痛，腰膝酸软，筋骨无力，崩漏经多，妊娠漏血，胎动不安，高血压。

【药理作用】

1. 抗肿瘤

桑寄生中多种溶剂萃取物对细胞株 K562 可产生一定抑制效果，临床对此展开研究，木麻黄上的桑寄生中乙酸乙酯、乙醚以及正丁醇等萃取位置，为体外抗白血病细胞的活性位置，均能够对白血病的细胞增殖造成抑制作用[1]。实验研究表明，桑寄生凝集素对肝癌和胃癌细胞有明显抑制作用，随药物质量浓度增加，抑制率逐渐增强。桑寄生中槲皮素可诱导肿瘤细胞凋亡，抑制肿瘤细胞的增殖、迁移和新生血管生成，增强顺铂对肺腺癌 LA975 细胞的 T739 小鼠移植瘤的抑瘤作用和抗转移作用。桑寄生凝集素具有抗肿瘤效果，对肝癌 BEL-7402 细胞和胃癌 MGC-823 细胞效果明显[2]。体外抗肿瘤实验证明桑寄生有效部位作用于细胞，可诱使细胞早期凋亡及细胞内线粒体膜电位的降低，桑寄生具有抗白血病作用，在抑制白血病细胞的增殖方面，作用时间越长，浓度越高，对细胞的抑制作用就越强，呈现出较明显的时间-剂量依赖性关系[3]。

2. 抗炎及镇痛

桑寄生可缓解小鼠因二甲苯产生的耳肿程度。由桑寄生、熟地黄以及川牛膝等药物构成的熟地寄生壮骨方，在抗膝骨关节炎中具有一定效果，能够有效防止大鼠棉球肉芽肿，从而改善其膝骨关节的肿胀程度，另外还可避免白细胞介素-1、白细胞介素-6 的产生[4,5]。桑寄生水提物对炎症不同时期均有明显的抑制作用，且连续给药对免疫器官的重量无影响[6]。熟地寄生壮骨方能降低创伤性骨关节炎模型大鼠膝关节 NO、TNF-α 含量及改善其软骨形态，达到控制炎症及保护软骨的目的[7]。

3. 抗心律失常

槲寄生具有抗心律失常作用，可抑制交感系统活性和心脏β-受体功能，减弱心肌细胞钠离子内流，从而产生抗心律失常的作用。槲寄生可延迟氯化钡致大鼠心律失常的发生时间、缩短持续时间；对结扎大鼠左冠状动脉所致心律失常具有延迟室性期前收缩、室性心动过速的发生时间的作用；对心肌缺血再灌注引起的大鼠心律失常有明显的对抗作用；大剂量的槲寄生提取液能够延迟乌头碱诱发大鼠心律失常所致的室性期前收缩发生数及室性心动过速、心室颤动的发生时间。研究表明槲寄生提取液能够降低氯仿致小鼠室颤的发生率，且与剂量呈依赖性[8]。槲寄生黄酮苷可增加 NO 产生量，提高 tNOS 的活性，舒张冠状动脉血管，从而改善心肌缺血时的低灌流现象[9]。

4. 抗病毒

槲寄生凝集素可通过刺激细胞因子分泌产生免疫调节作用，槲寄生中的黄酮类化合物也具有免疫调节活性[10]。桑寄生乙酸乙酯萃取物和正丁醇萃取物能很好抑制柯萨奇病毒 B3（CVB3）[11]。

5. 其他作用

槲皮苷是桑寄生祛风的主要功效成分[12]。桑寄生对绝经后骨质疏松症以高骨转换率为病变特征的异常骨重建能起到良好的纠正作用。桑寄生具有一定降糖效果[13]。桑寄生醇提物能抑制乙醇诱导大鼠胃黏膜中环氧化酶活性，但对胃溃疡应慎用桑寄生[14]。桑寄生对神经有保护作用[15]。桑寄生具有清除自由基活性和氧化剂的作用[16]。槲寄生碱可通过干扰 TGF-β/Smad 抑制肝星状细胞活性从而缓解四氯化碳致肝纤维化的作用[17]。扁枝槲寄生醇提取物具有抑菌效应，能够对大肠杆菌、金黄色葡萄球菌、李斯特杆菌、铜绿假单胞菌、鼠伤寒沙门氏菌及变异微球菌有明显抑菌效果[18]。

【毒性作用】

1. 急性毒性

采用灌胃法测得红花夹竹桃、红花寄生及桑寄生的小鼠 LD_{50} 分别为 16.78，91.75，129.41g/kg。其中红花夹竹桃毒性最大，其次为红花寄生，桑寄生毒性最小[19]。

2. 生殖毒性

桑寄生主要化学成分萹蓄苷具有较低的毒性，小鼠腹腔注射的 LD_{50} 为 1.173g/kg[20]。桑寄生水煎液灌胃剂量为40g/kg时，对成年小鼠及胚胎鼠的遗传物质有潜在的损伤作用，灌胃剂量为20g/kg时，仅对胎鼠有潜在的遗传毒性，灌胃剂量为10g/kg时，对孕鼠、成年雄鼠及胚胎鼠均无遗传毒性；同等剂量下，各剂量组胚胎肝微核率均高于孕鼠骨髓微核率，可见桑寄生水煎液胚胎肝转移微核试验的敏感度高于孕鼠骨髓嗜多染红细胞微核试验，桑寄生临床常用剂量范围内（0.3g/kg）服用，对人体无遗传毒性作用[21]。研究表明桑寄生水煎液高剂量抑制肢芽细胞的增殖，诱导细胞凋亡和坏死；低和中剂量促进肢芽细胞的增殖和分化[22]。

【参考文献】

[1] 王誉霖，张文龙，龙小琴，等. 不同寄主植物对桑寄生挥发性成分的影响研究[J]. 中国民族民间医药杂志. 2015, 24(8): 17-25, 32.

[2] 潘鑫，刘山莉. 中药桑寄生凝集素的分离及体外抗肿瘤活性的研究[J]. 天然产物研究与开发，2006，18(2): 211-213.

[3] 苏娣. 桑寄生抗白血病有效部位的体外筛选及其诱导白血病细胞凋亡的实验研究[D]. 广州：广州中医药大学, 2011.

[4] 龚斌，巫鑫，韦婷，等. 广西柳树桑寄生内生真菌的分离鉴定与抗肿瘤活性菌株筛选[J]. 广西植物，2017, 37(5): 634-641.

[5] 李玲玲，汪晶，崔瑛，等. 基于“病证－效应－生物样本分析”方法的桑寄生祛风湿功效物质及归经研究[J]. 中国中药杂志, 2016, 41(10): 1933-1939.

[6] 易春霞，洪正善，谭柳萍，等. 桑寄生抗炎作用的初步实验研究[J]. 药学研究, 2019, 38(02): 70-72, 94.

[7] 林洁华，周颖燕，徐侦雄，等. 熟地寄生壮骨方对大鼠创伤性骨关节炎模型抗炎及保护软骨作用的实验研究[J]. 中国中医基础医学杂志, 2017, 23(03): 411-414.

[8] 吴金义，张爽，张秀梅，等. 槲寄生抗实验性心律失常的作用[J]. 中国老年学杂志, 2011, 15(31): 2933-2935.

[9] 张荣沭，沈雅香，苗术，等. 槲寄生黄酮苷对大鼠心肌缺血再灌注损伤保护作用[J]. 中国医院药学杂志，2010, 30(12): 999-1001.

[10] 刘武青，李晓莉，王睿睿，等. 卵叶槲寄生化学成分体外抗 HIV 活性的初步研究[J]. 中国新药杂志，2010, 19(12): 1017-1025.

[11] 王志洁，杨占秋，黄铁牛，等. 桑寄生乙醇提取物抗柯萨奇病毒 B3 的实验研究[J]. 中国中药杂志，2000，25(11): 685-687.

[12] 管俊. 桑寄生总黄酮祛风湿功效物质及归经研究[D]. 郑州：河南中医药大学, 2017.

[13] 汪宁，朱荃，周义维，等. 桑寄生对培养的人 HepG2 细胞葡萄糖消耗作用的影响[J]. 中医药学刊，2006, 24(3): 442-443.

[14] 徐清，龙启才，邱建波. 桑寄生、雷公藤醇提物对大鼠胃黏膜环氧化酶的影响[J]. 中国医药导报，2011, 8(23): 22-23.

[15] Daniel Z W, Habsah A K, Sui K L. Bioassay-guided isolation of neuro protective compounds from Loranthus parasiticus against H_2O_2-induced oxidative damage in NG108-15 cells[J]. Journal of Ethno pharmacology, 2011, 139(1): 256-264.

[16] Ren Y G, Lei K, Xiang R X, et al. Screening of Natural Antioxidants from Traditional Chinese Medicinal Plants Associated with Treatment of Rheumatic Disease[J]. Molecules, 2010, 15(9): 5988.

[17] Jiang Y, Wang C, Li Y Y, et al. Mistle toealkaloidfractions all eviates carbon tetrachloride-induced liverfibrosis through inhibition of hepaticstellate cell activation via TGF-β/Smadinterference[J]. JEthno pharmacol, 2014, 158(PtA): 230-238.

[18] Yin J, Han N, Xu X Y, et al. Inhibitory activity of theeth ylacetatefraction from viscum color atumonboneresorption[J]. PlantaMed, 2008, 74(2): 120-125.

[19] 陈金月，周芳. 红花夹竹桃、红花寄生及桑寄生对小鼠的半数致死量测定[J]. 时珍国医国药，2008(10): 2418-2419.

[20] 赵安平，张密绒. 安胎饮治疗胎动不安 90 例[J]. 现代中医药, 2001, 25(5): 33.

[21] 彭树新，李啸红. 桑寄生的遗传毒理学研究[J]. 中国优生与遗传杂志, 2008, 16(12): 46-48.

[22] 刘星，李丽娟，徐秀英，等. 桑寄生水煎液对小鼠胚胎肢芽细胞生长发育的影响[J]. 中国优生与遗传杂志, 2016, 24(06): 52-54, 74.

蛇床子

【来源】伞形科蛇床属植物蛇床 *Cnidium monnieri*（L.）Cuss.的果实[1]。

【性味与归经】辛、苦，温。归肝、肾经。有小毒。

【功能与主治】温肾壮阳，燥湿杀虫，祛风止痒。治疗肾阳衰弱所致的男子阳痿、女子宫寒不孕、湿痹腰痛、寒湿带下、湿疹疥癣等。

【药理作用】

1. 抗肿瘤作用

蛇床子素对多种癌细胞有入侵和促进凋亡作用[2-5]，吕怡凝[6]等发现蛇床子素可以下调 Bcl-2 蛋白，上调 Bax 蛋白，且呈剂量依赖性，蛇床子素作用于 SAOS-2 细胞后，可促进 SAOS-2 细胞的凋亡。朱聪[7]等发现不同浓度的蛇床子素均可抑制 B-ALL697 细胞的增殖，蛇床子素还可以诱导 B-ALL697 细胞凋亡和自噬，激活自噬可能与上调 Beclin1 表达有关。研究发现，蛇床子素通过上调 Fas 蛋白和 Caspase-3 对胆管癌 QBC939 细胞有明显的增殖抑制作用，也可诱导其凋亡[8]。杨赟等[9]发现蛇床子素可显著抑制N87细胞的生长及促进其凋亡，还可引起胃癌N87细胞的G2/M期阻滞，可用于治疗胃癌。

2. 对心脑血管的作用

蛇床子具有预防和治疗心律失常的双重作用，其主要机制可能与抑制钠离子、钙离子内流有关[10]。蛇床子总香豆素可改善心肌梗死大鼠的线粒体形态，从而改善心肌梗死大鼠心肌结构和功能[11]。蛇床子素对于异丙肾上腺素诱导的心肌纤维化的预防是有效的[12]。蛇床子素对大鼠脑缺血再灌注损伤有保护作用[13]。

3. 对神经系统的作用

Ost-Lips 对 APP/PS1 小鼠的神经有保护作用[14]。蛇床子醇提物可显著抑制小鼠自主活动和延长戊巴比妥钠催眠剂量睡眠时间，有较强的催眠作用[15]。蛇床子镇静催眠有效组分（SCZ）有治疗失眠和抗焦虑的作用[16,17]。蛇床子总香豆素也具有催眠作用[18]。蛇床子素可通过降低海马组织与血清中的 MDA 含量、恢复海马组织中的 SOD 活性、减少海马组织神经细胞的损害来保护睡眠剥夺小鼠的记忆功能[19]。蛇床子素可减轻 Aβ25-35 诱导的大鼠学习记忆减退及海马神经元结构损伤[20]。蛇床子素可以明显减轻脂多糖所致的海马神经元的凋亡和坏死，减少 TNF-α、Il-1β、NOS2 及 COX-2 的 mRNA 表达，从而改善学习记忆功能[21]。

4. 对呼吸系统的作用

蛇床子中的蛇床子素也能够舒张支气管、增加豚鼠肺灌流量，且作用强于氨茶碱，表明蛇床子素也具有较强的平喘作用；此外，蛇床子总香豆素能明显增加小鼠体内酚红排除量，说明其还具有祛痰的作用[22]。

5. 对内分泌系统的作用

动物实验研究发现蛇床子素可提高去势大鼠雄激素、促性腺激素含量及一氧化氮合酶的活性，提示蛇床子素具有雄激素样作用和促性腺激素样作用[23]。蛇床子素通过减少 NO、IL1 和 IL6 的分泌而调节成骨细胞的功能[24]。

6. 其他作用

蛇床子素通过抑制 NF-κB 信号通路的表达而引起 NFATc1 等相关转录因子的下调来抑制 RAW264.7 细胞系向破骨细胞的分化成熟[25]。蛇床子素能够提高 *OPG* 基因敲除小鼠和去卵巢骨质疏松大鼠的腰椎骨小梁体积分数，增加骨小梁数目，增加骨小梁厚度，降低骨小梁分离度[26]。

【毒性作用】

1. 急性毒性

实验测定小鼠对蛇床子毒素的最大耐受量 1.509/kg，属于Ⅲ级毒性，系低毒物质；蛇床子素的毒性主要作用靶器官为小鼠的肺脏和肝脏[27]。

2. 肝毒性

蛇床子醇提物小鼠灌胃给药半数致死量 17.45g 原生药/kg，为临床剂量的 116 倍。连续给药 90d 对大鼠的一般状况、血液学指标、血液生化有一定影响，对各剂量组肝脏脏器系数有影响，提示蛇床子醇提物可能对肝脏产生毒作用[28]。

3. 肾毒性

动物实验研究表明，蛇床子组中碱性磷酸酶（ALP）活性明显下降，而谷丙转氨酶（GPT）、谷草转氨酶（GOT）、总胆红素（TBI）、血尿素氮（BUN）、血肌酐（CRE）都略有上升。与四氯化碳组比，蛇床子组中 GPT、GOT、ALP 都存在非常显著性差异。可以证明蛇床子素对肝肾具有一定的毒性作用。

4. 细胞毒性

陈婕等[29]研究蛇床子素（Ost）对 L02 细胞的毒性损伤和作用机制。实验结果表明 L02 细胞在 Ost 作用下活性下降，LDH 释放率提高，且呈浓度依赖；Ost 通过下调 Bcl-2、pro-caspase-3 表达水平，上调 Bax、cleaved-caspase-3 表达水平促进 L02 细胞凋亡，抑制细胞增殖，对细胞有毒性损伤作用。

【参考文献】

[1] 南京中医药大学. 中药大辞典[M]. 上海: 上海科技出版社, 2006: 3004-3005.

[2] 于有江，彭建明，叶记林，等. 蛇床子素对宫颈癌 HeLa 细胞凋亡的作用研究[J]. 重庆医学，2017, 46(7): 883-885.

[3] 朱幼姗，宋巍，赵莹，等. 蛇床子素对胆管癌 QBC939 细胞的诱导凋亡研究[J]. 广东医学，2018, 39(4): 516-520.

[4] 于有江，叶记林，彭建明，等. 蛇床子素对 TRAIL 诱导白血病 HL-60 细胞凋亡的作用及其相关机制研究[J]. 中国实验血液学杂志, 2018, 26(4): 1016-1021.

[5] 王岩. 蛇床子素诱导白血病细胞凋亡与分子机制研究[D]. 济南大学, 2014.

[6] 吕怡凝, 刘天华, 彭燕丽, 等. 蛇床子素促进人骨肉瘤细胞株 SAOS-2 凋亡[J]. 现代生物医学进展, 2017, 17(11): 2012-2015.

[7] 朱聪，贾秀红，刘迎雪，等. 蛇床子素对 B-ALL697 细胞的抗肿瘤作用及其机制[J]. 肿瘤, 2019, 39(2): 91-98.

[8] 朱幼姗，宋巍，赵莹，等. 蛇床子素对胆管癌 QBC939 细胞的诱导凋亡研究[Jl. 广东医学，2018, 39(4): 516-520.

[9] 杨赟，杨柳，李晓静. 蛇床子素通过促进胃癌细胞 N87 凋亡和细胞周期阻滞而抑制细胞增殖[J]. 中国生物化学与分子生物学报, 2019, 35(1): 74-80.

[10] 周峰，钟文，薛洁，等. 蛇床子素对肾性高血压大鼠心肌肥厚的治疗作用[J]. 苏州大学学报(医学版), 2012, 32(3): 349-353.

[11] 权彦，孟庆华，刘靖丽. 蛇床子总香豆素对心肌梗死大鼠线粒体形态的影响[J]. 西北药学杂志, 2018, 33(2): 189-192.

[12] 陈蓉. 蛇床子素抑制异丙肾上腺素诱导小鼠心肌纤维化及其机制研究[D]. 苏州: 苏州大学, 2012.

[13] 赵永明，王金，石红，等. 蛇床子素对脑缺血-再灌注损伤大鼠的保护作用[J]. 医药导报，2014, 33(12): 1558-1561.

[14] 李婉嫕，孔亮，蔺莹，等. 蛇床子素长循环脂质体对 APP/PS1 小鼠神经保护作用[J]. 辽宁中医药大学学报, 2020, 22(12): 33-37.

[15] 贺娟，冯玛莉，刘霞，等. 蛇床子提取物的镇静催眠作用[J]. 山西中医, 2007(5): 61-62.

[16] 魏文静，仝立国，仲启明，等. 蛇床子催眠活性组分对对氯苯丙氨酸致失眠大鼠海马钟基因与氨基酸类神经递质表达的影响[J]. 中草药, 2018, 49(11): 2614-2619.

[17] 贾力莉，宋美卿，牛艳艳，等. 蛇床子催眠活性组分对高架十字迷宫实验焦虑大鼠脑干氨基酸类神经递质的影响[J]. 中国药物与临床, 2018, 18(10): 1664-1666.

[18] 胡文卓. 蛇床子香豆素类成分对失眠大鼠催眠作用及神经递质的影响[D]. 太原：山西省中医药研究院, 2017.

[19] 杜展鑫，唐珮瑜，谢炜基，等. 蛇床子素对睡眠剥夺大鼠记忆功能的影响[J]. 实用医学杂志，2018, 34(10):

1633-1635, 1639.
[20] 龚其海，石京山，杨丹莉. 蛇床子素减轻 Aβ25-35 诱导的大鼠学习记忆减退及海马神经元结构损伤[J]. 遵义医学院学报, 2011, 34(4): 335-337, 340.
[21] 龚其海，丁利静，王丽娜，等. 蛇床子素减轻脂多糖诱导的大鼠学习记忆减退[J]. 中国新药与临床杂志, 2011, 30(8): 609-614.
[22] 李颖仪，蔡先东. 香豆素的药理研究进展[J]. 中药材, 2004(03): 218-222.
[23] 袁娟丽，谢金鲜，李爱媛，等. 蛇床子素对去势大鼠雄激素水平和一氧化氮合酶的影响[J]. 中药材, 2004(07): 504-506.
[24] 张巧艳，秦路平，田野苹，等. 蛇床子素对新生大鼠颅盖骨成骨细胞功能的调节作用[J]. 中国药理学通报, 2003(04): 384-387.
[25] 王礼宁，马勇，郑苏阳，等. 蛇床子素对RAW264.7细胞向破骨细胞分化的影响及其机制[J]. 北京中医药大学学报, 2018, 41(11): 950-958.
[26] 赵永见，唐德志，程少丹，等. 不同剂量蛇床子素对 *OPG* 基因敲除小鼠和去卵巢骨质疏松大鼠作用疗效的比较研究[J]. 中国骨质疏松杂志, 2015, 21(2): 147-151.
[27] 杨兴国，刘晓龙. 蛇床子素对小鼠急性毒性的研究[J]. 中国畜牧兽医文摘, 2012, 28(08): 196-198.
[28] 华桦，赵军宁，鄢良春，等. 蛇床子毒性效应谱及剂量-反应关系研究[J]. 中药药理与临床, 2012, 28(05): 134-137.
[29] 陈婕，李杨蕾，鲍依琪，等. 蛇床子素对L02细胞的毒性作用及其机制研究[J]. 中国现代应用药学, 2018, 35(06): 859-863.

淫羊藿

【来源】小檗科淫羊藿属植物淫羊藿 *Epimedium brevicornum* Maxim.、箭叶淫羊藿 *E. sagittatum*（Sieb. et Zucc.）Maxim.、朝鲜淫羊藿 *E. koreanum* Nakai. 的茎、叶[1]。

【性味与归经】辛、甘，温。归肝、肾经。

【功能与主治】补肾壮阳，强筋健骨，祛风除湿。治疗阳痿、高血压病、神经衰弱和冠心病等。

【药理作用】

1. 抗肿瘤作用

淫羊藿苷可通过影响肿瘤细胞的端粒酶活性、细胞周期时相分布、致癌基因和抑癌基因的表达及细胞信号转导通路等途径抑制肿瘤细胞的增殖、诱导分化及促进凋亡，还可以通过影响细胞内氧自由基的水平等途径发挥抗肿瘤的作用。淫羊藿苷[2,3]可显著抑制 HL-60 细胞端粒酶活性，并从基因-蛋白-细胞效应水平调节端粒酶活性。淫羊藿苷增强机体免疫力的作用机制表现为增加机体的特异性免疫和非特异性免疫[4,5]。淫羊藿次苷Ⅱ可以显著抑制人乳腺 MCF7 和 MDA-MB-231 细胞的增殖，其机制为淫羊藿次苷Ⅱ通过增强由 Fas/FADD 通路介导的内源性途径和由线粒体膜间隙蛋白 Cytochrome C 和 AIF 释放介导的外源性通路，从而诱导细胞凋亡以及抑制肿瘤血管生成和肿瘤侵袭转移[6]。淫羊藿总黄酮也可一定程度抑制肿瘤细胞的生长。淫羊藿素（ICT）对血液系统肿瘤的作用表现为 ICT 在抑制多发性骨髓瘤细胞系及其原代细胞的增长的同时，对正常造血影响低甚至没有影响。研究显示，ICT 的抗肿瘤作用表现为 ICT 对生殖系统肿瘤的作用，ICT 具有雌激素受体（ER）及抗 ER 样双重作用；ICT 对乳腺癌具有双重作用；抑制子宫内膜癌细胞；ICT 对前列腺癌具有抑制作用；ICT 对直肠结肠癌细胞肿瘤的作用[7,8]。

2. 对心血管系统的作用

淫羊藿总黄酮（TFE）能增加冠状动脉流量、减慢心率和提高心肌的耐缺氧能力，并且有一定的中枢抑制和较弱的抗心律失常作用[9,10]。淫羊藿总苷（ICA）能改善心血管系统功能，调节心脏供血供氧平衡[11]。ICA 能降低心肌氧耗，对合并有高血压的冠心病患者更有利。ICA 和 TFE 均能增加脑血流量，对脑缺血、缺氧有保护作用，TFE 还有抗动脉粥样硬化作用。

3. 对内分泌系统的作用

淫羊藿总黄酮和多糖对下丘脑-垂体-肾上腺轴（HPA 轴）和细胞免疫均有明显的改善作用，淫羊藿所含不同有效组分具有对神经内分泌免疫（NEI）系统不同侧重的调节[12]。淫羊藿苷既能拮抗甲状腺的部分抑制作用，预防“肾阳虚证”的出现，又能促进甲状腺功能减退症（简称甲减）“肾阳虚”小鼠体内甲状腺激素水平的升高[13]。

4. 对免疫系统作用

淫羊藿对免疫系统的保护作用表现为对巨噬细胞的保护作用，淫羊藿及淫羊藿多糖和淫羊藿苷[14]都可以提高小鼠腹腔巨噬细胞的吞噬功能。淫羊藿苷可减少抑制性 T 细胞（Ts）产生，使 Ts 受体鼠抗体水平明显升高，增强体液免疫。淫羊藿能对免疫调节细胞因子起调节作用[15,16]。

5. 对生殖系统的作用

淫羊藿苷可通过抑制生殖细胞衰老基因 *P16* 的蛋白质表达来延缓性腺衰老[17]。淫羊藿可促进性激素分泌及有性激素样作用，淫羊藿苷对卵泡颗粒细胞分泌雌二醇有直接刺激作用，在较高剂量时也促进肾上腺皮质细胞分泌皮质酮，淫羊藿苷可使肾阳虚患者血清皮质醇含量升高，抑制肾阳虚小鼠血清睾酮含量下降的作用[18]。淫羊藿苷对炎症细胞因子肿瘤坏死因子（TNF-α）、白细胞介素（IL）-6、炎症介质 NO 和黏附分子 CD11b 等的多环节干预是其部分疗效机理[19,20]。通过对 ICA 的进一步研究，有望找到治疗女性性功能障碍的新思路[21]。

6. 其他作用

淫羊藿提取液具有抑制破骨细胞的活性，同时又促进骨细胞的功能的作用，使钙化骨形成增加，有显著促进骨形成的作用[22]。对骨髓及造血系统的作用方面，能促进骨髓造血，提示淫羊藿可试用于白血病的治疗[23]。淫羊藿总黄酮和淫羊藿苷均可促进碱性磷酸酶活性（ALP）和成骨细胞的增殖，淫羊藿苷可诱导破骨细胞凋亡，抑制骨吸收，并随浓度增加抑制作用增强[24]。淫羊藿总黄酮可改善骨代谢，可通过保护性腺、抑制骨吸收和促进骨形成等途径，防止视黄酸诱导的大鼠发生骨质疏松症，能促进具有成熟功能的成骨细胞向一定方向分化[25,26]。此外，淫羊藿[27]还具有抗菌抗病毒、中枢抑制镇咳祛痰、平喘、降脂、保护肝细胞、降血糖、降血压、抗血小板聚集作用。

【毒理作用】

1. 急性毒性

隋海霞等[28]运用急性毒性试验测得淫羊藿的 LD_{50}>80g/kg，对中国仓鼠卵巢细胞 CHO 和中国仓鼠肺细胞 CHL 的 IC_{50} 分别为 55.4g/L 和 19.53g/L。

2. 心血管系统、神经毒性

杨晓旭等[29]运用代谢组学方法分析淫羊藿 95%乙醇洗脱部位（E95EE）对正常大鼠尿液中内源性物质代谢的影响。研究结果提示，E95EE 对正常大鼠的神经系统、免疫系统、心脑血管系统及肿瘤疾病的发生有预防和保护作用，同时也存在着潜在毒性，其作用机制与甘油三酯代谢、维生素 A 代谢、色氨酸和组氨酸代谢等通路有关。

3. 肝毒性

程经华等[30]报道了淫羊藿的肝毒性，给药 3d 小鼠即出现呕吐、活动减少等症状，给药 15d 处死，可见肝脏脂肪变性。张林等[31]运用均匀设计结合多元回归分析的方法探索了淫羊藿对大鼠的潜在肝毒性，并对造成其毒性的原因进行了初步分析。实验结果显示，与正常组相比，实验组大鼠直接胆红素（DBi L）、γ-谷氨酰转移酶（GGT）、总胆红素（TBi L）、肝脏质量、脏脑比值出现明显差异（P<0.05），肝脏病理评分较高，表现出较明显的肝损伤情况，经回归分析并综合各指标检测结果推断，朝鲜淫羊藿和巫山淫羊藿潜在肝毒性较强，且工艺与肝脏毒性强度呈负相关，剂量和疗程与肝脏毒性强度呈正相关，雌性动物受肝损害较雄性动物明显。

4. 细胞毒性

隋海霞等[28]运用细胞毒性试验、遗传毒性试验对淫羊藿进行了较系统的安全性评价，实验结果证实了淫羊藿在较高剂量下均表现出一定的细胞毒性。

5. 对斑马鱼的毒性

陈颖等[32]利用斑马鱼毒性模型评价了包括淫羊藿在内的 26 种常见伤科中药材的安全性，结果淫羊藿水煎液致斑马幼鱼脏器形态明显改变，毒性主要表现为卵黄囊肿大、变形、变黑，心包水肿、出血等，淫羊藿最低中毒浓度为 500mg/L；致死率实验表明，致胚胎、幼鱼的死亡率毒性与药物浓度和给药时间呈明显依赖性：100mg/L 时，淫羊藿对斑马鱼没有毒性；200mg/L 时，淫羊藿致斑马鱼死亡率小于20%；500mg/L 时，淫羊藿致死率为 50%；1000mg/L 时，淫羊藿致死率均达到 100%。

【参考文献】

[1] 孟宁，孔凯，李师翁．淫羊藿属植物化学成分及药理活性研究进展[J]．西北植物学报，2010，30(5): 1063-1073.

[2] 马婷，王丽娜，李子坚，等．淫羊藿苷抗肿瘤作用的研究进展[J]．现代肿瘤医学，2017, 25(9): 1505-1507.

[3] 毛海婷，张玲，王芸，等．淫羊藿甙抗癌作用机制的实验研究[J]．中药材，2000, 23(9): 554-556.

[4] 李翠玲，张玲，顾洪涛，等．淫羊藿苷体内抑瘤作用及其机制[J]．中国肿瘤生物治疗杂志，2007，14(2): 137-142.

[5] 张季林，杨硕，徐彭．淫羊藿活性成分抗肿瘤作用的研究进展[J]．实用中西医结合临床，2017, 17(5): 164.

[6] 黄秀兰，周亚伟，王伟．淫羊藿黄酮类化合物药理研究进展[J]．中成药，2005, 27(6): 719-721.

[7] 王谦，张玲，毛海婷，等．中药淫羊藿苷抑制肝癌 HepG2.2.15 细胞增殖和免疫逃逸作用研究[J]．中国免疫学杂志，2007, 23(10): 908-911.

[8] 刘松，刘超明，赖丽娟，等．淫羊藿素的药理作用研究进展[J]．赣南医学院学报，2017, 37(4): 631-635.

[9] 王英军，孙英莲，唐炜，等．淫羊藿总苷对实验动物心血管系统的影响[J]．中草药，2007, 38(1): 97-99.

[10] 曾靖，黄玉珊，黄贤华，等．箭叶淫羊藿叶水提取液抗心律失常作用的研究[J]．赣南医学院学报，2002, 22(1): 12-14.

[11] 杜艳娇，康琛，杜茂波，等．壳聚糖絮凝法精制补肾养血颗粒水提液的工艺研究[J]．中国中医药信息杂志，2016, 23(4): 98-101.

[12] 秦路平，石汉平，郑水庆，等．Osthol 和 Icariin 对甲减小鼠血清甲状腺激素的影响[J]．第二军医大学报，1998, 19(1): 48-50.

[13] 许兰芝，蒋淑君．肾阳虚大鼠下丘脑-垂体-甲状腺轴内分泌及钙调蛋白基因表达与淫羊藿总黄酮的干预[J]．中国临床康复，2006, 10(11): 138-139.

[14] 张玲，王芸，毛海婷，等．淫羊藿甙抑制肿瘤细胞端粒酶活性及其调节机制的研究[J]．中国免疫学杂志，2002, 18(3): 191-196.

[15] 沈自尹，吴志军，于立华，等．淫羊藿总黄酮对皮质酮诱导免疫功能低下大鼠的保护作用及配伍研究[J]．中国药理学通报，2007, 23(8): 1061-1063.

[16] 孙奕，王号明，骆永珍．淫羊藿总黄酮促进免疫功能低下小鼠 IL-2 和 NK 活性的实验研究[J]．中草药，2002, 33(7): 635-637.

[17] 刘忠平，李质馨，田洪艳，等．淫羊藿苷对酒精致雄性小鼠生殖损伤的影响[J]．中国男科学杂志，2014, 28(12): 3-6.

[18] 付杰，乔梁，金泰乙，等．淫羊藿苷对家兔阴茎海绵体 cGMP 浓度的效果[J]．中国药理学通报，2002, 18(4): 430-433.

[19] 吴金峰，董竟成，徐长青，等．淫羊藿苷拮抗脂多糖炎症模型的体内和体外研究[J]．中国中西医结合杂志，2009, 29(4): 330-334.

[20] 张奉学，张俊丽，符林春，等．淫羊藿苷体外抑制 SIV 感染诱导的 CEMx174 细胞凋亡[J]．中国药理学通报，2008, 24(5): 684-687.

[21] 乔梁，辛钟成，付杰，等．阴蒂海绵体中磷酸二酯酶 5 表达及淫羊藿甙对 cGMP 浓度的影响[J]．中华泌尿外科杂志，2002, 23(11): 670-672.

[22] 王建忠，高鸿雁，王坤正，等. 淫羊藿对激素性股骨头坏死骨组织 OPG/RANKL mRNA 表达的影响[J]. 南方医科大学学报, 2011, 31(10): 1714-1717.

[23] 陈克明，葛宝丰，马慧萍，等，淫羊藿苷对体外培养骨髓基质干细胞成骨性分化的影响[J]. 中国骨质疏松杂志, 2008, 14(9): 642-645.

[24] 高小明，师建平. 淫羊藿提取物对去卵巢大鼠离体骨骨密度及骨重量的影响[J]. 内蒙古医科大学学报, 2013, 35(6): 442-445.

[25] 吕明波，陈克明，葛宝丰. 淫羊藿苷对小鼠破骨细胞 MMP-9、CK、mRNA 表达的影响[J]. 中国骨质疏松杂志, 2014, 20(8): 896-899.

[26] 蔡国雄，曾意荣，曾建春. 淫羊藿苷基于ERα-Wnt/β-catenin信号通路对骨质疏松大鼠成骨分化的影响及机制研究[J]. 中医临床研究, 2018, 10(11): 1-4.

[27] 蔺学燕，董传海，李伟华. 淫羊藿有效成分的药理研究与临床应用[J]. 时珍国医国药, 2005, 16(9): 917-918.

[28] 隋海霞，高芃，徐海滨. 淫羊藿水提取物的食用安全性研究[J]. 癌变·畸变·突变, 2006, 18(6): 439.

[29] 杨晓旭，郭艳霞，王宇，等. 基于代谢组学方法研究淫羊藿 95%乙醇洗脱部位对大鼠尿液潜在生物标志物的干预作用[J]. 中国药理学与毒理学杂志, 2017, 31(8): 815.

[30] 程经华，蔡皓东. 壮骨关节丸不良反应原因分析[J]. 药物不良反应杂志, 2000, 12(1): 15.

[31] 张林，张晶璇，范琼尹，等. 均匀设计结合多元回归分析用于淫羊藿对大鼠肝毒性的影响[J]. 中国实验方剂学杂志, 2018, 24 (6) : 189.

[32] 陈颖，汪晶，陈书芹，等. 基于斑马鱼模型的26种常见骨伤科中药材的毒性筛选[J]. 南京中医药大学学报, 2016, 32(5): 465.

第三章
清热解毒药

了哥王

【来源】 瑞香科荛花属植物了哥王 *Wikstroemia indica*（Linn.）C. A. Mey. 的茎皮。

【性味与归经】 苦、辛，微温。归肺、肝经。有毒。

【功能与主治】 清热解毒，化痰散结，通经利水。主要用于治疗扁桃体炎、支气管炎、肺炎、腮腺炎、乳腺炎、淋巴结炎、风湿痛、晚期血吸虫腹水、疮疖痈疽等。

【药理作用】

1. 抗肿瘤作用

据李国雄[1]报道，了哥王水煎剂对 P388 淋巴细胞性白血病、小鼠淋巴肉瘤-1 号腹水型、艾氏腹水癌、子宫颈癌均有明显的抑制作用。了哥王中的多种化学成分，如木质素类南落酚、牛蒡酚、罗汉松脂酚，黄酮类包括苜蓿素、山柰酚-3-*O*-*β*-D-葡萄糖苷，均有抗白血病作用[2]。了哥王中的西瑞香素成分对人肺腺癌细胞 AGZY-83-α、人喉癌细胞 Hep2 和人肝癌细胞 HepG2 均有明显的抑制作用，且呈浓度依赖性[3]。

2. 抗炎镇痛作用

了哥王中的南落素对大鼠耳部炎症、大鼠足趾肿胀和大鼠的巴豆油囊肿肉芽组织增生均有明显的抑制作用。此外，了哥王中的南荛素对由醋酸引起的小鼠扭体反应有很好的抑制作用。了哥王不仅对早期炎症和增殖期炎症有抑制作用，还具有镇痛作用[4]。了哥王片对一般急性炎症具有明显的抗炎消肿作用，对化学因素所致疼痛有镇痛作用[5]。了哥王中的茚满酮、甘草酚 B、去甲蟞合素可以阻止炎症部位 NO 的产生，其中，茚满酮还可以抑制诱导 NO 合成酶（iNOS）基因的表达，从而减轻炎症反应[6]。

3. 抗菌作用

了哥王对乙型溶血性链球菌、肺炎双球菌、金黄色葡萄球菌、藤黄八叠球菌、枯草芽孢杆菌、铜绿假单胞菌和大肠杆菌均具有抑菌作用[7,8]。其不同药用部位的水煎液（根、茎、皮、叶）对多种细菌都有较好的抑菌作用[9]。其中乙酸乙酯提取物和正丁醇提取物均具有广谱抗菌作用，两者均对葡萄球菌属的细菌抑菌作用最强。但乙酸乙酯提取物的抑菌效果显著强于正丁醇提取物，而其水提取物基本没有抑菌效果[10]。

4. 抗病毒作用

了哥王提取物有抗甲型流感病毒的作用，从了哥王中分离得到的牛蒡苷元有抗艾滋病毒的作用[11]；从了哥王中分离得到的瑞香黄烷素 B 和芫花醇 A 均有抗 HIV-I 活性的作用[12]；西瑞香素对乙型肝炎病毒基因在人类肝细胞内的正确表达有抑制作用[13]。

5. 其他作用

有研究者进行了哥王体外抗 1,1-二苯基-2-苦肼基（DPPH）活性筛选试验，发现 5-去甲鳌合素、5′-去甲鳌合素、去甲鳌合素和甘草酚 B 均有抗氧化作用且甘草酚 B 抗氧化作用最强。了哥王多糖体-1（WIP-1）对正常及荷瘤小鼠造血组织有明显的刺激作用，其对辐射损伤还有保护作用[14,15]。西瑞香素能明显降低心肌耗氧，改善心肌营养性血流量[16]。西可基宁 B 和西可基宁 C 具有明显的抗疟活性。(+)-去甲鳌合素对兔的中枢神经系统具有抑制作用[17]；南荛素对狗具有利尿作用；羟基落花素具有止咳祛痰作用[18]。

【毒理作用】

1. 急性毒性

张金娟等[19]为了测定了哥王毒性大小及寻找其毒性部位，采用 Biss 法对了哥王提取物及其不同部位对小鼠的急性毒性进行了实验。经实验测试发现在了哥王不同部位中，正丁醇部位及水部位毒性较小，了哥王乙酸乙酯部位及石油醚部位均有明显的毒性；且在了哥王 4 种不同部位中，以石油醚部位毒性最大。表明了哥王提取物的毒性随脂溶性的增大而增强，可以推断其毒性成分主要为脂溶性成分。

2. 肝毒性

冯果等[20]选用 SD 大鼠进行体内试验，考察了哥王乙醇提取物、石油醚提取物、乙酸乙酯提取物、正丁醇提取物和水提取物对正常大鼠肝毒性的影响。结果发现，了哥王乙醇提取物组、乙酸乙酯提取物组对肝损伤较大，具有明显的肝毒性；石油醚提取物组对肝也有一定的损伤，但比乙醇提取物组和乙酸乙酯提取物组损伤程度小；正丁醇提取物组毒性较小，水部位提取物组无毒性。

3. 细胞毒性

吴鹏等[21]为了研究了哥王对肿瘤细胞的细胞毒性及其细胞毒性成分，采用 MTT 法测定了哥王乙醇提取物及其各溶剂萃取部位对肿瘤细胞 HeLa 和 HEp-2 的细胞毒性；采用气相色谱-质谱（GC-MS）联用技术对石油醚萃取部位（毒性部位）的挥发性成分进行分析。结果发现，了哥王乙醇提取物、乙酸乙酯萃取部位和正丁醇萃取部位对 HeLa 和 HEp-2 细胞均未表现出明显的细胞毒性，但石油醚萃取部位对这两种肿瘤细胞均表现出一定的细胞毒性。石油醚萃取部位的主要挥发性成分为脂肪酸及其甲酯（棕榈酸、油酸、硬脂酸、棕榈酸甲酯、油酸甲酯和硬脂酸甲酯），其中的不饱和脂肪酸油酸对 HeLa 和 HEp-2 细胞均表现出一定的细胞毒性。结果发现，了哥王的低极性部位对肿瘤细胞有一定的细胞毒性，不饱和脂肪酸为了哥王的细胞毒性成分之一。

【参考文献】

[1] 李国雄. 中药抗癌成分[J]. 国外医学. 药学分册, 1985, (3): 135.

[2] Toshihiko H, Manabu G, Kitaro O. Natural flaono idsand lignans are potent cytostatic against human leukemicHL-60 cells[J]. Life Sci, 1994, 55(13): 1061.

[3] 杨振宇, 郭薇, 吴东媛, 等. 了哥王中西瑞香素的提取分离及抗肿瘤作用研究[J]. 天然产物研究与开发 2008, 20: 522-526.

[4] 王筠默, 张海根, 朱根麟, 等. 了哥王素抗炎症作用的研究[J]. 现代应用药学, 1987. 4(2): 1.

[5] 柯雪红, 王丽新, 黄可儿. 了哥王片抗炎消肿及镇痛作用研究[J]. 时珍国医国药 2003, 14(10): 603.

[6] Wang L Y, Unehare T, Ktanka S. Anti-inflammatory activity of new guaiane type sesquiterpene from *Wikstroemia indica*[J]. Chem Pharm Bull, 2005, 53(1): 137.

[7] 方铝, 朱令元, 刘维兰, 等. 了哥王片抗炎抑菌作用的试验研究[J]. 中国中医药信息杂志, 2000. 7(1): 28.

[8] 杨宇, 杜智敏. 了哥王的抑菌作用研究[J]. 哈尔滨医科大学学报, 2006, 40(5): 326.

[9] 谢宗万. 全国中草药汇编上册[M]. 北京: 人民卫生出版社, 1996: 10.

[10] 熊友香, 尤志勉, 程东庆, 等. 了哥王不同提取部位抑菌作用研究[J]. 中国中医药信息杂志, 2008, 15(10): 42.

[11] Virtinck A J. Plant-derived leading compounds for chemotheray of human immunodeficiency virus(HIV) infection[J]. Plant Med, 1998, 64(2): 97.

[12] Hu K, Kobayashi H, Dong A J, et al. Antifungal. antimitotic and anti-HIV-I agents from the roots of *Wikstroemia indica*[J]. Planta Med, 2000, 66(6): 564.

[13] Hen H C, Chou C K, Kuo Y H, et al. Identification of aprotein kinase C(PKC)activator, daphnoretin, thatsuppresses hepatitis B virus gene expression in humanhepatoma cells[J]. Bio Chem Pharm, 1996, 52(7): 1025.

[14] 耿俊贤, 王丽霞, 徐永春, 等. 了哥王多糖的分离和鉴定[J]. 中草药, 1988, 19(3): 6.

[15] 程鲁榕, 黄沙非, 徐兰平, 等. 了哥王多糖抗辐射作用的实验研究[J]. 中国药理通讯, 1994, 11(3): 27.

[16] 张国民. 西瑞香素的心脏效应[J]. 中国中药杂志, 1993, 8(12): 751.

[17] Kato A, Hashimoto Y, Kidokoro M, et al. (+)-nortrachelogenin, a new pharmacologically active from *Wikstroemia indica*[J]. J Nat prod, 1979, 42(2): 159.

[18] 何建芳, 于守堤. 了哥王研究进展[J]. 浙江中西医结合杂志, 2001, 11(2). 129.
[19] 张金娟, 熊英, 张贵林, 等. 了哥王提取物及其不同提取部位的急性毒性研究[J]. 时珍国医国药, 2011, 22(11): 2829-2830.
[20] 冯果, 李玮, 何新, 等. 苗族药了哥王不同提取物对正常大鼠肝毒性的影响[J]. 中国实验方剂学杂志, 2017, 23(11): 96-102.
[21] 吴鹏, 黄伟欢, 王辉, 等. 了哥王细胞毒性和细胞毒性成分研究[J]. 中药材, 2010, 33(04): 590-592.

大黄

【来源】 蓼科大黄属植物掌叶大黄 *Rheum palmatum* L.、唐古特大黄 *Rheum tanguticum* Maxim. ex Balf.、药用大黄 *Rheum officinale* Baill. 的根及根茎。

【性味与归经】 苦，寒。归胃、大肠、肝、脾经。

【功能与主治】 攻积滞，清湿热，泻火，凉血，祛瘀，解毒。主治实积便秘，热结胸痞；湿热泻痢，黄疸，淋病，水肿腹满，小便不利；目赤，咽喉肿痛，口舌生疮，胃热呕吐；吐血，咯血，衄血，便血，尿血；蓄血，经闭，产后瘀滞腹痛，癥瘕积聚，跌打损伤；热毒痈疡，丹毒，烫伤。

【药理作用】

1. 抗肿瘤作用

大黄主要成分，如大黄蒽醌衍生物、大黄酸、大黄素、芦荟大黄素、大黄多糖等均具有良好的抗肿瘤作用。其中大黄素对抑肺癌、肝癌、胰腺癌、宫颈癌、前列腺癌等多种肿瘤细胞生长均起到抑制作用，对于结肠癌细胞具有浓度依赖性抑制其细胞增殖的作用。赵欣[1]通过体内、外实验证明大黄素通过下调肺癌小鼠肿瘤组织中增殖细胞核抗原（PCNA）蛋白的表达量，上调 caspase-3 蛋白的表达量，抑制 A549 细胞的生长，诱导肿瘤细胞凋亡。Su 等[2]发现大黄素可能通过调节 TRIB3/NF-κB 信号通路的激活和内质网（ER）应激反应，抑制肺癌 A549 细胞的增殖，诱导细胞凋亡。兰景彬等[3]研究发现大黄素能有效抑制 LPS 诱发的 TLR4-NF-κB 信号通路激活及抑制炎性因子的释放，抑制结肠癌的发生和发展。此外，大黄素能显著抑制 α 平滑肌肌动蛋白、Ⅰ型胶原蛋白、纤维连接蛋白、钙黏蛋白和基质金属蛋白酶等各种纤维化和致瘤介质的 mRNA 转录和蛋白质表达，其抑制作用可能与丝氨酸苏氨酸激酶信号通路的调控有关[4]。大黄素能够诱导体内移植瘤的细胞凋亡，抑制了脂代谢相关蛋白表达[5]。虎嘉祥等[6]证实了大黄素能通过降低血清肿瘤标志分子含量，抑制结肠癌移植瘤小鼠肿瘤的生长，其主要的作用机制与抑制移植瘤组织 CAⅨ蛋白表达相关。大黄酸通过降解 β-连环蛋白，抑制肝癌细胞 HepG2 和宫颈癌细胞 HeLa 的生长[7]。

2. 抗炎作用

大黄素能够抑制成纤维样滑膜细胞中 ERK1/2 和 p38MAPK 的表达，较少炎性因子的释放，减轻炎症反应[8]。大黄素可显著减少 Cat-G、Cat-S 和自噬标志物 LC3 在滑膜组织中的表达，认为大黄素可能通过抑制细胞凋亡与自噬治疗 RA[9]。

3. 对心血管的作用

现代医学研究表明大黄对动脉粥样硬化、颈动脉狭窄[10]引起的心血管疾病具有较好的预防和治疗作用。大黄素可抑制柴油机排气微粒（DEP）诱导的心脏组织 IL-1β 和 TNF-α 的分泌，并显著降低超氧化物歧化酶（SOD）、谷胱甘肽还原酶（GR）的活性，还可使凝血酶失活，抑制凝血过程及血小板聚集，减慢血栓的形成[11]。芦荟大黄素能阻止缺氧诱导的视网膜新生血管形成，预防和治疗糖尿病性视网膜病变[12]。

4. 其他作用

芦荟大黄素可以促进软骨结节的积聚，并提高胶原蛋白Ⅱ、胶原蛋白 X、骨涎蛋白（BSP）及 Runt 相关的转录因子 2（Run X2）的表达水平，并经由 ERK、碱性磷酸酶（ALP）信号转导通路和骨形态发生蛋白 2（BMP-2）信号途径激活软骨发生[13]。大黄素可通过激活 BMP-9 信号通路，促进前成骨细胞的分化[14]。芦荟大黄素可显著降低甘油磷酸脱氢酶和甘油三酯的水平，增加乳酸脱氢酶的活性进而减少脂质的积累，还能通过下调 PPARγ 和 CCAAT 增强子结合蛋白 α（C/EBPα）的表达，抑制人骨髓间充质干细胞（h MSCs）向脂肪细胞的分化，从而减少脂肪生成[15]。

【毒理作用】

1. 神经系统毒性

大黄和大黄素对神经系统有影响，娄秀辉等[16]通过体内试验发现，大黄和大黄素对大鼠毛的清洁度较差，大鼠活动量减少、虚弱无力、精神不佳、泻下效果和对肠道运动功能也明显变差，晚期肠壁组织的损伤较为严重。

2. 肝毒性

大黄中的蒽醌类物质能够损害线粒体功能导致肝脏毒性。Lin 等[17]的研究表明，大黄素主要通过抑制线粒体呼吸链复合物的功能来影响氧化磷酸化途径，导致半胱氨酸蛋白酶-3（caspase-3）增加、线粒体膜电位降低、活性氧水平升高以及三磷酸腺苷（ATP）合成紊乱等，最终导致线粒体损伤和肝细胞凋亡。在大黄素型蒽醌类化合物肝毒性的体外机制研究中，Dong 等[18]发现芦荟大黄素可导致 HL-7702 细胞内活性氧（ROS）水平显著升高、GSH 水平下降，提示细胞内抗氧化水平失衡。此外，芦荟大黄素作用于细胞后还可引起细胞线粒体膜电位下降，细胞色素 C（Cyt C）释放，Fas 蛋白表达量增加等，说明其可通过 Fas 途径和线粒体途径诱导细胞凋亡。芦荟大黄素还可调节细胞周期调节因子的表达，引起细胞 S 期、G_2/M 期细胞周期阻滞。

3. 肾毒性

大黄酸能够引起肾毒性，Mao 等[19]研究大黄酸的肾毒性作用机制时，发现大黄酸能够引起 HK-2 细胞线粒体膜电位和细胞内 ATP 水平降低，下调了 Cyt C 释放，Bcl-2 和 Bax 蛋白水平。同时大黄素处理增加了细胞的 ROS 水平并抑制线粒体解偶联蛋白 2（UCP2）的表达，UCP2 可调节 ROS 生成、线粒体膜电位、ATP 合成等。李彦桥等[20]用不同剂量芦荟大黄素对 30 只昆明种小鼠连续灌胃给药 11d 后，发现芦荟大黄素可以使肾小管上皮细胞重度肿胀、肾小球和肾间质毛细血管充血，造成损伤，并呈现剂量依赖性。同时检测芦荟大黄素可以使血清中尿素氮（BUN）、丙二醛（MDA）、肌酐（SCr）、肿瘤坏死因子 α（TNF-α）、白细胞介素-6（IL-6）的含量升高；使谷胱甘肽过氧化物酶（GSH-Px）、超氧化物歧化酶（SOD）活性降低；对 Caspase-3 及转化生长因子 β1（TGF-β1）蛋白表达增加，引发肾毒性。

4. 遗传毒性

大黄酸和大黄素具有体外遗传毒性，朱钦翥等[21]分别使用大黄酸和大黄素对人类淋巴母细胞 WTK1 进行 TK 基因突变试验，发现大黄素和大黄酸可以剂量依赖性地使 TK 基因突变频率增高，表现出了弱致突变作用。王亚楠等[22]采用鼠伤寒沙门菌以及大肠杆菌，对小鼠淋巴瘤细胞 L5178Y、KM 小鼠分别采用体外 *Pig-α* 基因突变试验、体内 *Pig-α* 基因推板试验进行大黄素遗传毒性致基因突变风险评价，结果发现在体外试验中，大黄素在 S9 代谢活化条件下可引起 TA1537 菌株的突变，L5178Y 细胞 *Pig-α* 基因突变频率增加。

【参考文献】

[1] 赵欣，张健，路平. 大黄素对荷 A549 肺癌小鼠肿瘤的疗效及其作用机理研究[J]. 中药新药与临床药理, 2015, 26(4): 499-504.

[2] Su J, Yan Y, Cai H, et al. Emodin induces apoptosis of lung cancer cells through ER stress and the TRIB3/NF-κB pathway[J]. Oncol Rep, 2017, 37(3): 1565-1572.

[3] 兰景彬，潘克俭，旷喜，等. 大黄素抑制 LPS 诱发的结肠癌转移的研究[J]. 天然产物研究与开发, 2017, 29(12): 2044-2049.

[4] Tsang S W, Bian Z X. Anti-fibrotic and anti-tumorigenic effects of rhein, a natural anthraquinone derivative, in mammalian stellate and carcinoma cells[J]. Phytother Res, 2015, 29(3): 407-414.

[5] 朱艺. 大黄素通过下调 SCAP 抑制肝癌体内移植瘤的生长[D]. 武汉：湖北中医药大学, 2020.

[6] 虎嘉祥，石晓卫. 大黄素对结肠癌移植瘤小鼠的抗肿瘤作用研究及对碳酸酐酶Ⅸ表达的影响[J]. 中国临床药理学杂志, 2019, 35(18): 2082-2084, 2089.

[7] Liu S, Wang J, Jiang Y F, et al. The natural agent rhein induces β-catenin degradaxtion and tumour growth arrest[J]. J Cell Mol Med, 2018, 22(1): 589-599.

[8] 罗素，荣晓凤，彭菲菲. 大黄素对 TNF-α 诱导的成纤维样滑膜细胞株 MH7A 细胞 ERK1/2 和 p38MAPK 的影响[J]. 免疫学杂志, 2017, 3(2): 113-116.

[9] 潘书涵，王永萍，李月，等. 大黄素对 CIA 大鼠自噬与凋亡基因表达的作用研究[J]. 时珍国医国药, 2019, 3(2):

301-303.
[10] 张耀雷，李昆，杨炯，等. 大黄素缓解球囊损伤致大鼠颈动脉狭窄及其机制[J]. 第三军医大学学报，2017, 39(1): 48-53.
[11] Nemmar A, Beegam S, Ali B H, et al. Diesel exhaust particles induce impairment of vascular and cardiac homeostasis in mice: Ameliorative effect of emodin[J]. Cell Physiol Biochem, 2015, 36(4): 1517-1526.
[12] Wu J, Ke X, Zhang Z, et al. Aloe-emodin suppresses hypoxia-induced retinal angiogenesis via inhibition of HIF-1α/VEGF pathway[J]. Int J Biol Sci, 2016, 12(11): 1363-1371.
[13] Yang M, Li L, Heo S M, et al. Aloe-emodin induces chondrogenic differentiation of ATDC5 cells via MAPkinases and BMP-2 signaling pathways[J]. Biomol Ther(Seoul), 2016, 24 (4): 395-401.
[14] 陈小静，胡燕，张爽，等. 大黄素通过BMP-9途径促进前体成骨细胞的分化[J]. 上海交通大学学报：医学版，2014, 34(6): 781-787.
[15] Subash B P, Alshatwi A A. Aloe-emodin inhibits adipocyte differentiation and maturation during in vitro human mesenchymal stem cell adipogenesis[J]. J Biochem Mol Toxicol, 2012, 26(8): 291-300.
[16] 娄秀辉，黄光明，王楠，等. 麻仁润肠丸、大黄和大黄素对大鼠大肠神经系统影响的研究[J]. 中华结直肠疾病电子杂志，2014, 3(01): 16-21.
[17] Lin L F, Liu Y L, Fu S, et al. Inhibition of mitochondrial complex function: the hepatotoxicity mechanism of emodin based on quantitative proteomic analyses[J]. Cells, 2019, 8(3): 263.
[18] Dong X, Fu J, Yin X B, et al. Aloe-emodin induces apoptosis in human liver HL-7702 cells through fas death pathway and the mitochondrial pathway by generating reactive oxygen species[J]. Phytother Res, 2017, 31(6): 927-936.
[19] Mao Y, Zhang M, Yang J, et al. The UCP2-related mitochondrial pathway participates in rhein-induced apoptosis in HK-2 cells[J]. Toxic Res, 2017, 6(3): 297-304.
[20] 李彦桥，黄婉奕，梁雨生，等. 芦荟大黄素对小鼠肾毒性的作用机制[J]. 中国实验方剂学杂志，2019, 25(11): 48-53.
[21] 朱钦嵩，陈维，张立实. 大黄素和大黄酸的体外遗传毒性评价[J]. 癌变·畸变·突变，2011, 23(1): 65-67.
[22] 王亚楠，文海若，王雪. 大黄素遗传毒性致基因突变评价研究[A]. 中国毒理学会中药与天然药物毒理与安全性评价第四次(2019 年)学术年会论文集[C]. 海口：中国毒理学会，2019: 2.

千里光

【来源】菊科千里光属植物千里光 *Senecio scandens* Buch-Ham. 的干燥地上部分。

【性味与归经】苦、辛，性寒。归肺，肝，大肠经。

【功能与主治】清热解毒，明目退翳，杀虫止痒。主治流感、上呼吸道感染、肺炎、急性扁桃腺炎、腮腺炎、急性肠炎、菌痢、黄疸型肝炎、胆囊炎、急性尿路感染、目赤翳障、痈肿疖毒、丹毒、湿疹、干湿癣疮、滴虫性阴道炎、烧烫伤等。

【药理作用】

1. 抗肿瘤作用

千里光提取物有明显的体外抗肿瘤作用，何忠梅等[1]采用体外实验 MTT 法证实千里光总黄酮对人肝癌细胞株 SMMC-7721、人胃癌细胞株 SGC-7901 和人乳腺癌细胞株 MCF-7 三种肿瘤细胞的生长抑制作用明显。研究表明，从千里光中提取分离到的千里光菲灵碱可以通过诱导宫颈癌细胞 HeLa、Caski 自噬能力，从而激活 MEK/ERK1/2 信号通通路，诱导完整的自噬流，抑制 HeLa、Caski 细胞皮下移植瘤的生长，达到抗肿瘤目的[2]。成秉辰[3]采用 3H-TdR 掺入法观察千里光总碱对小鼠黑色素瘤 B16F10 株的影响，结果发现千里光总碱可以抑制体外培养的小鼠黑色素瘤 B16F10 株的增殖。

2. 抗炎作用

千里光水煎液可抑制核苷酸结合寡聚化结构域样受体蛋白 3（NLRP3）炎症小体激活，抑制血清中白介素 1β（IL-1β）的活化，减少了 Caspase-1 的表达，减轻机体炎症反应，对急性过敏性结膜炎大鼠有抗炎作用[4]。千里光石油醚提取物可抑制 NF-κB 和 MAPK 信号通路的活化以及 NO、IL-1β 和 IL-6 等炎症介质的分泌，对 LPS 诱导的 RAW264.7 细胞炎症模型具有较好的抗炎效应[5]。千里光总黄酮对二甲苯致小鼠耳郭肿胀、醋酸致小鼠毛细血管通透性的增加以及小鼠棉球肉芽肿的形成均有明显的抑制作用，对多种炎症模型均有明显的对抗作用[6]。

3. 保肝作用

不同剂量下千里光水煎液均能显著抑制血清 ALT、AST 的升高，一定剂量下的千里光均有护肝作用[7]。这与贵州民间将千里光水煎液用于肝炎的治疗相吻合，作用机制与其能够血清转氨酶活性有关。

4. 抗菌作用

千里光具有广谱抗菌作用，全草、酚酸类成分（氢醌和对羟基苯乙酸）、黄酮提取物对金黄色葡萄球菌、肠炎沙门菌、炭疽杆菌、溶血性链球菌、白喉杆菌、大肠杆菌、变形杆菌、痢疾杆菌、淋球菌和耐药性肺炎链球菌等显示不同程度的抑制作用，但对脆弱类杆菌活性较低[8]。不同剂量的千里光与甲氧苄啶联用时具有协同作用[9]；千里光对大肠杆菌 R 质粒体内消除作用强于体外，含药血清消除作用强于水浸液[10]。

5. 其他作用

（1）抗氧化作用　周艳娟等[11]采用二苯苦味酰自由基（DPPH）法和 *β*-胡萝卜素-亚油酸体系，分别测定羽叶千里光叶乙酸乙酯、正丁醇、水三个部位提取物的抗氧化活性，发现乙酸乙酯提取部位的抗氧化作用强于正丁醇提取部位和水提取部位。杨新星等[12]研究表明，千里光多酚提取物可有效抑制由 DPPH 所引起的 DNA 损伤及脂质过氧化，具有很强的清除 DPPH 的能力。

（2）抗滴虫作用　千里光提取物在体外有杀灭和抑制阴道毛滴虫生长的作用。张静等人[13]体外实验研究表明，不同浓度的千里光提取物 24h 均能一定程度抑制阴道毛滴虫生长，且提取物对阴道毛滴虫的杀灭和抑制效果与时间和给药浓度均成正比。这一研究结果解释了民间和临床上应用千里光水煎液治疗阴道滴虫治疗的现象。

【毒理作用】

1. 急性毒性

观察研究不同产地千里光对小鼠的急性毒性反应。结果发现，5 个产地的千里光药材均具有急性毒性，其中毒性强弱为：河南千里光>江苏千里光>浙江千里光>广西千里光、湖北千里光[14]。用 60%乙醇作溶剂制备千里光抗菌有效部位冻干粉，测定其对小鼠腹腔注射的急性毒性。结果发现，千里光 60%乙醇提取物属低毒性物质。峨眉千里光叶和全草水提物对小鼠有急性毒性作用，叶的毒性比全草强，肺和肝脏为毒性靶器官，两种水提物均有轻度蓄积毒性[15,16]。

2. 肝毒性

千里光中的生物碱类化学成分对原代小鼠肝细胞有肝毒性作用。千里光可导致小鼠肝脏基因表达谱显著变化，且差异表达基因与其肝损伤间有高度关联性[17]。千里光碱可以诱导肝细胞凋亡，凋亡相关的 *caspase* 家族和 *Bc10*、*Nod1* 可能在千里光碱肝毒性中发挥了重要作用[18]。

3. 胚胎毒性

千里光碱对体外培养的小鼠胚胎有明显的毒性作用，说明妊娠期暴露于该化合物中会对胎儿具有潜在的毒性[19]。千里光单味药及其复方均具有一定程度的胚胎毒性，主要表现为骨骼发育异常。主要表现为囟门增大，顶骨、顶间骨、枕骨发育不全或枕骨缺失、颈椎弓发育不全，少数动物出现第 14 对肋骨等[20]。

4. 其他毒性作用

千里光 70%乙醇提取物有致突变作用。其中小鼠骨髓嗜多染红细胞微核试验结果表明 392.7mg/kg 的提取物只对雌性小鼠具有致突变作用，中高剂量的提取物能够引起小鼠畸形精子发生率提高，而低剂量对小鼠精子畸形影响较小[21]。

【参考文献】

[1] 何忠梅，白冰，王慧，等. 千里光总黄酮体外抗肿瘤和抗病毒活性研究[J]. 中成药, 2010, 32(12): 2045-2047.

[2] 马景蕃，张燕，叶甘萍，等. 千里光菲灵碱诱导 MEK/ERK1/2 介导的宫颈癌细胞自噬效应[J]. 中国药科大学学报, 2018, 49(05): 616-623.

[3] 成秉辰. 千里光总碱对体外培养的小鼠黑色素瘤细胞增殖的影响[J]. 黑龙江医学, 2009, 33(01): 54-55.

[4] 邹昊宇，胡鸿运，刘嫡，等. 千里光通过 NLRP3/Caspase-1/IL-1β 通路对过敏性结膜炎大鼠角结膜炎症的影响[J]. 中药新药与临床药理, 2019, 30(11): 1346-1351.

[5] 杨卉卉，沈金花，刘庆华，等. 千里光石油醚提取物对 LPS 激活的炎症反应的抑制效应[J]. 华中农业大学学报, 2020, 39(06): 187-191.

[6] 张文平，陈惠群，张文书，等. 千里光总黄酮的抗炎作用研究[J]. 时珍国医国药, 2008(03): 605-607.

[7] 谭宗建，田汉文，彭志英．千里光保肝作用的实验研究[J]．四川生理科学杂志，2000(01): 20-23.
[8] 张文平，张文书，曾雪英．千里光与甲氧嘧啶联用抗菌作用实验研究[J]．时珍国医国药，2006，17(6): 944-945.
[9] 张文平，曹镐禄，张文书，等．千里光水浸对大肠埃希氏菌 R 质粒的消除作用[J]．时珍国医国药，2007，18(12): 2929-2930.
[10] 张文平，陈惠群，张文书，等．千里光总黄酮的抗炎作用研究[J]．时珍国医国药，2008，19(3): 605-607.
[11] 周艳娟，李翠芹，王喆之．羽叶千里光不同部位提取物的抗氧化活性研究[J]．现代生物医学进展，2008(03): 513-514+512.
[12] 杨新星，程春梅，王炯，等．千里光多酚提取物的体外抗氧化研究[J]．云南民族大学学报(自然科学版)，2009，18(02): 143-145.
[13] 张静，叶彬，武卫华，等．千里光提取物体外抗阴道毛滴虫的效果观察[J]．热带医学杂志，2011，11(02): 173-174+177.
[14] 王秀坤，赵雍，梁爱华，等．不同产地千里光急性毒性实验研究[J]．药物不良反应杂志，2008，10(2): 81-85.
[15] 李华，聂芳红，陈进东，等．千里光抗菌有效部位化学成分及其急性毒性研究[J]．中兽医医药杂志，2008，(1): 7-9.
[16] 刘秋妍，何丽霞，邓向东，等．峨眉千里光对小鼠急性毒性及蓄积毒性研究[J]．中兽医医药杂志，2014，33(06): 55-57.
[17] 谭道鹏，陈莹，季莉莉，等．千里光中的生物碱类成分[J]．中国中药杂志，2010，35(19): 2572-2575.
[18] 夏启松，张晓鸣，韩凤梅，等．千里光致小鼠肝损伤的基因表达谱分析[J]．中国药学杂志，2007，42(20): 1529-1533.
[19] 杨睿，陈莹，季莉莉，等．千里光碱致肝细胞毒性机制初探[A]．中国毒理学会中药与天然药物毒理专业委员会第一次（2016 年）学术交流大会论文集[C]．天津：中国毒理学会，2016: 1.
[20] 韩佳寅，梁爱华．全胚胎培养方法研究千里光碱对小鼠胚胎发育的影响[J]．生态毒理学报，2011，6(2): 189-194.
[21] 赵雍，梁爱华，刘婷，等．千里光、千柏鼻炎片和总生物碱大鼠胚胎毒性研究[J]．中国中药杂志，2010，35(3): 373-377.

三白草

【来源】三白草科植物三白草 *Saururus chinensis*（Lour.）的干燥地上部分。

【性味与归经】甘、辛，寒。归肺、膀胱经。

【功能与主治】利尿消肿，清热解毒。用于水肿、小便不利、淋沥涩痛、带下；外治疮疡肿毒、湿疹[1]。

【药理作用】

1．抗肿瘤作用

转录因子 Runx2 参与乳腺细胞的生长发育和乳腺癌细胞体内的发展，有报道用三白草 95%乙醇提取物作用于乳腺癌细胞，结果证明其可抑制 Runx2 的转录，产生抗乳腺癌转移的作用以达到抗肿瘤的目的[2]。用三白草 80%乙醇提取物作用于肝癌和肉瘤造模小鼠进行体内外抑瘤试验，结果显示荷瘤小鼠体质量增加、生存期延长、胸腺和脾脏指数增加，具有明显的抗肿瘤作用[3]。用三白草提取物作用于肝癌细胞 7721/Adm 耐药株，其抑制癌细胞增值效果优于乙醇提取物[4]。研究发现，三白草 95%乙醇夹带剂提取的三白草酮作用抑制前列腺癌细胞的生长和迁移，从而达到抗肿瘤作用[5]。三白草木脂素类三白草酮可通过诱导 G_0/G_1 期细胞周期阻滞和线粒体功能障碍，来激活 Huh-7 细胞中的 JNK/p38 途径引发细胞凋亡，三白草酮也诱导 AMP 活化蛋白激酶（AMPK）途径的激活抑制了哺乳动物雷帕霉素靶蛋白（mTOR）及其下游靶标的磷酸化，减弱了关键的促血管生成因子，减少肝癌细胞的迁移和侵袭[6]。EB 病毒（EBV）是一种疱疹病毒，归属于癌病毒家族，可使靶细胞受感染呈现出恶性繁殖或形态变化的现象，从而引发鼻咽瘤、淋巴癌[7]。马纳萨亭 A、马纳萨亭 B、三白草酮 A、4-*O*-去甲基马纳萨亭 B 等可通过抑制 EBV 的裂解复制，达到抗鼻喉癌的作用[8]。从三白草中提取的三白草酮通过下调 PI3K/Akt 和 Smad2/3 信号通路抑制 TGF-β1 诱导的胃癌细胞迁移和侵袭[9]。

2. 抗炎作用

三白草黄酮类槲皮素及金丝桃苷[10]和木脂素类三白草酮为三白草发挥抗炎作用的药效物质基础。三白草根茎 95%乙醇提取物与地上部分 95%乙醇提取物抗炎活性相比，根茎的抗炎作用更明显[11]。三白草提取物作用于经 LPS 处理的 RAW264.7 细胞时，会以浓度依赖形式抑制 NO 的产生，达到抗炎作用[12]。木脂素类可通过调控 Nrf2/HO-1 通路，产生抗炎作用[13]。三白草酮可通过促进 HO-1 的释放抑制亚硝酸盐和促炎介质的释放，从而抑制 LPS 刺激 RAW264.7 细胞的炎症反应[14]。

3. 抗病毒作用

三白草黄酮类成分和木脂素类可能是其抗病毒起主要药效的成分，并且可以考虑从抗炎的方向来研究抑制病毒的机制。三白草水提物可抑制 NF-κB 通路的活化，从而抑制炎症因子的产生，达到抗病毒的作用[15]。三白草水提物中黄酮类成分芦丁可通过抑制 MEK1/ERK 通路，在不同浓度下，可阻断 EV71 诱导的细胞病变效应（CPE）和感染病毒粒子的产生，抑制 EV71 病毒的复制，从而产生抗病毒作用[16]。马纳萨亭 B 可通过减少炎性细胞因子和趋化因子的产生而减弱 CVB3 感染并可增加线粒体 ROS（mROS）水平，尚可增加 Manass 和 IRF-3 表达以及 STING 和 TBK-1 磷酸化，从而发挥抗病毒作用[17]。

4. 其他作用

三白草黄酮类成分槲皮素和异槲皮苷较木脂素类对肝损伤的 LO2 肝细胞保护作用明显[18]。将三白草酮羰基还原得到其衍生物，保肝效果明显增强[19]。三白草石油醚萃取部位和正丁醇萃取部位对肝损伤所致血液中升高的谷草转氨酶和谷丙转氨酶有明显降低效果，说明三白草黄酮类如槲皮素和异槲皮苷成分具有保肝作用[20]。三白草水提物作用于四氧嘧啶型糖尿病小鼠后可起到明显的降血糖作用，对糖尿病有治疗作用[21]。后续研究发现三白草中多糖类和黄酮类成分对四氧嘧啶型糖尿病兔模型有降血糖作用，可提高兔体内的超氧化物歧化酶活性，降低丙二醇使血糖降低[22]。

【毒理作用】

1. 急性毒性

为了探讨三白草提取物对小鼠急性毒性，评价其安全性。采用健康昆明种小鼠，灌胃给药三白草不同药用部位不同提取物，三白草地上部分和根茎的95%乙醇提取物给药剂量范围分别为40.00～12.66g/kg和4.50～1.42g/kg，观察小鼠的活动和毒性反应，采用改良寇氏法测定半数致死量（LD_{50}）；采用组织切片法观察小鼠的病变部位。结果三白草95%乙醇提取部位为三白草主要毒性部位，而挥发油和水提物基本没有毒性；三白草地上部分和根茎部分95%乙醇提取物的小鼠LD_{50}分别为17.15g/kg和 3.15g/kg；病变部位为肝细胞轻度变性，而肾脏、胸腺及大脑等其他脏器各组均未见明显病变。结论：三白草95%乙醇提取物具有一定的毒性[23]。

2. 胚胎毒性

三白草地上部分和根茎的95%乙醇提取物对斑马鱼成鱼和胚胎均具有一定的急性毒性和胚胎发育毒性，LD_{50}分别为2.54mg/L、1.19mg/L，致畸的主要表现为心包水肿和卵黄囊水肿[24]。

【参考文献】

[1] 陈宏降，李祥，陈建伟，等. 三白草的质量标准研究[J]. 中草药, 2010, 6: 52.

[2] 吕红，邹乐兰，麻俊超，等. 三白草提取物抗乳腺癌转移作用及其机制研究[J]. 中国实验方剂学杂志, 2015, 21(7): 123-127.

[3] 郭凌霄，苏国生. 三白草提取物抑瘤作用初步研究[J]. 国际检验医学杂志, 2012, 33(6): 643-644, 647.

[4] 陈宏降，王绪楠，陈建伟，等. 三白草酮超临界 CO_2 萃取工艺优化及三白草超临界萃取物体外抗肿瘤活性[J]. 中成药, 2017, 39(8): 1601-1604.

[5] 吴冰，崔颖，甄威，等. 三白草酮对前列腺癌细胞 PC3 凋亡的影响及其机制研究[J]. 肿瘤药学, 2018, 8(4): 537-540.

[6] Kim Y W, Jang E J, Kim C H, et al. Sauchinone exerts anticancer efects by targeting AMPK signaling in hepatocellular carcinoma ells[J]. Chemico-Biological Interactions, 2016, 261: 108-117.

[7] Zhu S, Chen J. , Xiong Y, et al. Novel EBV LMP-2afibody and afitoxin in molecular imaging and targeted therapy of nasopharyngeal carcinomal[J]. PLoS Pathogens, 2020, 16(1): e1008223.

[8] 顾琼，崔辉，徐俊，等. 一种三白草提取物及其制备方法和应用: 中国, 103566008[P]. 2014-02-12.

[9] He Z, Dong W, Li Q, et al. Sauchinone prevents TGF--induced EMT and metastasis in gastric cancer cells[J].

Biomed Pharmacoth, 2018, 101: 355-361.
[10] 曾婉君，余应嘉，王叶茗，等. 三白草抗炎镇痛作用研究[J]. 中国医药导报, 2012, 9(11): 33-34, 40.
[11] 陈宏降，陈建伟，李祥. 三白草不同药用部位 HPLC 抗炎药效指纹图谱研究[J]. 中药材，2017, 40(9): 2116-2120.
[12] Kim D H, Cho J H, Cho Y J. Anti-inflammatory activity of extracts from ultra-fine ground Saururus chinensis leaves in lipopolysaccharide-stimulated Raw 264.7 cells[J]. J Appl Biol Chem, 2016, 59(1): 37-43.
[13] Jung Y W, Lee B M, Ha M T, et al. Lignans from Saururus chinensis exhibit anti-inflammatory activity by infuencing the Nrf2/H0-1 activation pathway[J]. Arch Pharm Res, 2019, 42: 332-343.
[14] Meng X, Kim I, Jeong Y J, et al. Anti-inflammatory effects of Saururus chinensis aerial parts in murine macrophages via induction of heme oxygenase-1[J]. Exp Biol Med, 2016, 241(4): 396-408.
[15] 王春阳，严琴琴，魏兰兰，等. 三白草水提液抗肠道病毒 71 型作用初探[J]. 中国免疫学杂志, 2018, 34(11): 1649-1653.
[16] Wang C, Wang P, Chen X, et al. Saururus chinensis(L our.)Baill blocks enterovirus 71 infection by hijacking MEK1-ERK signaling pathway[J]. Antivir Res, 2015, 119: 47-56.
[17] Song J H, Ahn J H, Kim S R, et al. Manassantin B shows antiviral activity against coxsackievirus B3 infection by activation of the STING/TBK-1/IRF3 signalling pathway[J]. Sci Rep, 2019, 9(1): 2421-2422.
[18] 徐春蕾，李祥，陈宏降，等. 三白草中化学成分对 H_2O_2 损伤 L02 细胞保护作用[J]. 南京中医药大学学报, 2012, 28(2): 163-164.
[19] 徐春蕾，张芳，陈宏降，等. 三白草酮衍生物的合成及其保肝活性研究[J]. 南京中医药大学学报, 2014, 30(5): 465-467.
[20] 尹震花，顾雪竹，巩芳，等. 三白草对四氯化碳致小鼠急性肝损伤的保护作用[J]. 鲁东大学学报自然科学版, 2011, 27(4): 335-338.
[21] 叶蕻芝，许雪琴，林薇，等. 三白草对四氧嘧啶型糖尿病小鼠治疗作用的实验研究[J]. 福建中医学院学报, 2004, (3): 34-35.
[22] 叶蕻芝，许雪琴，林薇，等. 三白草多糖微波提取及其对糖尿病治疗的实验研究[J]. 福建中医学院学报, 2004, (6): 28-30.
[23] 陈宏降，李祥，陈建伟. 三白草不同药用部位不同提取物的急性毒性研究[J]. 中国医药导报, 2013, 10(022): 13-15.
[24] 陈宏降，刘佳楠，阮洪生，等. 鱼腥草，三白草地上部分和根茎醇提物对斑马鱼成鱼和胚胎的毒性研究[J]. 中成药, 2020, 42(06): 239-242.

山豆根

【来源】豆科植物越南槐 *Sophora tonkinensis* Gagnep. 的干燥根和根茎[1]。

【性味与归经】苦，寒。归肺，胃经。有毒。

【功能与主治】清热解毒，消肿利咽。用于火毒蕴结、乳蛾喉痹、咽喉肿胀、齿龈肿痛、口舌生疮。

【药理作用】

1. 抗肿瘤作用

山豆根提取物可抑制人非小细胞肺癌A549细胞和黑色素瘤B16-BL6细胞增殖，山豆根提取物浓度越大，抑制作用越强等[2]。Chui 等[3]研究发现，山豆根提取物对人肝母细胞瘤 Hep G2 细胞、人肝癌 Hep3B 细胞、人乳腺癌 MDA-MB231 细胞、A549 细胞和急性髓系白血病 KG-1 细胞的增殖均有抑制作用，并且诱导大部分 MDA-MB231、Hep G2 和 Hep3B 细胞株凋亡。进一步研究表明，山豆根提取物可以诱导细胞凋亡，显著降低 Hep G2 细胞的存活率。山豆根颗粒与饮片可提高 H22 荷瘤小鼠、S180 荷瘤小鼠血清中白细胞介素（IL）-2、干扰素 γ、肿瘤坏死因子 α（TNF-α）等细胞因子含量，抑制肿瘤生长[4]。路海滨等[5]研究表明，山豆根多糖通过提高 Lewis 肺癌小鼠胸腺指数、提高 T 淋巴细胞亚群 $CD4^+$T 细胞、$CD8^+$T 细胞水平及 $CD4^+/CD8^+$ 比值从而提高小鼠免疫力并提高血清 TNF-α、血管内皮生长因子水平抑制肿瘤细胞生长。

2. 抗炎作用

山豆根及山豆根颗粒的主要抗炎机制可能与肾上腺皮质系统有关，并且通过抑制自由基的生成抑制细胞膜脂质过氧化反应缓解炎症反应[6]。人体肠道菌群可将山豆根中黄酮苷转化为相应黄酮苷元，增强其抗补体活性从而抑制细胞产生 NO，增强山豆根黄酮化合物的抗炎作用[7]。山豆根中的紫檀素类化合物能透过血脑屏障显著抑制 NO、IL-1β、TNF-α 和前列腺素 E_2 的产生并抑制小胶质细胞 iNOS、TNF-α、IL-1β 和环氧合酶-2 的表达，具有抗神经炎作用[8]。山豆根中苦参碱、槐定碱[9]能显著降低醋酸引起小鼠黏膜疼痛。氧化苦参碱、槐果碱能抑制二甲苯所引起的小鼠耳郭肿胀。山豆根非生物碱类化合物可通过提高小鼠胸腺和脾脏脏器指数、巨噬细胞吞噬功能、溶血素抗体等提高环磷酰胺引起的免疫力低下[10]。地塞米松能够引起的小鼠体内自由基的异常升高，而山豆根多糖能显著抑制自由基升高，同时，也明显抑制髓过氧化物酶、黄嘌呤氧化酶活性，增强谷胱甘肽过氧化物酶的活性，清除体内异常自由基及过氧化物保护胸腺和脾脏，来增强机体免疫功能[11]。

3. 对心血管系统的作用

氧化苦参碱能降低自发性高血压大鼠收缩压与舒张压，升高左室收缩/舒张最大速率，还可以升高左心室收缩压降低左室舒张末期压，从而改善高血压引起的心脏收缩和舒张功能延缓心力衰竭[12]。氧化苦参碱还能降低脑缺血再灌注大鼠脑组织水肿及脑梗死面积，改善神经功能，其作用机制可能与激活 Nrf2/HO-1 通路有关[13]。

4. 其他作用

（1）护肝作用　山豆根提取物能显著降低 CCl_4 所致急性肝损伤引起的大鼠血清中丙氨酸氨基转移酶和天冬氨酸氨基转移酶的异常升高[14]。山豆根中多糖类化合物对扑热息痛导致的肝损伤具有明显保护作用[15]。肝炎灵注射液为山豆根提取物，可改善乙型肝炎病毒（HBV）转基因小鼠的肝组织病变，明显降低 HBV 表面抗原、HBV-DNA 表达，临床上可用于治疗慢性肝炎及活动性肝炎[16]。

（2）胃肠道的作用　山豆根甲醇提取物对蓖麻油所致腹泻小鼠具有止泻作用，可通过调节肠黏膜的水和电解质通透性，或通过抑制前列腺素的增多，来降低小鼠的排空指数，延长小鼠排便时间，改善胃肠道。研究发现，山豆根醇提物可能通过阻断 Ca^{2+}通道，抑制乙酰胆碱所引起家兔平滑肌痉挛，山豆根甲醇提取物浓度越大，家兔空肠收缩频率越大[17]。

（3）降血糖　山豆根醋酸乙酯提取物可通过特异性激活腺苷酸活化蛋白激酶途径，以促进 2 型糖尿病模型 KK-Ay 小鼠葡萄糖转运体 4 转移提高葡萄糖摄取，改善KK-Ay 小鼠的高血糖和高胰岛素血症；同时降低总胆固醇、三酰甘油、低密度脂蛋白胆固醇和游离脂肪酸升高高密度脂蛋白胆固醇，降低血脂保护糖尿病所致肝脏和胰腺损伤[18]。

【毒理作用】

1. 急性毒性

李希新[19]发现大剂量广豆根煎剂灌胃可抑制小鼠呼吸系统，出现震颤、痉挛，最后部分死亡。苦参碱腹腔注射小鼠的 LD_{50} 为 150mg/kg，兔为 125mg/kg；氧化苦参碱小鼠静脉内给药的 LD_{50} 为 150mg/kg，腔内注射为 750mg/kg；槐果碱小鼠灌胃的 LD_{50} 为 241.5mg/kg，肌内注射为 92.41mg/kg，腹腔注射为（78±16）mg/kg；大鼠皮下注射槐果碱的 LD_{50} 为 185mg/kg，口服为 198mg/kg，肌内注射为 130mg/kg，腹腔注射为 120mg/kg。

2. 神经毒性

对大鼠神经电生理及神经病理研究表明，山豆根汤剂可以引起大脑基底神经核和海马的病理改变，显示出对神经的毒性作用，推测山豆根能诱发类帕金森综合征样的症状，病理机制是对基底神经核的毒害所致[20]。山豆根水煎液可诱发 SD 大鼠出现类似人扭转痉挛的运动障碍症状，运动能力和运动协调能力明显下降，且病理检查显示大鼠大脑纹状体神经元变性缺失，神经元细胞出现空泡现象及核边缘现象，部分神经元细胞轮廓不清，层次排列紊乱等神经毒性表现，表明存在细胞的凋亡和坏死[21]。

3. 呼吸系统毒性

山豆根水提取物、75%醇提取物及生物碱部位小鼠灌胃给药，出现毒性反应，死亡小鼠病检可见肺出现轻度充血、水肿、间质增宽及间质水肿充血。给予小鼠山豆根总生物碱，小鼠先出现呼吸急促，之后呼吸停止而死亡，中枢呼吸兴奋剂尼可刹米可以延长山豆根总生物碱中毒小鼠的存活时间，这表明山豆根总生物碱具有抑制呼吸中枢作用[22]。

4. 肝毒性

山豆根醇提物和水提物对小鼠肝脏具有一定的毒性，且具有剂量、时间依赖性。醇提物或水提物给药可引起小鼠血清中丙氨酸氨基转移酶（ALT）、天门冬氨酸氨基转移酶（AST）水平升高，能导致小鼠肝脏指数升高，且在给药 12h 肝脏损伤最为严重[23]。有研究指出山豆根水提组分的毒性强于醇提组分的毒性[24]。山豆根可能通过促进炎症因子分泌及表达而导致肝细胞的损伤[25]。山豆根导致的肝损伤也可能与脂质过氧化有关。山豆根的毒性反应与四氯化碳导致的肝毒性具有一定的相似性[26]。山豆根可能通过抑制 CYP 亚型的活性影响肝脏对山豆根的代谢从而产生毒性作用[27]。山豆根水煎液连续灌胃给药 28d，对大鼠肝损伤外周血 microRNA 早期变化特征进行研究，得出 miR-291a-5p 可以作为肝损伤早期标志物之一[28]。

5. 配伍减毒

山豆根为有毒中药，配伍是中药减毒的一个重要手段，通过合理的配伍，使不同药物组成一个新的有机整体，可以调节山豆根的偏性并减轻毒性，发挥相应的药理作用而达到治疗疾病的目的[29]。根据中医理论，山豆根苦燥降泄，久服必伤阴，配伍甘润阴柔之品可以调和山豆根的燥性；山豆根苦寒，易伤脾胃，配伍甘味药可以调和山豆根的苦寒之性，从而得以减毒[30]。古今方剂统计结果显示，单味药与山豆根配伍所占比例居前者依次为甘草（4.9%）、桔梗（3.4%）、玄参（2.4%）、薄荷（2.2%）、黄芩（2.0%）等[31]。其中，甘草常与毒性中药配伍使用以减毒[32]；山豆根配伍甘草后小鼠肝损伤程度降低，且当配伍比例是 1∶2 时疗效更加显著[33]。

【参考文献】

[1] 宋立人，续亮恂. 现代中药学大辞典[M]. 北京：人民卫生出版社, 2001: 175-177.

[2] 李俊兰，张东兴，刘诗. 山豆根对小鼠黑色素瘤细胞 B16-BL6 生长、增殖的影响[J]. 光明中医, 2017, 32(9): 1256-1259.

[3] Chui C H, Lau F Y, Tang J C, et al. Activities of fresh juice of Scutellaria barbata and warmed water extract of Radix Sophorae Tonkinensis on anti-proliferation and apoptosis of human cancer cell lines[J]. Int J Mol Med, 2005, 16(2): 337-341.

[4] 彭百承，黄健，李萍，等. 山豆根颗粒及其饮片抗肿瘤作用及其机制[J]. 中国实验方剂学杂志, 2014, 20(23): 190-193.

[5] 路海滨，高洋，禹珊珊，等. 山豆根多糖对 Lewis 肺癌小鼠抑瘤作用及免疫功能影响的实验研究[J]. 中药材, 2018, 41(6): 1459-1462.

[6] 彭红华，黄健，席雯，等. 山豆根颗粒及其饮片抗炎作用及其机制的研究[J]. 中国实验方剂学杂志, 2013, 19(12): 265-269.

[7] Jin X, Lu Y, Chen S X, et al. UPLC-MS identification and anticomplement activity of the metabolites of *Sophora tonkinensis* flavonoids treated with human intestinal bacteria[J]. J Pharm Biomed Anal, 2020, 184: 113176.

[8] Xia W J, Luo P, Hua P, et al. Discovery of a new pterocarpan-type antineuroinflammatory compound from

Sophora tonkinensis through suppression of the TLR4/NFκB/MAPK signaling pathway with PU. 1 as a potential target[J]. ACS Chem Neurosci, 2019, 10(1): 295-303.
[9] 钱利武，戴五好，周国勤，等. 苦参及山豆根主要生物碱镇痛抗炎作用研究[J]. 中成药，2012，34(8): 1593-1596.
[10] 周明眉，杨红舟，赵爱华，等. 山豆根非生物碱部分对小鼠免疫功能的影响[J]. 时珍国医国药，2011，22(12): 2954-2955.
[11] 帅学宏，胡庭俊，曾芸，等. 山豆根多糖对免疫抑制模型小鼠免疫器官指数和自由基相关酶活性的影响[J]. 南京农业大学学报, 2009, 32(2): 170-172.
[12] 黄小燕，姜法铭，董炤，等. 氧化苦参碱对自发性高血压大鼠血流动力学的影响[J]. 上海中医药杂志, 2012, 46(12): 67-69.
[13] Li M, Zhang X J, Cui L L, et al. The neuroprotection of oxymatrine in cerebral ischemia/reperfusion is related to nuclear factor erythroid 2-related factor 2 (nrf2)-mediated antioxidant response: Role of nrf2 and hemeoxygenase-1expression[J]. Biol Pharm Bull, 2011, 34(5): 595-601.
[14] 尹龙萍. 中药山豆根降酶护肝活性部位研究[D]. 上海：上海交通大学, 2007.
[15] Cai L L, Zou S S, Liang D P, et al. Structural characterization, antioxidant and hepatoprotective activities of polysaccharides from *Sophorae tonkinensis* Radix[J]. Carbohydr Polym, 2018, 184: 354-365.
[16] 王维伟，宋乐冬，陈建杰. 肝炎灵注射液对 HBV 转基因小鼠肝组织病理及病毒学的影响[J]. 中成药, 2009, 31(4): 611-612.
[17] Li Y Y, Li J, Liu X, et al. Antidiarrheal activity of methanol extract of *Sophora tonkinensis* in mice and spasmolytic effect on smooth muscle contraction of isolated jejunum in rabbits[J]. Pharm Biol, 2019, 57(1): 477-484.
[18] Huang M, Deng S H, Han Q Q, et al. Hypoglycemic activity and the potential mechanism of the flavonoid rich extract from *Sophora tonkinensis* Gagnep. in KK-Ay mice[J]. Front Pharmacol, 2016, 7: 288.
[19] 李希新. 山豆根的研究概况[J]. 山东中医药大学, 2000, 24(3): 235-237.
[20] 王晓平，陈聚涛，肖倩，等. 中药山豆根的神经毒性：从人到动物[J]. 自然杂志, 2002, 24(5): 286.
[21] 常鹏飞，董伟，左焕琮，等. 山豆根中毒致全身肌张力障碍的临床和实验证据：新的肌张力障碍模型[J]. 立体定向和功能性神经外科杂志, 2010, 23 (5): 278.
[22] 谷建俐. 山豆根毒效规律及靶器官毒性机制研究[D]. 泸州：泸州医学院, 2008.
[23] 杨倩，郑丽娜，谢元璋，等. 山豆根不同组分对小鼠急性肝毒性“量-时-毒”关系研究[J]. 中国药物警戒, 2010, 7(7): 385.
[24] 李素君，钱晓路，李晓宇，等. 山豆根不同组分多次给药肝毒性损伤实验研究[J]. 中国药物警戒, 2011, 8(10): 577.
[25] 李峰杰，姚广涛，金若敏，等. 山豆根致大鼠肝毒性机制研究[J]. 中国中药杂志, 2011, 36(13): 1821.
[26] 陈龙，吴谦，耿娅，等. 山豆根水煎液致大鼠亚急性肝脏毒性研究[J]. 中国实验方剂学杂志, 2013, 19(18): 293.
[27] Cai J Z, Ma J S, Xu K Q. Effect of Radix Sophorae Tonkinensis on the activity of cytochrome P450 isoforms in rats[J]. Int J Clin Exp Med, 2015, 8 (6) : 9737.
[28] 盛云华，金若敏，姚广涛，等. 山豆根致大鼠肝损伤外周血 microRNA 早期变化特征进行研究[J]. 中国中西医结合杂志, 2013, 33(3): 385.
[29] 李建波. 芍根方安全实用性研究及相关药对配伍的中医药理论探求和药理学作用实验观察[D]. 石家庄：河北医科大学, 2013.
[30] 陈清阳. 解“药毒”方药治则治法与配伍规律研究[D]. 福州：福建中医药大学, 2014.

[31] 李进，王均宁，孟丽萍，等. 基于方剂组成统计分析的山豆根减毒增效配伍规律探讨[J]. 中华中医药杂志, 2014, 29(9): 2993.
[32] 李怡文，钟赣生，柳海艳，等. 基于均匀设计的海藻玉壶汤中海藻、甘草不同比例配伍对甲状腺肿大大鼠模型心、肾功能影响的实验研究[J]. 中华中医药学刊, 2014, 32(5): 1011.
[33] 潘双凤，华碧春. 甘草降低山豆根致小鼠肝毒性的实验研究[J]. 江西中医药大学学报, 2016, 28(5): 90.

山慈姑

【来源】山慈姑为兰科植物杜鹃兰 *Cremastra appendicutata*（D. Don）Makino、独蒜兰 *Pleione bulbocodioides*（Franch. ）Rolfe 或云南独蒜兰 *Pleione yunnanensis* Rolfe 的干燥假鳞茎，别名金灯、朱姑、鹿蹄草等。

【性味与归经】甘、微辛，凉。归肝、脾经。

【功能与主治】清热解毒，化痰散结。用于痈肿疔毒，瘰疬痰核，蛇虫咬伤，癥瘕痞块。

【药理作用】

1. 抗肿瘤作用

胡文娟[1]发现山慈姑总碱使肿瘤细胞停止在分裂中期，进而抑制肿瘤细胞增殖。阮小丽等[2]发现杜鹃兰可能通过细胞毒作用对小鼠 Lewis 肺癌、小鼠 S180 肉瘤及小鼠肝癌起到抑制作用。Liu 等[3]从山慈姑中分离出新的双菲类化合物，对结肠癌及乳腺癌细胞均有细胞毒作用。郭淳等[4]发现 200～600g/L 山慈姑水煎液对乳腺癌细胞有较强的细胞毒性，同时通过影响微管稳定性抑制癌细胞的增殖和迁移。严玉玲等[5]发现山慈姑中所含成分表现出细胞毒性，可直接杀死细胞。刘颖等[6]探究得出山慈姑在对乳腺癌细胞产生增殖抑制的同时，过量的山慈姑也会损伤细胞。刘银花等[7]研究发现山慈姑所含成分刺激 4T1 细胞出现抑制细胞增殖作用且还有一定的细胞毒性，山慈姑可通过诱导肿瘤细胞凋亡，起到抑制肿瘤细胞增殖的作用。吴俊林[8]证明山慈姑所含成分可抑制 SW579 细胞的增殖，且在一定范围内与浓度呈一定正相关。郑丹童等[9]发现山慈姑可通过影响 Tscca 细胞中 AKT 信号通路关键磷酸化位点蛋白与 G_1/S-特异性周期蛋白-D1（cyclin D1）的表达抑制肿瘤细胞增殖。于林楠等[10]通过检测 HT29 细胞凋亡情况，得山出慈姑提取物能够促进细胞凋亡，并且抑制作用与剂量和时间呈正相关。此外，山慈姑多糖可降低 B 淋巴细胞瘤-2（Bcl2）蛋白表达、增加抑癌蛋白 p53 表达，诱导癌症细胞凋亡，从而发挥抗肿瘤作用。李余先等[11]通过模型分析得出其乙酸乙酯部分对人脐静脉细胞株有抑制作用，可抑制体内血管的新生成。杨雪威等[12]发现山慈姑提取液可降低肿瘤组织微血管密度及血清血管内皮生长因子与基质金属蛋白酶-9 表达水平，防止新生血管生成从而抑制肿瘤生长。姜爽等[13]发现山慈姑多糖可提高机体免疫力，增加淋巴细胞的增殖能力与巨噬细胞的活性，并且可通过提高 $CD4^+/CD8^+$比值及 IL-2、TNF-α、γ-干扰素（IFN-γ）水平来抑制肿瘤细胞增长。吴小南等[14]发现山慈姑多糖通过提高免疫功能低下小鼠脏器指数、提高巨噬细胞吞噬能力来提高小鼠非特异性免疫力。

2. 抑菌作用

山慈姑在一定浓度下对总状共头菌、柔毛葡柄霉、葡萄孢霉等多种霉菌均有明显的抑制作用[15]。将灭菌的杜鹃兰提取液加入肉汤培养基中，测定其最低抑菌浓度，结果显示出山慈姑的显著抑菌作用。

3. 抗氧化作用

山慈姑多糖溶液在体外有较强的抗氧化作用，清除自由基效率与其浓度成正相关[16]。另外，当山慈姑多糖溶液浓度 0.5mg/mL 时，对羟自由基的清除力度远高于维生素 C，这对山慈姑的开发具有非常重要的现实意义。

4. 其他

从山慈姑提取物中得到的全草含杜鹃兰素 1 和全草含杜鹃兰素 2 有明显的降压作用，可使大鼠血压下降，作用时间可维持 30min 以上[17]。山慈姑多糖（CAP）可降低肝脏中总胆固醇（TC）、甘油三酯（TG）等含量，增加高密度胆固醇（HDL-C）含量，具有明显的降脂作用[18]。山慈姑中含有秋水仙碱，可治疗急性痛风性关节炎，能在几小时内缓解关节红肿热痛症状。山慈姑中所含化学成分秋水仙碱是治疗痛风性关节炎的常用药物，通过改变细胞膜功能、减少局部细胞产生 IL-6 等炎性因子来起到治疗作用[19]。毛慈姑粗粉 90%乙醇提取物对酪氨酸激活酶具有竞争性激活作用，其激活效果较为显著[20]。

【毒理作用】

遗传毒性：刘冰等[21]研究发现山慈姑既可诱发体细胞遗传损伤，也可诱发生殖细胞遗传物质的损伤，这一结果与山慈姑的体细胞诱发实验结果相似[22]。武广恒等[23]研究发现山慈姑可以诱发微核（MN）产生，但其诱变作用不强。邱召娟[24]实验发现山慈姑是一诱变剂，通过增加其煎煮时间可使山慈姑所含秋水仙碱破坏，微核细胞率降至正常范围。

【参考文献】

[1] 胡文娟. MMP-3 多态性与乳腺癌关联分析及龙泉复方抗肿瘤机制研究[D]. 武汉：中南民族大学, 2010.

[2] 阮小丽，施大文. 山慈菇的抗肿瘤及抑菌作用[J]. 中药材, 2009, 32(12): 1886-1888.

[3] Liu L, Li J, Zeng K W, et al. Five new biphenanthrenes from *Cremastra appendiculata*[J]. Molecules, 2016, 21(8): 786.

[4] 郭淳，龚永杰，孙放，等. 山慈菇水煎剂对人乳腺癌 T-47D 细胞增殖和迁移的影响[J]. 中医学报, 2017, 32(10): 1832-1835.

[5] 严玉玲，万琼，周俭珊，等. 山慈菇抗肿瘤作用机制的研究进展[J]. 广东医学, 2016, 37(22): 3468-3469.
[6] 刘颖，张子英，马丽杰. 山慈菇抗乳腺癌的作用机制研究进展[J]. 现代药物与临床, 2019, 34(3): 863-866.
[7] 刘银花，钟世军，曾涛，等. 山慈菇提取液对小鼠 4T1 乳腺癌细胞抑制作用机制的研究[J]. 湖北农业科学, 2016, 55(1): 134-137.
[8] 吴俊林. 中药山慈姑对甲状腺癌细胞的增殖及 *NIS* 基因的影响[D]. 南宁：广西医科大学, 2014.
[9] 郑丹童，贾兴亚，白娟. 山慈菇通过 AKT 信号通路抑制舌癌细胞增殖作用//第十次全国老年口腔医学学术年会论文汇编[C]. 珠海：中华口腔医学会老年口腔医学专业委员会, 2015: 2.
[10] 于林楠，翟宏颖. 山慈菇提取物对结肠癌 HT29 细胞凋亡的影响[J]. 中国民族民间医药, 2016, 25(16): 17-19.
[11] 李余先，杜刚，官丽丽，等. 山慈菇提取物抑制血管形成的药效学研究[J]. 吉林农业, 2015(21): 76-77.
[12] 杨雪威，王思源，赵佳，等. 山慈菇提取液对乳腺癌大鼠肿瘤组织血管内皮生长因子和基质金属蛋白酶-9 表达的影响[J]. 中国临床药理学杂志, 2018, 34(7): 838-840, 856.
[13] 姜爽，徐婧瑶，苏鑫，等. 山慈菇多糖的免疫调节作用及对小鼠骨肉瘤细胞 S180 体内生长抑制作用[J]. 食品科学, 2018, 39(13): 216-221.
[14] 吴小南，杨雪帆，朱萍萍，等. 慈菇多糖对免疫功能低下小鼠免疫调节作用[J]. 中国公共卫生, 2015, 31(1): 73-75.
[15] Sun H X. Study on anti fungal effects of some Chinese medicines and their essential components[J]. China J China Mater Med Mater, 2001, 26(2): 99-102.
[16] 房宇坤，宁安红，刘磊，等. 山慈菇多糖的提取及其抗氧化作用的研究[J]. 大连医科大学学报, 2017, 39(6): 527-531.
[17] 马子密，傅延龄. 历代本草药性汇解[M]. 北京：中国医药科技出版社, 2002.
[18] 孟海波. 山慈菇多糖的抗氧化及降脂作用研究[D]. 长沙：湖南农业大学, 2015.
[19] 丁云岗，黄育新. 秋水仙碱治疗痛风性关节炎的安全性评价[J]. 中国基层医药, 2006(7): 1085-1086.
[20] 刘之力，徐跃飞，涂彩霞，等. 56 味中药乙醇提取物对酪氨酸酶活性影响的研究[J]. 大连医科大学学报, 2000, 22(1): 7-10.
[21] 刘冰，庞慧民，陆培信，等. 山慈菇生殖细胞遗传毒性研究[J]. 长春中医学院学报, 2000, (02): 50-51.
[22] 刘冰，庞慧民，武广恒，等. 几味抗癌中药致突变性研究[J]. 白求恩医科大学学报, 1999, 25(1): 8-10.
[23] 武广恒，刘冰，陆培信. 山慈菇抑制镉诱发遗传损伤研究[J]. 中国公共卫生学报, 1999(01): 25-26.
[24] 邱召娟. 山慈菇煎煮时间与诱发小鼠微核细胞率的关系[J]. 中药材, 1997(10): 523-524.

龙葵

【来源】 为茄科植物龙葵 *Solanum nigrum* L. 的全草[1]。

【性味与归经】 味苦、微甘，性寒。有小毒[2]。

【功能与主治】 清热解毒，活血消肿。主治疔疮、痈肿、丹毒、跌打扭伤、慢性气管炎、肾炎水肿[1]。

【药理作用】

1. 抗肿瘤作用

龙葵醇提取物抗肿瘤作用最主要成分为生物碱，安磊等[3]发现龙葵碱通过改变细胞膜的结构和功能，影响肿瘤细胞 DNA 和 RNA 的合成以及改变细胞周期分布来抑制肿瘤。茄碱可以增强 S180 与 H22 荷瘤小鼠红细胞免疫功能来进一步激活整个机体免疫系统，通过增加红细胞表面的唾液酸水平和封闭度水平来达到抗肿瘤的作用[4]；李明慧等[5]证实龙葵甾体类生物碱不仅具有抑制肿瘤增长的作用，还可以显著提高荷瘤小鼠血清 TNF-α、IL-2、IL-6、IL-8 的水平，王胜惠等[6]发现龙葵 90%醇提取物对荷瘤 H22 小鼠生存时间具有延长作用并对 S180 瘤有明显抑制作用；罗文娟等[7]发现从龙葵中分离的 3 种螺甾皂苷类化合物对人肝癌高侵袭转移的细胞株 FHCC298 具有显著的细胞增殖抑制作用。聂巧珍等[8]研究低能量激光照射联合龙葵多糖可以通过下调生存素的表达诱导肿瘤细胞凋亡，有效抑制肿瘤。

2. 抗炎作用

柠檬酸澳洲茄胺 5～10mg/kg 可抑制兔耳烫伤或大鼠实验性脚肿的发展。对豚鼠过敏性、组胺性、小鼠烧伤性和胰岛素性休克均有保护作用；并可使豚鼠及大鼠肾上腺中胆固醇和维生素 C 含量增加，肾上腺皮质功能下降[9]。龙葵果对急性扁桃体炎、前列腺炎、急性肾炎具有明显的治疗作用[10]。茄碱 0.1mg/kg 能抑制豚鼠对马血清的过敏反应，对豚鼠 1,4-二硝基苯所致皮肤迟发型超敏反应，茄碱也有抑制作用[11]。

3. 对心血管的作用

茄碱 0.15～3.25mg/kg 能增加小鼠心脏收缩的振幅而不影响心率。茄碱对电刺激离体蛙心室活动有正性肌力作用，其效力约等于毒毛花苷，而其苷元的效力约为 1/5，高浓度可致收缩期停止[12]。龙葵提取物对正常麻醉犬有急剧降压作用，使清醒肾性高血压犬血压显著下降，降压的同时能减少心肌需氧量[13]。

4. 对呼吸系统的作用

龙葵果浸膏、三氯甲烷提取物、石油醚提取物及水溶部分（剂量相当于最大耐受量的 1/2）灌服，小鼠有明显的祛痰作用，龙葵果 60%乙醇提取物有显著的镇咳作用[14]。

5. 对消化系统的作用

龙葵对由 CCl_4 诱导的肝损伤具有显著保护作用[15]，且龙葵糖蛋白能够提高肝药酶的活性，同时抑制体内 HMG-CoA 还原酶活性，起到护肝作用。另外龙葵提取物能显著地降低由阿司匹林诱导的胃溃疡的溃疡指数，研究发现用龙葵果实提取物对溃疡具有很好的治疗效果，其作用机制可能与抑制分泌活性有关[11]。

6. 对泌尿系统的作用

用龙葵 50%的醇提取物保护庆大霉素诱导的肾脏细胞（vero cells）毒性反应，通过锥虫蓝和线粒体脱氢酶活性分析证实其抑制了庆大霉素的细胞毒作用，同时发现对羟基自由基具有显著的清除能力，发挥了对肾脏的细胞保护作用[16]。

7. 抗病原微生物作用

龙葵果乙醇和水提取物对变异链球菌的生长有一定抑制作用；乙酸乙酯、正丁醇、乙醇及水提取物对变异链球菌生物膜形成有一定的抑制作用；氯仿、乙酸乙酯提取物对大肠杆菌生物膜形成有不同程度的抑制作用[17]。龙葵果水提取物对供试菌金黄色葡萄球菌、铜绿假单胞菌、大肠杆菌和白念珠菌均有一定程度的抑制作用[18]。茄碱对黑曲霉、白假丝酵母及其他真菌有抑制生长的作用[11]。

8. 其他

腹腔注射 5～30mg/kg 茄碱可使正常大鼠血糖升高，明显降低对葡萄糖的耐量[11]。

【毒理作用】

1. 急性毒性

小鼠腹腔注射龙葵碱的半数致死量为 42mg/kg，大鼠腹腔注射的半数致死量为 75mg/kg。龙葵素在不同种属动物之间的 LD_{50} 基本相当，苷元龙葵次碱的毒性小于龙葵素，腹腔注射的毒性大于口服毒性（龙葵素的胃肠吸收差）。

2. 生殖毒性

亲代雄性动物生殖毒性：体外研究表明当茄碱的浓度大于 5mmol/L 时能够显著抑制小鼠睾丸支持细胞增殖，减少对生精细胞的营养供给以及必需的物理支持，从而影响雄性生殖功能[19]。体内试验研究显示茄碱可以通过血-生殖腺屏障，对雄性小鼠具有睾丸毒性作用，使睾丸生精功能产生障碍，出现精子畸形等症状[20]。进一步研究表明茄碱能够显著影响支持细胞内波形蛋白的表达，并使波形蛋白崩解，破坏血睾屏障。随着茄碱剂量的增加，小鼠睾丸支持细胞内的波形蛋白表达明显下调，向曲细精管内延伸的部分变短，10mg/kg 茄碱组中已出现空泡化现象，20mg/kg 组中波形蛋白崩解，细胞排列紊乱，最终曲细精管萎缩，生精细胞与支持细胞分离，影响精子的发生进而产生雄性生殖毒性[21]。孙晶超等[22]研究显示 α-茄碱对小鼠血清中的睾酮与对照组比较差异无统计学意义，但是随着给药剂量的增加小鼠血清中睾丸酮含量有下降的趋势，而 α-茄碱组的黄体生成素含量则明显高于对照组，这可能是由于龙葵素通过睾丸屏障损伤到间质细胞，从而启动了机体的负反馈调节，使得下丘脑大量分泌黄体生成素，利用旁分泌的方式维持血清中睾丸酮的含量。

亲代雌性动物生殖毒性：大量研究表明，单个的或混合的糖苷生物碱对母鼠和胎鼠均具有较强的毒性，注射给药毒性比口服给药毒性大。王学工等[23]研究表明，给孕小鼠喂食从马铃薯芽中提取的糖苷生物碱提取物的半数致死量（LD_{50}）为 44.7mg/kg 体重，可导致胚胎的死亡，影响胚胎的发育，导致宫内发育迟缓。Kline[24]等研究发现，妊娠大鼠口服给予龙葵素 30～40mg/kg 后，其产仔大多在产后 3d 内死亡，且胎仔胃中未发现乳汁。推测死亡原因为龙葵素属类固醇糖苷生物碱，结构与甾体激素（如雌激素、孕激素、雄激素等）相似，抑制了母鼠体内雌性激素的产生，影响了泌乳功能，导致胎仔饥饿死亡。

3. 胚胎毒性

Deirdre 等报道[25]，小鼠于交配成功后第 7～11d 灌胃给予剂量为 20mg/kg 的 α-茄碱，交配成功后第 17d 解剖孕鼠发现给药组的活胎数明显减少，具有明显的胚胎毒性，且在 α-茄碱与阿司匹林共用组的这种胚胎毒性有明显的增强。可见龙葵素对胚胎分化及生长发育具有明显的损害作用。在遗传毒性试验中，通过小鼠精子畸形试验、微核试验和 Ames 试验，对龙葵果汁的短期诱变性进行研究，结果无均为阴性，未见遗传毒性作用[26]。

4. 其他

龙葵碱有类似皂苷的作用，能溶解血细胞；澳洲茄碱作用类似龙葵碱，亦能溶血，毒性较大。内服常用量（30～60g）临床少见毒副反应，过量可致中毒，引起头痛、腹痛、呕吐、腹泻、瞳孔扩大、心跳先快后慢、精神错乱、昏迷等症。龙葵碱对胃肠道黏膜有强烈的刺激性。龙葵的叶、茎、成熟果实、成熟果实提取物都有细胞毒性，未成熟果实的提取物毒性最大，且龙葵提取物不但没有诱变性而且还有很强的抗诱变性。曾有报道小孩含服未成熟的龙葵果实而死亡。亦有报道本品服用剂量过大，引起白细胞下降[27]。

【参考文献】

[1] 国家中医药管理局《中华本草》编委会. 中华本草 19 卷[S]. 上海: 上海科学技术出版社, 1999: 309-311.

[2] 李经纬, 邓铁涛. 中医大辞典[M]. 北京: 人民卫生出版社, 1995, 390.

[3] 安磊, 唐劲天, 刘新民, 等. 龙葵抗肿瘤作用机制研究进展[J]. 中国中药杂志, 2006, 31(15): 1125.

[4] 季宇彬, 万梅绪, 高世勇, 等. 龙葵碱对荷瘤小鼠红细胞免疫功能的影响. 中草药, 2007, 38(3): 412-414.

[5] 李明慧, 孙世顷, 曹亮, 等. 龙葵甾体类生物碱对 S180 及 Lewis 肺癌移植瘤小鼠的影响[J]. 中国天然药物, 2008, 6(13): 223.

[6] 王胜惠, 从云峰, 梁明, 等. 龙葵 90%醇提取物对荷瘤肝癌小鼠生存时间及肉瘤重要影响[J]. 黑龙江医药, 2005, 29(6): 421-422.

[7] 罗文娟, 王光辉, 周新兰, 等. 螺甾皂苷类化合物的体外抗人肝癌细胞增殖作用[J]. 现代肿瘤医学, 2007, 15(3): 307-308。

[8] 聂巧珍, 韩伊林, 苏秀兰. 激光联合龙葵多糖对荷瘤小鼠肿瘤细胞凋亡的影响[J]. 内蒙古中医药, 2007, 26(7): 40-42.

[9] 李学彩. 龙葵化学成分的研究[D]. 长春: 吉林大学, 2010.

[10] 李咏梅, 王冰梅, 艾金霞. 龙葵浓缩汁对小鼠细胞免疫功能的影响[J]. 北华大学学报(自然科学版), 2005, 6(3): 231-233.

[11] 季宇彬. 天然药物有效成分药理与应用[M]. 北京: 科学出版社, 2007, 478-479.

[12] 徐东花, 于春月, 韩成花. 龙葵的化学成分及药理作用研究[J]. 黑龙江中医药, 2007, 2: 46-47.

[13] 《全国中草药汇编》编写组. 全国中草药汇编·上册[S]. 北京: 人民卫生出版社, 1975: 259.

[14] Rajuk, Anbuganapathi G, Gokulakrishnanv, et al. Effect of dried fuits of *Solanum nigrum* L NN against CCl_4-

induced hetapic damage in rats[J]. Biol Pharm Bull, 2003, 26 (11): 1 618.

[15] Mallika J, Chennam S S D. A-ntiul- cerogenic and ulcer healing effects of *Solanum nigrum*(L.) on experimental ulcermodels: Possible mechanism for the inhibition of acid formation[J]. J Ethnopharmacol, 2006 (104): 156.

[16] Prashanth K V, Shashidhara S, Kumar M M, et al. Cytoprotective role of *Solanum nigrum* against gentamicin-induced kidney cell (Verocells) damage invitro[J]. Fitoterapia, 2001, 72 (5): 481-486.

[17] 王春霞, 田莉. 田树革龙葵果提取物的体外抑菌效果[J]. 湖北农业科学, 2012, 51(17): 3748-3750.

[18] 赵锦慧, 盛东峰, 张永亮, 等. 龙葵水提物对2种常见致病菌的抑制作用研究[J]. 周口师范学院学报, 2013, 30(2): 73-75.

[19] 季宇彬, 王秋平, 郎朗. 龙葵碱毒理学研究[J]. 中国药理通讯, 2009, 26(2): 82.

[20] 王秋平, 郎朗, 季宇彬. 龙葵碱对雄性小鼠睾丸毒性的初步研究[J]. 食品与药品, 2009, 11(11): 0-13.

[21] 季宇彬, 孙晶超, 郎朗. 龙葵碱对小鼠睾丸支持细胞波形蛋白表达的影响[J]. 毒理学杂志, 2010, 24(5): 352-355.

[22] 孙晶超, 季宇彬, 郎朗. 龙葵碱对小鼠睾丸细胞毒性作用机制的研究(英文)[C]. 中国毒理学会环境与生态毒理学专业委员会第二届学术研讨会会议论文集, 2011.

[23] Wang X G. Teratogenic effect of potato glycoalka-loids[J]. Zhongha Fu Chan Ke Za Zhi, 1993, 28(2): 73-5, 121-122.

[24] Kline B E, Vonelbe H, Dahle N A, et al. Toxic effects of potato sprouts and of solanine fed to pregnant rats[J]. Proc Soc Exp Biol Med, 1961, 107: 807-809.

[25] Bell D P, Gibson J G, McCarrol A M, et al. Embryotoxicity of solanine and aspirin in mice[J]. J Re-prod Fert, 1976, 46(1): 257-259.

[26] 赖亚辉, 马忠春, 闰慧毅等. 龙葵果的急性毒性和遗传毒性试验[J]. 检测研究. 2005, 17(1): 54-55.

[27] 李红念, 梅全喜, 张志群, 等. 龙葵的化学成分与药理作用研究进展[J]. 今日药学, 2011, 21(11): 713-715.

北豆根

【来源】防已科蝙蝠属植物蝙蝠葛 *Menispermum dauricum* DC. 的根茎。

【性味与归经】味苦，性寒，有小毒。归肺、胃、大肠经。

【功能与主治】清热利咽，祛风除湿，解毒杀虫。主治咽喉肿痛、咳嗽、湿热泻痢、黄疸、风湿痹痛、水肿、脚气、痄腮，也可用于辅助治疗肝癌、胰腺癌、肺癌、白血病、乳腺癌、卵巢癌等多种恶性肿瘤。

【药理作用】

1. 抗肿瘤作用

蝙蝠葛碱具有明显地抑制肺癌 QG-56 细胞增殖的作用[1,2]。*N*-去甲基蝙蝠葛碱可通过影响多种基因和蛋白质表达诱导肿瘤细胞自噬和死亡，在逆转肿瘤细胞耐药性方面发挥重要作用[3]。双苄基四氢异喹啉型生物碱具有抑制人肝癌细胞 HepG2 增殖的活性[4]。氧化异阿朴啡型生物碱具有较强的 P-糖蛋白（P-gp）介导的多药耐药

（MDR）逆转活性。北豆根水提物 RMW 和北豆根醇提物 RME 体外均有很强的抗肿瘤作用；RME 的作用高于 RMW。梁文杰[5]的实验证明：PE2 是 RME 抗肿瘤的有效部位，其化学成分是生物碱；PE2 对各肿瘤细胞株以及肿瘤组织原代培养的细胞有广泛的杀伤作用；对免疫细胞的代谢和功能也具有一定的抑制作用，但相对较弱；PE2 体内也具有抗肿瘤作用。PF1 和 PF2 是 PE2 抗肿瘤的有效成分，推测为蝙蝠葛碱和蝙蝠葛苏林碱。单保恩等[6]分析 PE2 灌胃后的荷瘤小鼠胸腺指数、脾指数明显增加，腹腔巨噬细胞吞噬功能和细胞因子分泌功能增强，NK 细胞活性增加，肿瘤生长缓慢而局限，生存期明显延长，而且对原代培养肿瘤细胞也有杀伤作用[7]。北豆根总碱在一定剂量范围内能够延长鼠源肝癌 H22、艾氏腹水瘤小鼠的有效生存时间；也能够抑制小鼠 S180 和 H22 体内实体瘤的生长增大[8]。对宫颈癌 U14 荷瘤鼠肿瘤生长具有抑制作用[9]。对宫颈癌 HeLa 细胞有较强的抑制作用，并随着北豆根总碱浓度的升高而更加明显，呈现明显的浓度依赖性[10,11]。

2. 抗炎作用

北豆根水煎液对二甲苯引起的小鼠耳壳炎性肿胀有显著的抑制作用，通过降低毛细血管通透性、减少渗出而表现出良好的对抗急性炎症的作用[12]。粉防己碱和地塞米松合用可抑制牛血清蛋白诱发的家兔实验性葡萄膜炎，明显降低眼部炎症反应、房水蛋白含量、血清免疫复合物和外周 T 淋巴细胞转化率[13]。4%的粉防己碱外用治疗小鼠烫伤，不仅能降低血管通透性，减轻组织损伤，促进创伤面愈合，还可以抑制肉芽肿生长，减小愈合后的瘢痕，还可抑制烫伤后皮肤中组胺、IL-1 和 TNF 的产生[14]。

3. 对心血管的作用

蝙蝠葛酚性碱能改善心肌缺血时血流动力学的紊乱，对心肌缺血具有保护作用[15]。北豆根总碱、蝙蝠葛酚性碱及其有效成分蝙蝠葛碱 Dau 具有良好的抗实验性心律失常作用[16,17]。北豆根总碱静脉滴注对麻醉动物（猫、犬、大鼠）有迅速而明显的降压作用，其降压作用由扩张血管平滑肌所致[18]。Dau 可使心脏乳头肌动作电位降低及慢向内流电子有早期一过性缩短，且有剂量依赖性[19]。Dau 可能通过阻滞牵张激活性非选择性阳离子通道而抑制超负荷所致的肌电反馈效应[20]。蝙蝠葛苏林碱可通过阻止 Ca^{2+}跨膜入细胞质而防止细胞浆 Ca^{2+}增高起抗触发活动作用[21]。

4. 对呼吸系统的作用

腹腔注射蝙蝠葛总碱对氨雾和 SO_2 刺激所致咳嗽有显著的抑制作用。蝙蝠葛碱衍生物能加快大鼠和猫的呼吸频率，使每分通气量增加，并能部分抑制甲苯噻嗪所致的呼吸抑制，其呼吸兴奋作用被认为与丙酰基取代 Dau 羟基中的氢，大大提高了分子疏水性和增强对钙调素的抑制活性有关[22]。

5. 对消化系统的作用

粉防己碱对肝细胞、储脂细胞的 DNA 及胶原合成有明显抑制作用，促进 RBL 肝细胞生长增殖，抑制 3T6 成纤维细胞增殖[23]。

6. 对凝血系统的作用

Dau 通过抑制血小板活化因子的释放而起到凝血的作用。Dau 可减少健康人凝血酶诱导时血小板膜糖蛋白Ⅳ（GPⅣ）再分布及血小板内凝血酶敏感蛋白（TSP）的释放，可减少急性心肌梗死（AMI）患者血小板不可逆性聚集的发生[24]。

7. 对免疫系统的作用

腹腔注射北豆根碱可明显抑制大鼠被动皮肤过敏反应；对Ⅱ型变态反应、皮肤血管炎性反应亦有显著抑制作用；对 Arthus 反应（实验性局部过敏反应）及由二硝基氯苯诱导的迟发型超敏反应均有显著抑制作用[25]。北豆根总碱对免疫功能低下小鼠有免疫增强作用[26]。北豆根水提物和醇提物对小鼠脾细胞、人淋巴细胞的增殖具有抑制作用，对小鼠巨噬细胞的代谢及吞噬功能也有抑制作用[27]。

【毒理作用】

1. 急性毒性

北豆根有小毒，主要毒性成分为生物碱，文献报道的明确毒性成分有蝙蝠葛碱、青藤碱、北豆根碱。李延忠等[28]对北豆根毒性的研究结论如下：给小鼠口服北豆根总碱 LD_{50} 为（2410±260）mg/kg；多酚羟基碱 LD_{50} 为（1080±140）mg/kg；非酚性总碱 LD_{50} 为（2640±370）mg/kg。给小鼠 ip 北豆根总碱 LD_{50} 为（170±26）mg/kg；多酚羟基碱 LD_{50} 为（115±18）mg/kg；非酚性总碱 LD_{50} 为（144±29）mg/kg。胡丽萍等[29]进行了不同剂量北豆根总碱的急性毒性实验研究，研究结果显示：北豆根片小鼠一次灌胃的 LD_{50} 为 5.96g/kg，其 95%可信限为（5.24～6.79）g/kg。龚塘等[30]报道蝙蝠葛苏林碱小鼠尾静脉注射 LD_{50} 为（1.25±0.16）mg/kg。家兔耳静脉注射蝙蝠葛苏林碱 1mg/kg 出现四肢伏地、头不能抬举等症状，5～10min 后开始恢复，30～40min 后完全恢复；4mg/kg 注毕立即伏地，渐出现呼吸困难、后肢挣扎，约 3min 停止呼吸，其后心跳也渐停止而死亡。心、肺、肝、脾、肾及脑进行组织切片检查，未发现异常。傅绍萱等[31]报道青藤碱给小鼠腹腔注射 LD_{50} 为（285±29）mg/kg，口服 LD_{50} 为（580±51）mg/kg；青藤碱 694mg/kg 给大鼠一次灌胃，用药后 10min 出现镇静、呼吸抑制现象，观察 5h 后无一死亡。犬一次口服青藤碱 45mg/kg，10min 后呕吐 2 次，半小时后活动减少；犬 8mg/kg 一次静脉注射，立即出现兴奋不安、排便、唾液分泌增多，随之出现呼吸加深、心搏速弱、动物卧倒，呈高度衰弱状；45min 后剧烈呕吐，排大量血色水样便，24h 尚未恢复。猴一次口服青藤碱 95mg/kg，20min 后出现明显镇静、驯服、眼睑下垂，半小时后轻度呕吐数次；6h 后完全恢复正常活动；5mg/kg 一次静脉注射，数分钟后出现衰弱状、卧倒、心搏增速、血压降低、呼吸缓慢，1h 后完全恢复。

2. 神经毒性

现代药理学研究表明，北豆根含生物碱（$C_{38}H_{44}O_6N_2$）与汉防己丙素（$C_{32}H_{42}N_2O_6$）可致动物中毒时呈中枢神经系统兴奋及惊厥呼吸麻痹死亡[32]。刘国[33]报道超剂量服用北豆根致不良反应 1 例，患者服用北豆根达到 30g，超过最大用量 2 倍，出现恶心、呕吐、胸闷、心悸、腹痛、腹泻加剧的症状，持续 10min 后，胸闷、心悸逐渐减轻，其他症状随时间延长也逐渐缓解，说明北豆根临床毒性反应与用药过量有关，且其毒性具有可逆性，停药或减量后毒性症状会随时间延长而减退消失，但服用剂量过大中毒时间过长后对脑神经将有不可逆损伤。

3. 肝毒性与肾毒性

蝙蝠葛碱[34]150mg 以上剂量用药 2～3 个月对肝脏有不同程度的损害，受损程度随剂量增大而加重，150mg 所致的是轻度损害，75mg 以下无明显损伤，300mg 以上对肾有轻度损害，150mg 以下对肾和肾上腺基本无不良影响。胡丽萍等[29]进行北豆根总碱大鼠长期毒性试验结果表明：1.20g/kg、0.36g/kg 剂量组动物不同程度出现了体重降低，肝、脾、肾上腺的脏器系数异常以及肝、脾轻度的病理组织学改变，停药 2 周后上述异常均消失，说明北豆根总碱具有一定的毒性，但此毒性是可逆的。

【参考文献】

[1] 张英博, 周忠光, 仲丽丽, 等. 蝙蝠葛碱抗肿瘤研究新进展[J]. 中国医学装备, 2014, 11(S2): 564-565.

[2] 石玉生, 张燕, 王加志, 等. 蝙蝠葛碱抑制肺癌细胞 QG-56 增殖的实验研究[J]. 中医药信息, 2010, 27(3): 115-116.

[3] Min Y D, Choi S U, Lee K R. Aporphine alkaloids and their reversal activity of multidrug resistance(MDR) from the stems and rhizomes of Sinomenium acutum[J]. Arch Pharm Res, 2006, 29(8): 627-632.

[4] 张艳, 彭玉勃, 陈效忠, 等. 北豆根根茎中双苄基异喹啉类生物碱成分研究[J]. 中国现代中药, 2016, 18(8): 951-955.

[5] 梁文杰. 中药北豆根提取物抗肿瘤抗突变及免疫学调节作用的实验研究[D]. 石家庄: 河北医科大学, 2004.

[6] 单保恩, 刘东青, 梁文杰, 等. 北豆根提取物 PE2 成分的体内抗肿瘤作用及其免疫学调节机制研究[J]. 癌变. 畸变. 突变, 2006(05): 351-354.

[7] 单保恩, 梁文杰, 任凤芝, 等. 中药北豆根抗肿瘤活性的体外实验[J]. 癌变. 畸变. 突变, 2004(05): 293-295+304.

[8] 尹锋. 北豆根提取物抗肿瘤作用研究[D]. 吉林: 吉林大学, 2012: 39.

[9] 刘娟, 李影, 赵旭伟. 北豆根中生物碱对 U14 荷瘤鼠的抑制作用[J]. 职业与健康, 2010, 26(11): 1228-1229.

[10] 刘鑫, 杜彦艳, 单保恩. 北豆根总碱诱导 Hela 细胞凋亡及其机制研究[C]. 第五届全国中医药免疫学术研讨会, 福州, 2009: 334.

[11] 王志宏, 薛建斌, 姜文艳, 等. 蝙蝠葛碱提多糖对 Hela 细胞增殖的影响[J]. 东北师大学报(自然科学版), 2011, 43(4): 132-136.

[12] 王桂秋, 聂晶, 刁恩英. 北豆根抗炎作用的实验研究[J]. 中国中医药科技, 2001, 8(3): 165.

[13] 肖继皋, 吴树扬, 王育良. 汉防己甲素对实验性葡萄膜炎的治疗作用及机制[J]. 中华眼底病杂志, 1994, 10(3): 149.

[14] 孟德胜, 宋裕南, 胡友梅. 粉防己碱外用对小鼠烫伤的治疗作用[J]. 中药药理与临床, 1997, 13(4): 17.

[15] 苏云明，苏慧，盛波，等. 蝠葛酚性碱对实验性心肌缺血血流动力学的影响[J]. 中国药师，2004，7(2): 83-86.
[16] 刘秀华，韩福林. 北豆根总碱注射液抗实验性心律失常作用[J]. 黑龙江医药, 2000, 13(3): 160-162.
[17] 柳强妮，杨晓燕，张力，等. 蝙蝠葛碱对多非利特诱发的早后除极的治疗作用[J]. 医药导报，2008，27(1): 15-17.
[18] 邢晓娟. 北豆根的药理作用及临床应用[J]. 现代医药卫生, 2008, 24(19): 2983-2984.
[19] 李胜男，张克义. 蝙蝠葛碱对豚鼠心室乳头状肌动作电位及慢内向离子流的影响[J]. 中国药理学报，1992，13(6): 535.
[20] 周利龙，阎学斌，丁明，等. 蝙蝠葛碱抗心脏机电反馈效应的初步研究[J]. 中国急救复苏与灾害医学杂志，2006, 1(23): 95-98.
[21] 王镇辛，朱接全，曾繁典，等. 蝙蝠葛苏林碱对心肌细胞浆 Ca^{2+}活度的影响[J]. 中国药理学报, 1996(3): 17.
[22] 胡定浩，董华进. 蝙蝠葛碱衍生物 D-3 对呼吸的影响及抗吗啡、甲苯噻嗪抵制呼吸的结果[J]. 中国药科大学学报, 1993, 24(2): 91-92.
[23] 胡义扬，刘成，刘平. 中药有效成分抗肝纤维化研究现状与展望[J]. 中草药, 1996, 27(3): 183.
[24] 张彦周，朱俊兴，董建增，等. 蝙蝠葛碱对急性心肌梗死患者血小板聚集性的影响[J]. 中国药理学通报，2002, 18(1): 97-99.
[25] 徐涛，于庆海. 北豆根总碱的抗变态反应作用[J]. 中国药理与临床, 1996, (4): 27-29.
[26] 徐静华，于庆海，魏韶华，等. 北豆根总碱对环磷酰胺模型小鼠的免疫调节作用[J]. 沈阳药科大学学报，1999, 16(1): 20-23, 31.
[27] 梁文杰，刘东青，单保恩，等. 北豆根提取物对小鼠和人淋巴细胞及巨噬细胞作用的体外实验研究[J]. 中国免疫学杂志, 2005, 21(1): 56-59.
[28] 李延忠，孙晓波，张殿文，等. 北豆根化学成分及其药理作用研究进展[J]. 特产研究, 1999 (3): 61-62.
[29] 胡丽萍，张惠颖，赵秀萍，等. 北豆根片的毒理学研究[J]. 中药药理与临床, 2001, 17(3): 32-34.
[30] 龚塘，吴曾樾. 蝙蝠葛苏林碱的药理研究及临床初步应用[J]. 药学学报, 1979, 14(7): 439-442.
[31] 傅绍萱，张士善，李蕴山，等. 青藤碱的药理作用Ⅱ. 毒性及一般药理[J]. 药学学报, 1963, 10(11): 673-676.
[32] 中国药品生物制品检定所，中国科学院植物研究所. 中药鉴别. 上册[M]. 北京：科学出版社，1972: 53.
[33] 刘国. 超剂量服用北豆根致不良反应 1 例[J]. 泰山医学院学报, 2001(2): 100.
[34] 周友红，呼海涛. 山豆根不可与北豆根混用[J]. 中国民族民间医药. 2008, 2: 55-56.

冬凌草

【来源】唇形科香茶菜属植物碎米桠 *Rabdosia rubescens*（Hemsl.）Hara 的全草[1]。

【性味与归经】味苦、甘，性微寒。归肺、胃、肝经。

【功能与主治】清热解毒，活血止痛。用于咽喉肿痛、感冒头痛、气管炎、慢性肝炎、风湿痹痛、蛇虫咬伤。

【药理作用】

1. 抗肿瘤作用

研究表明冬凌草甲素和冬凌草乙素是冬凌草的主要抗癌活性成分，此外一些多糖类物质也具有抗肿瘤活性。且体外实验研究发现冬凌草对前列腺癌、肺癌、白血病、乳腺癌等多种肿瘤的生长有抑制作用[2]。冬凌草甲素联合吉西他滨对胰腺癌SW1990细胞抑制作用显著[3]，冬凌草甲素能够抑制H929细胞增殖，并与浓度及时间呈正相关，H929细胞凋亡率呈浓度依赖性递增[4]。冬凌草甲素通过抑制乳腺癌细胞的增殖和侵袭，促进乳腺癌细胞的凋亡而展现出良好的抗乳腺癌的作用[5]。

2. 抗炎作用

冬凌草甲素的抗炎作用与多种疾病有关系[6]。冬凌草100%乙醇提取物组分具有明显的抗炎作用，且MS分析该提取物中明显含有冬凌草甲素及其他贝壳杉烷类二萜，HPLC测定该提取物冬凌草甲素的提取率为0.1746%[7]。

3. 对心脑血管的作用

冬凌草甲素可阻断心肌的β-受体，表现出负性肌力和负性频率作用[8]。冬凌草甲素具有明显的降压作用，推测其可能具有抗扩张血管作用，还可阻断外周血管平滑肌突触前膜受体，减少去甲肾上腺素的释放，从而舒张血管平滑肌，降低外周血管阻力[9]。冬凌草可显著性提高小鼠常压耐缺氧能力，使降低的脑匀浆Ca^{2+}-ATP酶、Mg^{2+}-ATP酶及Ca^{2+}-Mg^{2+}-ATP活力显著升高，具有抗脑缺血作用[10]。

4. 对消化系统的作用

冬凌草水和醇提物对家兔食管平滑肌之张力有轻度抑制作用对乙酰胆碱引起的食管痉挛有解痉作用。

5. 其他

冬凌草醇剂对金葡菌、甲型溶链菌有明显的抑制作用，对痢疾杆菌、大肠杆菌、变形杆菌、白葡菌等均有抑制作用。冬凌草水煎剂、醇剂均可抑制实验性大鼠肉芽肿的形成。冬凌草醇剂可提高热刺激的痛闭肩增强小剂量杜冷丁提高痛阈的作用。冬凌草甲素能够抑制骨吸收，促进骨形成，有效预防睾丸切除诱发的大鼠骨质疏松症发生[11]。水溶性冬凌草甲素衍生物HAO472可显著抑制抗CD3/CD28磁珠刺激下的小鼠淋巴细胞体外增殖及细胞因子分泌[12]。

【毒理作用】

1. 急性毒性

小鼠腹腔注射冬凌草乙素的LD_{50}为（4.50±6.70）mg/kg；大鼠每日腹腔注射10mg/kg及20mg/kg，连续10d，对动物骨髓、肝、肾功能无明显影响。组织学检查除肝、肾有轻度瘀血外，其他脏器均未见异常[13]。

2. 生殖毒性

陶施民等[14]以大鼠原代睾丸支持细胞为模型，研究发现，不同剂量的冬凌草甲素对睾丸支持细胞活力具有双向调节作用，较低剂量冬凌草甲素可提高细胞活力，较高剂量冬凌草甲素则使细胞活力下降并显著诱导细胞凋亡。高剂量冬凌草甲素致睾丸支持细胞内产生大量活性氧，线粒体膜电位下降、钙离子稳态失衡。提示氧化应激反应是冬凌草甲素诱导睾丸支持细胞凋亡过程的重要途径之一。郭隽等[15]的实验表明冬凌草甲素可致体外卵巢颗粒细胞生长抑制，激素分泌水平下降，细胞内凋亡细胞增加，自由基增加，抗氧化功能下降，氧化应激产物增加。即冬凌草甲素可通过氧化应激途径致卵巢颗粒细胞损伤，并可能进一步导致雌性动物卵巢功能失调。

【参考文献】

[1] 南京中医药大学. 中药大辞典[M]. 2 版. 上海: 上海科学技术出版社, 2005: 1051-1053.

[2] 冯耀荣, 陈红淑. 冬凌草甲素抗肿瘤活性研究进展[J]. 中国中医药科技, 2016, 23(1): 125-128.

[3] 孙婷婷. 冬凌草甲素联合吉西他滨对胰腺癌 SW1990 细胞抑制作用的研究[J]. 临床医药文献杂志, 2019, 6(15): 162-165.

[4] 常小刚, 季鸥, 姚浩, 等. 冬凌草诱导人多发性骨髓瘤 H929 细胞增殖和凋亡实验研究[J]. 中国实验血液学杂志, 2019, 27(2): 458-463.

[5] 温薇. 冬凌草甲素抗乳腺癌的研究进展[J]. 黑龙江中医药, 2014, 8: 78.

[6] 抗晶晶, 刘晓宁. 冬凌草甲素抗炎作用参与多种疾病治疗的新进展[J]. 中国野生植物资源, 2019, 38(2): 43-48.

[7] 戴一, 贾晓益, 宋祖荣, 等. 冬凌草抗炎有效部位筛选及初步表征[J]. 中国医院药学杂志, 2015, 35(6): 495-498.

[8] 季宇彬, 张广美. 中药抗肿瘤有效成分药理与应用[M]. 哈尔滨: 黑龙江科学技术出版社, 2004: 241-246.

[9] 戴华, 刘四海, 周霞, 等. 冬凌草的药理作用与临床应用[J]. 四川生理科学杂志, 2008, 30(1): 20-21.

[10] 河南中医学院. 一种冬凌草提取物在制备治疗抗脑缺血药物中的应用: 中国, CN201010548888. 4[P]. 2011-02-23.

[11] 王申, 耿庆贺, 还涵, 等. 冬凌草甲素对雄激素缺乏诱导的大鼠骨质疏松症的影响[J]. 江苏医药, 2020, 46(3): 217-221.

[12] 王海郦, 王舒蓓, 徐莹, 等. 冬凌草甲素衍生物对小鼠外周淋巴细胞免疫调节功能的影响[J]. 内科理论与实践, 2014, 9(2): 138-141.

[13] 季宇彬. 天然药物有效成分药理与应用[M]. 北京: 科学出版社, 2007: 829, 287-289, 832-834.

[14] 陶施民, 王雪, 黄芝瑛, 等. 大鼠体外睾丸支持细胞模型在冬凌草甲素生殖毒性评价中的应用[A]. 2017 年(第七届)药物毒理学年会论文集[C]. 2017: 1.

[15] 郭隽, 杨莹, 王伟凡, 等. 冬凌草甲素致大鼠卵巢颗粒细胞体外生殖毒性的研究[A]. 2017 年生殖毒理药理学理论与技术及科技产品研发学术交流会论文集[C]. 2017: 1.

败酱

【来源】 败酱科植物黄花败酱 *Patrinia scabiosaefolia* Fisch. 的干燥全草，败酱草为败酱科植物黄花败酱 *Patrinia scabiosaefolia* Fisch. 或白花败酱 *Patrinina villosa* Juss. 的干燥全草[1]。

【性味与归经】 味苦、辛，性微寒。归肺、大肠、肝经。

【功能与主治】清热解毒，破瘀排脓。主治肠痈、肺痈、痢疾、带下、产后瘀滞腹痛、热毒痈肿。

【药理作用】

1. 抗肿瘤作用

通过体内和体外实验证明，白花败酱草总皂苷对多种动物肿瘤均有很强的抗肿瘤活性。在体内实验中，白花败酱草总皂苷对 U14 荷瘤鼠肿瘤具有抑制作用。主要机制是通过将肿瘤细胞受阻于 G_0/G_1 期，进而使肿瘤细胞的增殖速度降低，从而达到抑制其生长繁殖的作用[2]。在体外实验中，白花败酱草总皂苷对人宫颈癌 HeLa 细胞有抑制作用，其通过抑制细胞生长、对凋亡关键酶 Caspase-3 的激活而达到抑制肿瘤细胞增殖的目的[3]。白花败酱草水提液具有抗 U14 宫颈癌的作用[4]。败酱草乙酸乙酯提取物中极性较小的环烯醚萜酯类成分，在体内、外均有抗肿瘤作用[5]。白花败酱不同浓度乙醇提取液对肝癌细胞 SMMC-7721 均有抑制作用。白花败酱草 80%乙醇树脂部位能够显著诱导人宫颈癌细胞 HeLa 和人乳腺癌细胞 MCF-7 细胞发生凋亡[6]。败酱草总黄酮能够有效抑制 U14 肿瘤的生长，显著提高 U14 肿瘤模型小鼠的生命延长率[7]。黄花败酱草水提液能够抑制小鼠 H22 肝癌血道转移[8]。

2. 抗病原微生物作用

白花败酱及其制剂对金黄色葡萄球菌、白色葡萄球菌、伤寒杆菌、链球菌、枯草杆菌、大肠杆菌、变形杆菌等有抑制作用[9]。黄花败酱草可以抑制能够产生 AmpC *β*-内酰胺酶的细菌的增殖[10]。黄花败酱、白花败酱制剂对多种感染性疾病有一定疗效，可用于治疗消化道炎症[11]。败酱草的水提液对金色葡萄球杆菌有较强的抑制作用，从而达到治疗慢性前列腺炎的目的[12]。败酱草有效成分败酱草多糖，具有明显抑制呼吸道合胞病毒增殖的作用[13]。

3. 中枢神经系统的作用

黄花败酱 95%乙醇提取液对小白鼠具有明显的镇静作用[14]。白花败酱草水提取液对小鼠自发活动有明显的抑制作用[15]，还可增加阈下剂量戊巴比妥钠的催眠时间和增加小鼠入睡动物数[16]。

4. 其他作用

黄花败酱草可显著刺激骨髓的造血功能[17]。败酱草有促进肝细胞再生、防止肝细胞变性、改善肝功能、抗肝炎病毒的作用[18]。白花败酱提取物能改善由脑缺氧、全身缺氧和心肌耗氧量增加引起的小鼠心肌缺氧症状，延长小鼠耐缺氧的存活时间[19]。

【毒理作用】

1. 呼吸系统毒性

黄花败酱醇浸膏对小鼠有轻度呼吸抑制、致泻作用；白花败酱过量可引起暂时性白细胞减少和头昏、恶心等症状[20]。

2. 肝毒性

黄花败酱根甲醇提取物能使小鼠血清转氨酶升高，并有组织病理改变；黄花败酱精 200mg/kg 口服有多尿现象[20]。

【参考文献】

[1] 国家药典委员会. 中华人民共和国药典[M]. 四部. 北京: 中国医药科技出版社, 2015.

[2] 张涛, 田黎明, 王昭, 等. 白花败酱草对 U14 荷瘤鼠肿瘤细胞周期和 PCNA 表达的影响[J]. 黑龙江医药科学, 2011, 34(3): 84-85.

[3] 张涛, 田黎明, 朱贵明, 等. Caspase-3 参与白花败酱草皂苷诱导 Hela 细胞凋亡.[J] 中国老年学杂志, 2012, 32(11): 2321-2323.

[4] 陈磊, 张涛, 田黎明, 等. 白花败酱草提取物对小鼠 U14 宫颈癌细胞的抑制作用[J]. 中国老年学杂志, 2010, 30(8): 1091-1093.

[5] 钱匆匆, 杨波, 王一奇, 等. 败酱有效部位 PHEBA 抗肿瘤作用的研究[J]. 浙江中医药大学学报, 2013, 37(1): 99-102.

[6] 宋婷, 孙晖, 路娟, 等. 白花败酱草体外抗肿瘤活性部位筛选[J]. 时珍国医国药, 2012, 23(10): 2410-2412.

[7] 杨晓蕾, 李青旺, 李健. 败酱草总黄酮抗宫颈癌活性的研究[J]. 黑龙江畜牧兽医, 2009, (10): 106-107.

[8] 李玉基, 张淑娜, 李洁, 等. 黄花败酱草对小鼠肝癌细胞血道转移的影响[J]. 食品与药品, 2013, 15(4): 248-250.

[9] 陈靖宇, 陈健民. 败酱属植物的研究概况[J]. 中草药, 1994, 25(2): 101-105.

[10] 刘东梅, 毕建成, 郄会卿, 等. 黄芩、黄连、乌梅、金银花、败酱草对产 AmpC β-内酰胺酶细菌的体外抑菌作用[J]. 河北中医, 2008, 30(6): 654-655.

[11] 万新, 石晋丽, 刘勇, 等. 败酱属植物化学成分与药理作用[J]. 国外医药植物药分册, 2006, 21(2): 53-59.

[12] 殷网虎. 3 味中药对前列腺主要致病菌抑制作用的观察[J]. 实用中西医结合临床, 2003, 3(2): 53-54.

[13] 李珊珊, 李洪源, 朴英爱, 等. 败酱草抗病毒有效部位体外抑制呼吸道合胞病毒作用研究[J]. 中华流行病学杂志, 2004, 25(2): 150-153.

[14] 徐泽民, 黄朝辉, 朱波, 等. 黄花败酱镇静作用活性部位的研究[J]. 浙江中西医结合杂志, 2007, 17(6): 347-348.

[15] 陈燕萍, 曾靖, 叶和扬. 白花败酱草水提取液中枢抑制作用的研究[J]. 中国药物与临床, 2005, 5(6): 439-440.

[16] 钟星明, 蒋绍祖, 黄玉珊, 等. 白花败酱草提取物对小鼠睡眠功能和自发活动的影响[J]. 中国临床康复, 2004, 8(30): 6688-6689.

[17] 王瑞俭, 孙宝民. 黄花败酱的药理研究与临床应用[J]. 长春中医学院学报, 1997, 13(62): 46-47.

[18] 蒋惠娣, 黄夏琴. 九种护肝中药抗脂质过氧化作用的研究[J]. 中药材, 1997, 20(12): 624-627.

[19] 杨庆春, 张文忠, 肖海, 等. 白花败酱提取物的耐缺氧作用[J]. 中国临床康复, 2006, 10(19): 177-178.

[20] 万新, 石晋丽, 刘勇, 等. 败酱属植物化学成分与药理作用[J]. 国外医药植物药分册, 2006, 21(2): 53-59.

苦参

【来源】豆科槐属植物苦参 *Sophora flavescens* Ait. 的根。

【性味与归经】味苦，性寒。归心、肺、大肠经。

【功能与主治】清热燥湿，祛风杀虫。主治湿热泻痢、肠风便血、黄疸、小便不利、水肿、带下、阴痒、疥癣、麻风、皮肤瘙痒、湿毒疮疡。

【药理作用】

1. 抗肿瘤作用

苦参总黄酮是抗肿瘤的有效药物，其能够有效抑制小鼠 H22 肝癌、Lewis 肺癌、S180 肉瘤生长，同时使人非小细胞肺癌 H460 和人食管癌 Eca-109 裸小鼠移植肿瘤生长缓慢[1]。从苦参中分离的去甲基羟色胺，通过抑制增殖、迁移和侵袭，在 U87MG 细胞中显示出抗肿瘤活性[2]。氧化苦参碱通过改变细胞周期和凋亡调节因子的表达，有效抑制恶性胶质瘤细胞的增殖和侵袭，促进其凋亡，为恶性胶质瘤提供了一种新的治疗策略[3]。

2. 抗炎镇痛作用

苦参碱能有效缓解小鼠耳郭肿胀，能有效减少小鼠扭体次数并缓解因乙酸刺激腹腔黏膜引起的疼痛反应，具有一定的抗炎镇痛作用[4]。苦参中的黄酮类化合物能抑制慢性炎症反应和抑制促炎因子 COX-2、iNOS 和 IL-6，在一定程度上有助于体内的抗炎活性，表明其可能有治疗风湿性关节炎等慢性炎症性疾病的潜力[5]。

3. 对心脏的作用

苦参具有抗心律失常的作用[6]，其对心脏具有负性频率、负性自律性及负性传导作用，而苦参碱能抑制钠离子通道电流（INa）。氧化苦参碱（OMT）对急性心肌梗死诱发实验性心肌纤维化具有一定的抑制作用，其作用机制与 TGF-β-Smads 信号系统密切相关[7]。

4. 保护肝损伤作用

达如奇口服液具有降酶保肝作用[8]。苦参对 D-半乳糖胺、硫代乙酰胺所致小白鼠肝脏化学性损伤有保护作用[9]。

5. 抑菌作用

苦参总黄酮和总生物碱提取物对金黄色葡萄球菌、大肠埃希菌、白色葡萄球菌等菌株具有抑菌及杀菌作用[10]。苦参总生物碱抑菌作用强于各单体生物碱，且对金黄色葡萄球菌的抑菌效果最强[11]。氧化苦参碱可以抑制大肠埃希菌的生长，其抑菌作用可随氧化苦参碱用药时间的增长与用药剂量的增加而增强[12]。氧化苦参碱对耐甲氧西林葡萄球菌和甲氧西林敏感金黄色葡萄球菌均有抑菌作用，体外抗菌活性很高[13]。

6. 其他

此外，苦参中活性成分还有多种其他药理作用。硫代苦参碱能够显著抑制肝纤维化的形成，并且能够降低相关联的蛋白激酶 B（Akt）的磷酸化[14]。氧化苦参碱可抑制大鼠的血糖上升，能够预防因糖尿病引发的并发症[15]。苦参中黄酮化合物可能经由 HO-1 的诱导作用对谷氨酸所致神经毒性产生保护作用[16]。

【毒理作用】

1. 中枢神经系统毒性

苦参碱对中枢神经系统，具有先兴奋后抑制终麻痹的作用。个别人服用常量苦参后会出现头昏、恶心、呕吐、便秘等不良副作用。主要是苦参碱对消化道黏膜的刺激作用。实验室给青蛙注射苦参碱，初呈兴奋状态，继则麻痹，呼吸变慢而不规则，最后痉挛、呼吸停止而死亡。其痉挛的产生，多因脊髓反射亢进而发生。

2. 配伍毒性

王绪平等[17]研究苦参与甘草配伍后指标成分含量的变化及对小鼠急性毒性的影响。采用口服灌胃给药，观察小鼠活动状态，记录 1 周死亡率，全自动生化分析仪测定小鼠血清生化指标，光镜下观察小鼠主要脏器的病理组织学变化；高效液相色谱法测定提取液中 4 种指标成分的含量。结果苦参与甘草配伍后水煎液中 4 种指标成分的含量有变化；苦参配伍甘草小鼠死亡率降低，对小鼠部分生化指标有显著影响，对脑组织与肝脏组织病理学改变有影响。

【参考文献】

[1] 蒋征奎, 李晓, 张新峰. 中药苦参在小鼠体内的抗肿瘤作用[J]. 陕西中医, 2018, 39(03): 279-281.

[2] Kang C W, Kim N H, Jung H A, et al. Desmethylanhydroicaritin isolated from *Sophora flavescens*, shows antitumor activities in U87MG cells via inhibiting the proliferation, migration and invasion invasion[J]. Environ Toxicol Phar, 2016, 43: 140-148.

[3] Dai Z, Wang L, Wang X, et al. Oxymatrine induces cell cycle arrest and apoptosis and suppresses the invasion of human glioblastoma cells through the EGFR/PI3K/Akt /mTOR signaling pathway and STAT3[J]. Oncol Rep, 2018, 40 (2) : 867-876.

[4] 钱利武, 戴五好, 周国勤, 等. 苦参及山豆根主要生物碱镇痛抗炎作用研究[J]. 中成药, 2012, 34(8): 1593-1596.

[5] Jin J H, Kim J S, Kang S S, et al. Anti-inflammatory and antiarthritic activity of total flavonoids of the roots of *Sophora flavescens*[J]. J Ethnopharmacol, 2010, 127 (3): 589-595.

[6] 韦祎, 唐汉庆, 李晓华. 苦参碱对豚鼠心室肌细胞钠离子通道电流的影响[J]. 中国实验方剂学杂志, 2013, 19(20): 199-202.

[7] 沈祥春, 杨钰萍, 徐旖旎, 等. 基于 TGF-β-Smads 信号的氧化苦参碱干预急性心肌梗死诱发实验性大鼠心肌纤维化的研究[J]. 中国中药杂志, 2012, 37(5): 632-636.

[8] 巴图德力根, 梅樱. 蒙药达如奇口服液对 CCl_4 急性肝损害得保护作用[J]. 辽宁中医杂志, 2006, 5: 626-627.

[9] 高翠平, 王秀兰. 蒙药复方制剂药理研究进展[J]. 中国民族医药杂志, 2013, 1: 53-57.

[10] 杜思邈, 马丽强, 孙俊杰, 等. 苦参提取物体外抗菌实验研究[J]. 中医药学报, 2010, 38(3): 74-76.

[11] 孙磊, 郭江玉, 闫彦, 等. 苦参化学成分及其生物碱抑菌活性研究[J]. 辽宁中医药大学学报, 2017(11): 51-55.
[12] 李媛媛, 阎旭, 李墨林, 等. 氧化苦参碱体外抑菌活性的研究[J]. 中国微生态学杂志, 2012, 24(3): 244-245.
[13] 张爱君, 赵清国, 哈丽娜, 等. 氧化苦参碱对耐甲氧西林金黄色葡萄球菌体外抗菌活性的实验研究[J]. 包头医学院学报, 2013(3): 11-13.
[14] Xu W H, Hu H G, Tian Y, et al. Bioactive compound reveals a novel function for ribosomal protein S5 in hepatic stellate cell activationand hepatic fibrosis. [J]. Hepatology, 2014, 60(2) : 648-660.
[15] 肖瑛, 曾令萍, 张莹莹, 等. 氧化苦参碱对糖尿病大鼠肾组织 TLR4 及炎症因子表达的影响[J]. 中国现代医学杂志, 2018, 28(5): 11-17.
[16] Jeong G S, Li B, Lee D S, et al. Lavandulyl Flavanones from *Sophora flavescens* Protect Mouse Hippocampal Cells against Glutamate-Induced Neurotoxicity via the Induction of Heme Oxygenase-1[J]. Biol Pharm Bull, 2008, 31(10), 1964-1967.
[17] 王绪平, 黄孝闻, 王娜妮, 等. 苦参配伍甘草的水煎液对小鼠急性毒性的影响研究[J]. 中华中医药学刊, 2015, 33(07): 1653-1655.

苦豆子

【来源】豆科槐属植物苦豆子 *Sophora alopecuroides* L. 的种子。

【性味与归经】味苦，性寒，有毒。

【功能与主治】清热燥湿，解毒杀虫。主治急性痢疾、肠炎、带下、胃痛、胃癌、顽癣、前列腺炎。

【药理作用】

1. 抗肿瘤作用

杨树鑫等[1]研究苦豆子生物碱抗肿瘤的机制，发现苦豆子生物碱以细胞凋亡过程中重要的调控分子或途径如细胞抗凋亡因子 Bcl2、半胱氨酸蛋白酶 Caspase 蛋白家族等为靶点发挥抑癌作用。李建光等[2]研究发现苦豆子总生物碱能诱导细胞凋亡，对小鼠乳腺癌 4T1 细胞的增殖有抑制作用。焦河玲等[3]研究发现体外考察中苦豆子总碱对前人肝癌细胞株 QGY7703、大鼠肝癌细胞株 CBRH7919、人胃癌细胞株 BGC823、人结肠癌细胞株 SW480 及 HT29 均有较明显的增殖抑制作用；体内考察中苦豆子总碱对小鼠 S180 肉瘤也有抑制作用，表明苦豆子总碱体内外均有抗肿瘤作用。陈冠等[4]发现苦豆子多糖对 CT26 荷瘤小鼠肿瘤生长有抑制作用，且呈剂量依赖关系。

2. 抗炎、镇痛作用

苦豆子生物碱具有一定的抗炎、镇痛作用，可对抗炎症早期的渗出和水肿，提高小鼠热痛阈值[5]。此外，其对由 2,4-二硝基氟苯诱导的 BALB/c 鼠变异性接触性皮炎具有一定的治疗效果[6]。苦豆子中槐果碱对坐骨神经慢性缩窄性损伤致神经病理性疼痛也有较好的镇痛作用[7]。

3. 对心血管系统的作用

苦豆子总碱能降低自发性高血压大鼠的动脉血压，并具有剂量依赖性[8]。苦豆子生物碱中氧化苦参碱能降低诱发所导致的自发放电频率的升高，提示氧化苦参碱对缺血缺氧性左心室流出道慢反应自律细胞具有电生理保护作用，具有抗心律失常作用[9]。也有研究发现苦豆子总碱中槐果碱也具有抗心肌纤维化作用，该作用可能是通过调节信号传导途径及升高促炎细胞因子的表达、胶原水平以及金属蛋白酶的表达实现的。

4. 对肝脏的作用

苦豆子总碱可降低高脂血症大鼠肝匀浆和血清中的 MDA，升高肝匀浆和血清中的 SOD，可以抑制脂肪肝形成[10]。苦豆子槐果碱具有减轻肝脏病理性损伤、组织损伤的作用[11]。

5. 对呼吸系统的作用

氧化苦参碱 Oxy 可以通过减轻气道炎症和降低气道高反应性而发挥明显的抗哮喘作用[12]。

6. 对中枢神经系统的作用

苦豆子中多种生物碱对中枢神经系统具有一定的抑制作用，其中主要活性成分为苦参碱、槐定碱和槐果碱等生物碱，药理作用以镇痛[13]、镇静[14]及降温为主。

7. 抗菌作用

苦豆子总碱、苦参碱、槐定碱均对白色念珠菌有明显抑菌作用[15]。苦豆子总碱、氧化苦参碱、苦参碱、槐定碱对甲型溶血性链球菌、乙型溶血性链球菌、金黄色葡萄球菌、痢疾杆菌等多种病原菌均有不同程度的抑菌作用[16]。

8. 其他作用

苦参碱和槐果碱等均能影响体温调节中枢，使正常体温降低，而且苦参碱两种给药途径（腹腔注射和口服给药）均能抑制直肠升温[17]。豆子多糖进行羧甲基化修饰后具有抗氧化作用[18]。苦豆子总碱能增强子宫平滑肌的收缩作用[19]。苦参碱可抑制乙肝病毒 HBV-DNA 复制，脂质体包裹苦参碱对 HBV 体内外的抑制作用均优于苦参碱单体[20]。

【毒理作用】

1. 急性毒性

苦豆子中的总碱及单体生物碱均有急性毒性，李生虎等[21]用体积分数 90%的乙醇结合超声波对苦豆子进行提取、萃取后组分的半数致死量进行测定，其 LD_{50} 分别为 178.89mg/kg 和 209.06mg/kg。小鼠内脏器官出血是苦豆子生物碱中毒的主要病理变化，靶器官是肝脏、肾脏和肺脏。

2. 配伍毒性

赵慧巧等[22]采用热板致小鼠疼痛、琼脂致小鼠肉芽肿、三硝基苯磺酸致大鼠腹泻的动物模型，观察湿生扁蕾与苦豆子不同配伍提取物的镇痛、抗炎、止泻作用；并观察湿生扁蕾与苦豆子不同配伍提取物对小鼠的急性毒性。结果随着湿生扁蕾配伍比例的增加，其配伍提取物的镇痛、抗炎、止泻效果明显增强；随着苦豆子配伍比例的增加，其配伍提取物的镇痛、抗炎效果也明显增强，但止泻作用增强不明显；灌胃给药未测得半数致死量（LD_{50}），灌胃给药的最大耐受量（MTD）为32.0g/kg，是成人临床拟日用剂量的106倍。该实验采用药效学与毒理学结合的方法，综合评价优选的湿生扁蕾与苦豆子配伍比例为20∶1，与临床拟日用剂量完全吻合。

【参考文献】

[1] 刘静，杨树鑫. 苦豆子生物碱抗肿瘤作用的分子机制[J]. 海峡药学, 2015, 27(6): 43-46.

[2] 李建光，牛清芝，杨晓艺，等. 苦豆子总生物碱对小鼠乳腺癌4T1细胞体外增殖抑制及诱导凋亡作用的研究[J]. 新疆医科大学学报, 2015, 38(1): 44-46.

[3] 焦河玲，姚锐，邓虹珠，等. 苦豆子总碱抗肿瘤作用的实验研究[J]. 时珍国医国药, 2011, 22(9): 2168-2169.

[4] 陈冠，赵振宇，傅予，等. 苦豆子多糖SAP的结构表征及其对CT26抗肿瘤活性研究[J]. 中草药, 2017, 48(6): 1103-1107.

[5] 李生虎，李勇，张永康. 苦豆子生物碱的抗炎镇痛活性试验报告[J]. 当代畜牧, 2015, (21): 75-76.

[6] Yuan X Y, Liu W, Zhang P, et al. Effects and mechanisms faloperine on 2,4-dinitrofluorobenzene-induced allergic ontact dermatitis in BALB/c mice[J]. Eur J Pharmacol, 2010, 629(1-3): 147-152.

[7] 金少举，任丽平，马奔晖，等. 槐果碱对神经病理性疼痛小鼠GABA信号通路的影响[J]. 中药药理与临床, 2016, 32(3): 24-28.

[8] 牛彩琴，雷枭，张团笑. 苦豆子总碱对自发性高血压大鼠动脉血压影响[J]. 辽宁中医药大学学报, 2017, 19(11): 32-35.

[9] 刘艳明，王雪芳. 氧化苦参碱对缺血缺氧致兔心律失常保护作用及机制研究[J]. 河北医药, 2015, 37(9): 1308-1310.

[10] 牛晓珊，刘小莉，陈虹. 复方苦豆子对高脂血症鹌鹑的抗氧化及肝脏保护作用[J]. 海南医学, 2011, 22(17): 23-26.

[11] 王琳琳，周娅，梁锦屏，等. 槐定碱预防小鼠内毒素性肝损伤的作用及对肝脏CD14、TLR4表达的影响[J]. 宁夏医科大学学报, 2009, 31(6): 709-712.

[12] 黄美蓉. 氧化苦参碱对哮喘大鼠气道炎症的抑制及其抗气道高反应性作用眼 J 演[J]. 时珍国医国药, 2007;18(7): 1677-1678.

[13] 闫琳，蒋袁絮，姚婉霞. 氧化槐定碱镇痛作用的实验研究[J]. 中草药, 2006, 37(7): 1061.

[14] 余建强，蒋袁絮，王丽韫，等. 氧化槐定碱和氧化苦参碱对小鼠中枢的抑制作用[J]. 宁夏医学杂志, 2002, 24(1): 13.

[15] 吕姣姣，周凯，李豪，等. 苦豆子总碱及其单体对白色念珠菌抑制作用的研究[J]. 河北中医, 2017, 39(11): 1695-1699.

[16] 张玉玲，岳晓琪，张艳丽. 苦豆子生物碱体外抑菌活性的检测[J]. 轻工科技, 2019, 35(7): 33-34.

[17] 侯延辉，彭晓东. 苦参碱类生物碱对中枢神经系统影响的研究现状[J]. 宁夏医科大学学报, 2009, 31(4): 551.

[18] 申林卉，刘丽侠，陈冠，等. 苦豆子多糖羧甲基化修饰及其抗氧化活性的研究[J]. 天津中医药大学学报，2014, 33(3): 157-160.
[19] 牛彩琴，刘行海，张团笑. 苦豆子总碱对大鼠离体子宫平滑肌收缩的影响[J]. 辽宁中医药大学学报，2015, 17(4): 34-36.
[20] Long Y, Lin X T, Zeng K L, et al. Efficacy of intramuscular atrine in the treatment of chronic hepatitis B [J]. Hepatobiliary & Pancreatic Diseases International, 2004, 3(1): 69-72.
[21] 李生虎，何生虎. 苦豆子生物碱的毒性研究[J]. 农业科学研究，2009, 30(1): 27-29.
[22] 赵慧巧，景明，卢年华，等. 基于药效学与毒理学结合的湿生扁蕾与苦豆子配伍比例的优选[J]. 中药材，2016, 39(03): 656-658.

狗舌草

【来源】菊科千里光属植物狗舌草 *Senecio kirilowii* Turcz. 的全草[1]。

【性味】苦、寒。有小毒。

【功能与主治】清热解毒，利尿，活血，杀虫。治疗肺脓肿、疖肿、尿路感染、肾炎水肿、口腔炎、跌打损伤、湿疹、疥疮、阴道滴虫。

【药理作用】

抗肿瘤作用：

狗舌草中具有多种抗肿瘤成分，其中白桦脂酸具有一定的抗肿瘤活性，白桦脂酸对人体肺癌细胞 VA-13、人体肝癌细胞 HepG-2 均表现出一定的细胞毒活性[2]。狗舌草中当归酰天芥菜定对白血病 L1210 细胞有一定的抑制作用[3]。狗舌草总黄酮对 L1210 细胞生长、增殖有一定影响，对细胞周期有阻滞作用，狗舌草总黄酮呈浓度依赖性抑制 L1210 细胞生长，对 L1210 细胞的增殖具有显著抑制作用[4]。

狗舌草 60%乙醇提取物在体内能够产生显著的抗淋巴性白血病效果，同时对 L1210 细胞荷瘤 DBA/2 小鼠生命延长率增加效果明显。狗舌草 60%乙醇提取物能够引起 LI210 细胞发生典型的细胞凋亡，形成凋亡小体[5]。狗舌草 60%乙醇提取物能够抑制 L1210 细胞活性，且该作用具有剂量依赖性[6]。狗舌草乙醇提取物对多发性骨髓瘤 U266 细胞有体外细胞毒作用，其中高浓度组（20mg/L）对 U266 细胞生长的抑制率达 90%以上，且抑制率随药物浓度的加大而增加[7]。狗舌草乙醇提取物通过影响多发性骨髓瘤 U266 细胞的细胞周期，从而实现细胞凋亡作用，且经实验证明，细胞凋亡与狗舌草提取物有剂量依赖关系[8]。

【毒理作用】

1. 急性毒性

陈进军等[9]人通过利用体重 19～22g 的 BALB/c-C 雌性小鼠，通过腹腔注射，

从急性半数致死量 LD_{50} 和供试鼠的临床表现等方面，检查了狗舌草 60%乙醇提取物冻干粉的急性毒性结果发现，狗舌草 60%乙醇提取物对雌性 BALB/c-C 小鼠腹腔注射的 LD_{50} 为（791.22±170.17）mg/kg，95%可信限为 639.15～979.49mg/kg。急性死亡小鼠（剂量达到 336.11mg/kg 以上）在死前表现为四肢抽搐、盲目运动、呼吸急促、翘尾；未死亡的小鼠表现为食欲减退、反应迟钝，在随后的长期饲养中，临床表现逐步恢复正常。

2. 器官系统毒性

狗舌草生物碱腹腔注射，注射剂量为 0.25mL/10g，给药后很快出现症状，狗舌草总生物碱 LD_{50} 为（74.52±6.08）mg/kg[10]。早花期和盛花期狗舌草中提取得到的双稠吡咯啶生物碱对 SD 大鼠均具有一定的肝毒性、肺毒性和中枢神经毒性[11]。狗舌草饲料的毒性作用：质量分数为 10%的狗舌草饲料喂猪 144d，肝脏出现巨肝细胞；肾脏近曲小管上皮细胞肿大，胞质内陷[12]。

3. 其他毒性

狗舌草总黄酮 LD_{50}（1392.52±94.62）mg/kg，属于中等毒性[13]。狗舌草 60%乙醇提取物冻干粉对雌性 BALB/c-C 小鼠腹腔注射的 LD_{50} 为（791.22±170.17）mg/kg[14]。狗舌草体积分数为 60%的乙醇提取物冻干粉无致畸性[15]。

【参考文献】

[1] 南京中医药大学. 中药大辞典[M]. 上海: 上海科学技术出版社, 2006: 2623.

[2] 白丽明，原伟伟，于海霞. 狗舌草化学成分及其细胞毒活性研究[J]. 化工时刊, 2012, 26(10): 28-30.

[3] 王跃虎. 狗舌草生物碱及抗肿瘤活性成分研究[D]. 咸阳: 西北农林科技大学, 2003: 41-45.

[4] 司红丽，王建娜，胡延春. 等. 狗舌草总黄酮对 L1210 细胞的体外作用研究[J]. 中兽医学杂志, 2009, (增刊): 234-238.

[5] 陈进军. 狗舌草提取物对 L1210 细胞的作用及其毒性研究[D]. 咸阳: 西北农林科技大学, 2001: 28-55.

[6] 陈进军，王建，史志诚. 狗舌草提取物对 L1210 细胞的体外作用研究[J]. 农业生物技术科学, 2003, 19(6): 29-32.

[7] 徐俊卿，马智刚，张晓录，等. 狗舌草提取物对多发性骨髓瘤 U266 细胞株细胞毒作用研究[J]. 中医药学报, 2011, 39(1): 11-12.

[8] 智刚，张晓录，范小莉，等. 狗舌草提取物对多发性骨髓瘤 U266 细胞株细胞凋亡的研究[J]. 中华中医药学刊, 2010, 28(6): 1278-1280.

[9] 陈进军，孔庆波，王建华，等. 狗舌草抗淋巴性白血病有效部位的急性毒性[J]. 动物医学进展，2004(02): 88-89.

[10] 王跃虎，王建华，司红丽. 狗舌草生物碱 LD_{50} 测定及毒性成分分析[J]. 饲料工业, 2003, 24(5): 34-35.

[11] 陈进军，王建华，聂芳红. 狗舌草中 PAs 对大鼠毒性的研究[J]. 中兽医医药杂志, 1999, 18(2): 9-11.

[12] 陈进军，王建华，薛登民. 猪狗舌草中毒的病理学研究[J]. 西北农业大学学报, 1999, 27(2): 53-57.

[13] 司红丽，王建华，王跃虎. 狗舌草总黄酮的提取及其毒性试验[J]. 畜牧与兽医, 2003, 35(7): 9-10.

[14] 陈进军，孔庆波，王建华，等. 狗舌草抗淋巴性白血病有效部位的急性毒性[J]. 动物医学进展, 2004, 25(2): 88-89.

[15] 陈进军，王建华，史志诚. 狗舌草提取物的长期和特殊毒性评价[J]. 毒理学杂志, 2005, 19(3): 251-252.

青蒿

【来源】 菊科黄花蒿属植物黄花蒿 *Artemisia annua* L. 的干燥地上部分。

【性味与归经】 味辛、苦，性寒。归肝、胆经。

【功能与主治】 清虚热，除骨蒸，解暑热，截疟，退黄。用于温邪伤阴、夜热早凉、阴虚发热、骨蒸劳热、暑邪发热、疟疾寒热、湿热黄疸。

【药理作用】

1. 抗肿瘤作用

青蒿素及其衍生物在体外对多种肿瘤细胞有明显的选择性杀伤作用。杜施娟等[1]研究发现二氢青蒿素可能通过下调 DNMT1 表达，使 *p16INK4A* 基因的甲基化水平降低，从而恢复 p16INK4A 蛋白的表达，最终诱导前列腺癌 PC-3 细胞凋亡，并伴有活性氧的产生。青蒿素可抑制神经母细胞瘤细胞的生长和增殖，使神经母细胞瘤细胞系在 G_1 期出现细胞周期停滞现象[2]。二氢青蒿素可通过下调 G_1/S-特异性周期蛋白-D1 及上调 Bax/Bcl-2 的比值来活化半胱氨酸蛋白酶-3 蛋白，最终抑制胶质瘤细胞的生长[3]。二氢青蒿素能逆转人结肠癌耐药细胞 HCT8/ADR 的耐药性，恢复耐药细胞对化疗药物的敏感性；与阿霉素联合使用能诱导耐药细胞凋亡，增强耐药细胞的自噬[4]。二氢青蒿素对肺腺癌 GLC-82 细胞有较强的细胞毒性和放射增敏作用：通过使 GLC-82 细胞生长停滞在 G_0/G_1 期并诱导细胞凋亡，使 S 期细胞比例降低；使 P53 功能恢复，通过抑制 Bcl-2 蛋白的表达促使凋亡，从而达到杀伤肿瘤的作用[5]。青蒿素可明显抑制胰腺癌 JF305 细胞的增殖，且其抑制作用随药物浓度的增加而增强，并能诱导细胞凋亡[6]。青蒿素对乳腺癌 MT40 细胞在体外呈剂量依赖性地抑制细胞生长作用，在体内可延长肿瘤倍增时间、抑制生长、诱导细胞凋亡，并且下调肿瘤细胞及组织 CD71 的表达[7]。青蒿素在体外对肝 HepG2 细胞的增殖有明显的抑制作用，且呈现一定的时间和剂量依赖性[8]。青蒿琥酯针对亚硝基二乙胺介导的肝细胞癌也有促进抗肿瘤、抗增殖和凋亡的作用[9]。

2. 解热、抗炎作用

青蒿总香豆素发挥降温与解热作用的机制与抑制钠泵活性及降低中枢前列腺素 E_2（PGE_2）水平有关[10]。青蒿中的有效部位（BJQH-A）及主要成分（青蒿乙素、青蒿酸、东莨菪内酯）对鲜酵母致大鼠体温升高具有明显的解热作用[11]。

3. 抗心律失常

青蒿素能明显抑制冠状动脉结扎、电刺激以及乌头碱所导致的大鼠的心律失常，同时还能改善大鼠垂体后叶素引起的心肌缺血，使心率加快[12]。青蒿素能有效抑制乌头碱和哇巴因诱发的心律失常，其作用机制可能和影响 INa、ICa 和使心律失常发生时动作电位时程恢复正常有关。

4. 抑菌杀虫作用

青蒿精油对革兰氏阳性和革兰氏阴性菌株以及酵母菌株具有选择性抗微生物化合物的活性，以及良好的抗菌膜活性，并可影响相关细胞和可溶性致病因子的表达[13]。相关药理实验[14]表明，蒿甲醚和青蒿琥酯对小鼠曼氏血吸虫具有一定的杀灭效果，且蒿甲醚疗效更好且毒性低；通过体外实验测定阴道毛滴虫十堰分离株对甲硝唑存在个别虫株的敏感性下降，而二氢青蒿素对甲硝唑低敏感株抗虫效果较好。

5. 免疫调节作用

青蒿素对实验性自身免疫性重症肌无力大鼠具有免疫调节作用[15]。青蒿素对二硝基氟苯诱导的变应性接触性皮炎小鼠发挥免疫治疗作用，可能通过调节 Treg/Th17 免疫平衡进行[16]。青蒿素通过下调机体细胞免疫应答发挥免疫抑制作用[17]。

6. 其他作用

研究发现青蒿琥酯可通过抑制 TLR-4 的表达而降低 TGF-β1 的表达，从而有效缓解甚至逆转哮喘过程并改善哮喘症状[18]。体外实验表明二氢青蒿素可能缓解肝纤维化。青蒿琥酯可以通过抑制 LPS/TLR4/NF-κB 信号通路来减少炎症性渗透物和细胞外基质，显著降低内毒素、TNF-α、IL-6 的水平，极大地下调 α-SMA、TLR4、TGF-β1 和 MyD88 的 mRNA 的表达，从而达到减轻多种致病因子引起的肝纤维化的作用[19]。青蒿提取物对高脂肪饮食喂养小鼠的肝脂肪变性有一定的预防效果，对造成的肥胖代谢紊乱也有一定的改善作用[20]。双氢青蒿素能明显降低狼疮小鼠血清中抗 ds-DNA 抗体和 TNF-α 含量，抑制 NF-κB 的活化，使肾组织中蛋白 p65 的水平下降。从而抑制多种免疫球蛋白及补体在肾脏沉积，减轻小鼠的肾脏损害[21]。

【毒理作用】

1. 急性毒性

不同种类动物大剂量单次肌注青蒿素的急性毒性症状有动物懒动、发抖、运动失调、呼吸缓慢、感觉迟钝及翻正反射消失。鸽子、豚鼠、兔、猫及狗可表现出阵挛性和强直性的惊厥，死前均有频繁抽搐，先呼吸停止，然后心跳停止。鸽子对青蒿素毒性最敏感，大鼠最耐受。存活动物一般在 10～24h 后逐渐恢复正常。

2. 神经毒性

青蒿素的神经毒性主要是听力损伤、共济失调和震颤。组织学检查发现神经元染色质溶解、坏死、细胞体肿胀、核固缩、胞浆空泡化和轴突变性等[22]。

3. 遗传毒性

青蒿琥酯具有潜在的遗传毒性，实验证实对哺乳动物细胞和多种肿瘤细胞系有毒性，可通过直接或间接方式损伤 DNA 或导致细胞坏死[23]。细胞实验对比了人淋巴细胞和胃癌细胞系 PG100 对蒿甲醚细胞毒性作用的敏感性，发现人淋巴细胞更敏感[24]。青蒿琥酯能导致人淋巴细胞的凋亡和坏死，微核实验阳性，具有细胞毒性和遗传毒性[25]。动物体内实验研究发现，单次口服青蒿琥酯 5mg/kg 能引起体细胞轻微的遗传毒性[26]。

4. 配伍毒性

李超等[27]在槟榔与青蒿配伍增毒的实验中表明：两者配伍时其毒性比单独使用时显著增加，且呈正相关的量效关系，其中槟榔为 2.32g/kg 时，对动物造成半数致死量的青蒿的剂量为 3.00g/kg。

【参考文献】

[1] Du S J, Xu K, Zou W Q, et al. Regulation effect of dihydroartemisinin on p16INK4A protein expression in human prostate cancer PC-3 cells and its possible mechanism[J]. Tumor, 2017, 37(1): 37-49.

[2] Zhu S, Liu W, Ke X, et al. Artemisinin reduces cell proliferation and induces apoptosis in neuroblastoma [J]. Oncol Report, 2014, 32(3): 1094-1100.

[3] Ling Q I, Liu Y C, YANG Y. Inhibitive effect of dihydroartemisinin on proliferation of glioma cells and its mechanism [J]. Chin J Public Health, 2015, 31(11): 1396-1398.

[4] Tao P Y, Shi M J, Huang Y Z, et al. Reversal of multidrug resistance of human colon cancer cells by dihydroartemisin [J]. J Guangzhou Univ Tradit Chin Med, 2016, 33(5): 698-703.

[5] Zuo Z J, Wang S T, Jiang L X, et al. Effect of dihydroartemisinin conbined irradiation on the apoptosis of human lung cancer GLC-82 cells and its mechanism study [J]. Chin J Integr Trad West Med, 2014, 34(10): 1220-1224.

[6] Fan Y S, Le S T, Zhang T, et al. The inhibitory effect of artemisinin on the proliferation of human pancreatic cancer cell line JF305 [J]. J Jilin Med Univ, 2017, 2(38): 90-92.

[7] Yu H P, Cui L, Wang B R, et al. Effect of artemisinin on breast cancer MT40 and CD71 expression [J]. Acta Med Univ Sci Technol Huazhong, 2016, 6(45): 618-622.

[8] Yue X Q, Xu C F, Hu X L, et al. The proliferation effect of artemisinin on hepatoma HepG2 cells [J]. J Jilin Med Univ, 2016, 37(3): 191-193.

[9] Ilamathi M, Prabu P C, Ayyappa K A, et al. Artesunate obliterates experimental hepatocellular carcinoma in rats through suppression of IL-6-JAK-STAT signaling [J]. Biomed Pharmacoth, 2016, 82: 72-79.

[10] 宫毓静，闫寒，李爱媛，等. 青蒿总香豆素解热作用及其机理初步研究[J]. 中国实验方剂学杂志，2008, 14(12): 49-51.

[11] 李兰芳，郭淑英，张畅斌，等. 青蒿有效部位及其成分的解热作用研究[J]. 中国实验方剂学杂志，2009, 15(12): 65-67.

[12] 王慧珍，杨宝峰，罗大为，等. 青蒿素抗心律失常作用的研究[J]. 中国药理学通报, 1998, 14(1): 94.

[13] Marinas I C, Oprea E, Chifriuc M C, et al. Chemical composition and antipathogenic activity of artemisia annua essential oil from Romania[J]. Chem Biodivers, 2015, 12(10): 1554-1564.

[14] Yang S G, Guo E P, Wang Y. The Effects of metronidazole and dihydroartemisinin on trichomonas vaginalis *in vitro*[J]. J Hubei Univ Med, 2014, 33(5): 430-432.

[15] 王艳君，孟庆芳，王思，等. 青蒿素对实验性自身免疫性重症肌无力大鼠 R97-116 抗体及细胞因子的影响

[J]. 中国神经免疫学和神经病学杂志, 2016, 23(3): 167-171.
[16] 李覃，陈虹，韦娜，等. 青蒿素对变应性接触性皮炎小鼠 Treg/Th17 免疫平衡的影响[J]. 中国药理学通报, 2011, 27(9): 1240-1244.
[17] 李覃，陈虹，梅昕，等. 青蒿素的免疫抑制作用及其调控机制研究[J]. 中国药理学通报，2011，27(6): 848-854.
[18] 黄发军，詹杰光，张宏. 青蒿琥酯对哮喘大鼠肺组织 TLR-4 及 TGF-β1 表达的影响[J]. 中国医药生物技术, 2011, 6(4): 266-269.
[19] Wang Y, Huang G, Mo B, et al. Artesunate modulates expression of matrix metalloproteinases and their inhibitors as well as collagen-IV to attenuate pulmonary fibrosis in rats[J]. Genet Mol Res Gmr, 2016, 15(2): 1-12.
[20] Yan D, Liu Z, Geng Y. Anti-allergic effect of Artemisia extract in rats[J]. Exp Therapeutic Med, 2016, 12(2): 1130-1134.
[21] 董妍君，李卫东，屠呦呦，等. 双氢青蒿素对 BXSB 狼疮小鼠自身抗体产生、TNF-α 分泌及狼疮性肾炎病理改变的影响[J]. 中国中西医结合杂志, 2003, 23(9): 676.
[22] Nontprasert A, Pukrittayakamee S, Nosten-Bertrand M, et al. Studies of the neurotoxicity of oral artemisinin derivatives in mice[J]. Am J Trop Med Hyg, 2000, 62(3): 409-412.
[23] Du J H, Zhang H D, Ma Z J, et al. Artesunate induces oncosis-like cell death in vitro and has antitumor activity against pancreatic cancer xenografts in vivo[J]. Cancer Chemother Pharmacol, 2010, 65(5): 895-902.
[24] Alc ntara D D, Ribeiro H F, Cardoso P C, et al. In vitroevaluation of the cytotoxic and genotoxic effects of artemether, an antimalarial drug, in a gastric cancer cell line (PG100)[J]. J Appl Toxicol, 2013, 33(2) : 151-156.
[25] Mota T C, Cardoso P C, Gomes L M, et al. In vitro evaluation of the genotoxic and cytotoxic effects of artesunate, an antimalarial drug, in human lymphocytes[J]. Environ Mol Mutagen, 2011, 52(7): 590-594.
[26] Aquino I, Perazzo F F, Maistro E L. Genotoxicity assessment of the antimalarial compound artesunate in somatic cells of mice[J]. Food Chem Toxicol, 2011, 49(6): 1335-1339.
[27] 邹霞辉，李超，韩丽萍，等. 槟榔与青蒿配伍增毒的实验研究[J]. 时珍国医国药, 2013, 24(11): 2608-2609.

射干

【来源】鸢尾科植物射干 *Belamcanda chinensis*（L.）DC. 的干燥根茎[1]。

【性味与归经】味苦，性寒。归肺经。

【功能与主治】清热解毒，消痰，利咽。用于治疗热毒痰火郁结，咽喉肿痛，痰涎壅盛，咳嗽气喘。

【药理作用】

1. 抗肿瘤作用

Ni 等[2]从射干根茎中发现 1 种具有刚性 6/5/6 环骨架连接香叶基侧链的三萜 belamchinenin A，可抑制 NCI-H1650、HepG2、BGC823、HCT-116 和 MCF-7 等多种细胞增殖，其 IC_{50} 值为 2.29～4.47μmol/L。Li 等[3]从射干块茎中分离纯化了 8 个鸢尾醛型三萜化合物的衍生物，其中 belamcanoxide B 化合物对 HCT-116 和 MCF-7

细胞具有细胞毒活性，IC_{50}分别为5.58μmol/L和3.35μmol/L。射干乙醇提取物有力抑制了肺癌细胞的锚定非依赖性生长能力和侵袭能力，显著下调了肺癌细胞中microRNA-21的表达水平。射干可以抑制肺癌细胞的恶性行为，具有良好的抗肺癌应用价值[4]。Hoon Jung-Sang等[5]动物实验表明鸢尾苷和鸢尾黄素（30mg/kg，腹腔注射，连续10d）均能有效地抑制Sarcoma180（S180V）恶性肉瘤小鼠的肿瘤大小，其中鸢尾黄素的抗肿瘤活性更强，鸢尾黄素皮下注射连续20d能显著抑制鼠Lewis肺癌小鼠的肿瘤生长，作用途径可能与鸢尾苷及其苷元鸢尾黄素抑制肿瘤附近血管增生。黄文哲等[6]用MTT法研究发现异黄酮类单体化合物染料木素和鸢尾苷元，在浓度为10μg/mL时和100μg/mL时对人胃癌细胞（BGC）和人淋巴样白血病细胞（HL-60）的生长均有不同程度的抑制作用，且这种作用呈剂量依赖性。潘静[7]采用MTT法，研究川射干中鸢尾苷和鸢尾苷元对人胃癌细胞株SGC-7901的作用，结果发现其对人胃癌细胞株SGC7901的生长有一定的抑制作用。Morrissey等[8]考察体外环境下鸢尾苷元和野鸢尾苷元对前列腺癌细胞RWPE-1、LNCaP和PC-3的作用。结果表明，鸢尾苷元和野鸢尾苷元能显著抑制这3种前列腺癌细胞的增殖，该作用可能是通过调控细胞周期来抑制癌细胞增殖，从而降低癌细胞数量的。Thelen等[9]也对鸢尾黄素、鸢尾苷、野鸢尾苷元等其他异黄酮类的抗前列腺癌活性进行了体外实验，发现该类化合物能显著降低LNCaP细胞前列腺癌相关基因的表达，可作为前列腺癌预防或治疗药物。

2. 呼吸系统作用

鸢尾醇提物对动物炎性反应早期和炎性反应晚期均有明显抑制作用，还能明显抑制巴豆油所致的炎性渗出和增生，同时显著增加小鼠呼吸道排痰量[10]。川射干有效部位能显著抑制浓氨水诱导的小鼠和枸橼酸诱导的豚鼠咳嗽反应[11]。射干通过抑制咳嗽时间、减轻肺组织炎症、降低肺组织花生四烯酸含量发挥止咳作用，相关机制可能是通过阻断花生四烯酸的炎症通路实现的[12]。

3. 解热镇痛抗炎作用

异黄酮类成分鸢尾苷、鸢尾黄素均能抑制腹膜巨噬细胞中环氧合酶2（COX-2）的诱导，从而抑制前列腺素E_2（PGE_2）的产生[13]。染料木素能通过抑制NF-κB、NLRP3炎性反应小体、STAT3等多种途径抗炎[14,15]。鸢尾总黄酮提取物对角叉莱胶致大鼠体温升高有明显的降低作用[16]。鸢尾总黄酮提取物能显著减少醋酸致小鼠的扭体次数，延长小鼠热板痛阈值[17]。

4. 抗菌抗病毒作用

鸢尾苷及鸢尾苷元等异黄酮类化合物被认为是川射干抗病毒的主要活性成分。新合成的鸢尾苷元衍生物——鸢尾苷元磺酸钠在Vero-E6病毒感染模型细胞上的半数抑制浓度（IC_{50}）为0.056mg/mL，治疗指数（TI）为53.57，当鸢尾苷元磺酸钠浓度高于 0.0625mg/mL 时，可显著抑制 SARS 病毒对 Vero-E6 细胞的感染，其效力强于利巴韦林[18]。体外抗病毒实验[19]中，川射干鸢尾苷元磺酸钠显示出抑制柯萨奇病毒和副流感病毒的作用。

5. 抗氧化作用

川射干的 4 种成分——异黄酮野鸢尾苷元、鸢尾苷元、鸢尾苷和 5,6,7,4′-四羟基-8-甲氧基异黄酮均具有清除自由基的能力，这与其异黄酮类化合物结构相关[20]。川射干异黄酮提取物对细胞膜脂质过氧化损伤小鼠也具有一定的保护作用[21]。

6. 神经保护作用

川射干三萜类化合物还具有神经保护作用[22]。川射干异黄酮类化学成分鸢尾新苷 A 和鸢尾新苷 B 均具有明显的神经保护作用[23]。染料木素对脑缺血性损伤、肌萎缩性侧索硬化症、痴呆等疾病有一定作用，染料木素（10mg/kg）连续灌胃 2 周，能通过增加脑组织 Nrf2 与 NQO1 的表达减轻去卵巢大鼠的脑缺血性氧化损伤[24]，并能减轻 β 淀粉样蛋白（Aβ25-35）诱导的 PC12 细胞氧化损伤[25]。

【毒性作用】

1. 急性毒性

韩晓静[21]通过研究川射干异黄酮的相关药效学，发现川射干异黄酮提取物小鼠腹腔注射给药的 LD_{50} 为 1864mg/kg。刘延吉等[26]研究首次发现射干中含有草夹竹桃苷的毒性成分。

2. 长期毒性

孟莉等[27]研究中发现高剂量组的射干提取液对大鼠肝脾脏器给药安全剂量为 15.17g 生药/kg 以下，约为临床成人拟用量的 101 倍（成人按 60kg 计）。

【参考文献】

[1] 季宇彬. 天然药物有效成分药理与应用[M]. 北京：科学出版社, 2007: 344.

[2] Ni G, Li J Y, Yu D Q. Belamchinenin A, anunprecedented tricyclic-fuse dtriterpenoid with cytotoxicity from *Belamcanda chinensis*[J]. Org Biomol Chem, 2018, 16: 3754-3759.

[3] Li J Y, Ni G, Li L, et al. Newiridal-typetriterpenoid derivatives with cytotoxic activities from Belamcanda chinensis[J]. Bioorg Chem, 2019, 83: 20-28.

[4] 王振飞，刘丽，陈永霞，等. 射干提取物抑制肺癌细胞恶性行为的研究[J]. 国医论坛, 2018, 33(02): 57-59.

[5] Sang H J, Yeon S L, Lee S, et al. Anti-angiogenicand anti-tumor activities of isoflavonoids from therhizomes of *Belamcanda chinensis*[J]. Plantamedica, 2003, 69(7): 622-617.

[6] 黄文哲，赵小辰，王峥涛，等. 异黄酮类化合物抗肿瘤细胞增殖作用[J]. 现代中药研究与实践, 2003, 17(1): 50-51.

[7] 潘静. 川射干化学成分及体外抗肿瘤活性的研究[D]. 武汉：湖北中医学院, 2009.

[8] Morrissey C, Bektic J, Spengler B, et al. Phytoestro gens derived from *Belamcanda chinensis* havean antiproliferative effect on prostate cancer cells invitro[J]. J Urol, 2004, 172(6): 2426-2433.

[9] Thelen P, Scharf J G, Burfeind P, et al. Tectorigenin and other phyto-chemicals extracted from leopardlily *Belamcanda chinensis* affect new and established targets for the rapiesin prostate cancer[J]. Car-cinogenesis, 2005, 26(8): 1360-1367.
[10] 吴泽芳，熊朝敏. 射干与土射干(鸢尾)抗炎祛痰作用的比较研究[J]. 中药药理与临床, 1985, 1(0): 169.
[11] 刘亚灵，宁楠，李利民，等. 咽喉康胶囊的镇痛和止咳作用[J]. 华西药学杂志, 2007, 22(6): 647-649.
[12] 汪天青，张颖，姜鸿，李国信. 中药射干提取物改善豚鼠呼吸道合胞病毒感染后气道炎症的作用研究[J]. 中华中医药学刊, 2019, 37(09): 2128-2132, 2313.
[13] Kim Y P, Yamada M, Lim S S, et al. Inhibition by tectorigenin and tectoridin of prostagl and in E_2 production and cyclooxygenase-2in-ductioninratperitoneal macrophages[J]. Biochim Biophys Acta, 1999, 1438(3): 399-407.
[14] Wang A, Wei J, Lu C, et al. Genistein suppressespsoriasis-related inflammation through a STAT3-NF-κB-dependent mechanisminke-ratinocytes[J]. Int Immunopharmacol, 2019, 69(1): 270-278.
[15] ChenY, LeTH, DuQ, et al. Genisteinprotects against DSS-inducedcol itis by inhibiting NLRP3 inflamma some via TGR5-cAMP signaling[J]. Int Immunopharmacol, 2019, 71(4): 144-154.
[16] 宁楠，刘亚灵，李利民，等. 咽喉康胶囊对大鼠的解热作用[J]. 华西药学杂志, 2009, 24(6): 681-682.
[17] 刘亚灵，宁楠，李利民，等. 咽喉康胶囊的镇痛和止咳作用[J]. 华西药学杂志, 2007, 22(6): 647-649.
[18] 徐学民. 鸢尾苷元的结构修饰及其体外抗 SARS 病毒的活性研究[C]. 第三届中医药现代化国际科技大会论文集, 成都: 第三届中医药现代化国际科技大会, 2010.
[19] 袁明铭，洪杨，董涵，等. 川射干鸢尾苷元磺酸钠体外抗病毒作用研究[J]. 四川中医, 2021, 39(02): 48-51.
[20] 秦民坚，吉文亮，刘峻，等. 射干中异黄酮成分清除自由基的作用[J]. 中草药, 2003, 34(7): 640-641.
[21] 韩晓静. 川射干异黄酮的相关药效学研究[D]. 武汉: 湖北大学, 2006.
[22] Zhang C L, Wang Y, Liu Y F, et al. Iridal-type triter penoids with neu-ro protective activities from Iristectorum[J]. J Nat Prod, 2014, 77(2): 411-415.
[23] 于颖. 川射干异黄酮类化学成分的神经保护作用[D]. 泰安: 泰山医学院, 2013.
[24] Miao Z Y, Xia X, Che L, et al. Genisteinattenuatesbraindamagein-duced by transient cerebral is chemia through up-regulation of Nrf2 expression inovariec to mizedrats[J]. Neurol Res, 2018, 40(8): 689-695.
[25] Liu E Y L, Xu M L, Jin Y, et al. Genistein, a Phytoestrogenin Soy-bean, Induces the Expression of Acetylchol inesterase via GProtein-CoupledReceptor30 in PC12 Cells[J]. Front Mol Neurosci, 2018, 11(2): 1-11.
[26] 刘延吉，吴波，张阳，等. 中药射干毒性成分分析[J]. 沈阳农业大学报, 2011, 42(04): 491-493.
[27] 孟莉，向绍杰，刘小虎，等. 射干提取物对大鼠长期毒性试验研究[J]. 辽宁中医杂志，2019, 46(02): 403-406.

鸦胆子

【来源】苦木科植物鸦胆子 *Brucea javanica*（L.）Merr. 的干燥成熟果实。

【性味与归经】味苦，性寒。归大肠、肝经。有小毒。

【功能与主治】清热解毒，杀虫，截疟，蚀疣。主治热毒血痢、冷痢、休息痢、疟疾、痔疮、痈肿、阴痒、白带、瘊疣、鸡眼、毒蛇咬伤。

【药理作用】

1. 抗肿瘤作用

现代药理学研究表明，鸦胆子油可明显抑制肉瘤细胞、肝癌细胞、肺癌细胞以及宫颈癌细胞等肿瘤细胞的生长，是较好的抗肿瘤药物[1]。鸦胆子油是以鸦胆子为原料提取的脂肪油，其有效成分主要为不饱和脂肪酸类成分[2]。胡燕等采用噻唑蓝比色法（MTT 法），研究了鸦胆子油对人乳头瘤状病毒（HPV）16 亚型所致的宫颈癌影响，结果表明鸦胆子油能下调 HPV16 的 *E6*、*E7* 基因的表达，从而有效抑制宫颈癌细胞的增殖[3]。鸦胆子油不仅单独应用于抗肿瘤，在联合治疗使用方面也具有良好的效果，如鸦胆子油联合化疗治疗肺癌和肺癌脑转移患者可增效减毒，联合放疗能有效提高宫颈癌和皮肤癌等晚期肿瘤患者的生命质量，联合热疗可增强对人膀胱癌 BIU-87 细胞的增殖抑制作用[4]。田桂英等[5]采用小鼠腋下 S180 实体瘤模型，研究了鸦胆子提取物苦木内酯化合物对小鼠抑瘤率的影响，结果表明，中、高剂量能明显抑制 S180 实体瘤的生长。Liu 等[6]采用 MTT 法，以紫杉醇为对照，研究了鸦胆子乙醇提取物分离出的苦木内酯单体对人类结肠癌、肝癌、胃癌、肺癌、卵巢癌等 5 类癌细胞的毒性作用，结果表明鸦胆子中一些苦木内酯类化学成分也具有广泛的肿瘤抑制作用。

2. 免疫系统作用

研究表明鸦胆子中黄酮类化合物有抗炎、抗补体活性的作用[7]。鸦胆子油乳颗粒剂能增加胃黏液分泌，抑制慢性炎性细胞浸润，显著降低炎症反应和溃疡指数，增强胃黏膜的防御功能[8]。杨倩等[9]采用小鼠巴豆油耳肿胀模型和琼脂肉芽肿模型，研究了鸦胆子水提、醇提组分的抗炎效果，发现鸦胆子水提、醇提组分对急慢性炎症均有良好的抗炎作用。郑世存等[10]认为，鸦胆子水提的抗炎效果较好，但安全范围较小。Yang 等[11]采用大鼠角叉菜胶足肿胀模型和细胞培养法，研究了鸦胆子的乙酸乙酯分离部分在体内、体外的抗炎效果，鸦胆子在体内可以减轻大鼠足肿胀程度，在体外可以降低 NO、IL-1β、IL-6 等炎症介质的水平并诱导抗炎因子 IL-10 的产生，黄花菜木脂素 A、黄花菜木脂素 E 可能是鸦胆子抗炎成分之一。Nordin 等[12]利用 7 种念珠菌属菌株，研究了鸦胆子提取物的抑菌效果，鸦胆子提取物对这 7 种口腔念珠菌均具有较强的生长抑制作用，有潜力开发为口腔卫生方面良好的抗真菌剂。梁子宁等[13,14]采用组织分离法，对鸦胆子植株的内生细菌和内生真菌进行了分离，结果表明，鸦胆子含有丰富的内生菌，抑菌谱广且抑菌活性好，在病虫害防治方面应用前景广泛。

3. 抗氧化和降血糖作用

鸦胆子有一定的降血糖和抗氧化作用，利用不同极性的溶剂分离鸦胆子的乙醇提取物，并考察了鸦胆子的抗氧化活性和降血糖作用。多种自由基清除活性试验结果表明，乙酸乙酯部分抗氧化活性最强，口服葡萄糖耐量试验显示，30min 内，给予乙酸乙酯部分的大鼠血糖水平降低了 39.9%（$P<0.05$）；进一步研究表明，鸦胆子抗氧化活性主要是由于乙酸乙酯提取物富含鞣质成分，而降血糖作用则主要是由于鞣质以外的其他化学成分[15]。

【毒性作用】

1. 急性毒性

在不同鸦胆子不同组分对小鼠急性毒性的比较研究中，鸦胆子全组分、水提组分、醇提组分的小鼠口服 LD_{50} 分别为 3.14g/kg、4.023g/kg、3.320g/kg，分别相当于临床日用量的 110 倍、140.8 倍、116 倍；急性毒性症主要表现为腹泻、尾部发绀[16]。

2. 生殖毒性

研究发现鸦胆子的主要成分鸦胆子苦醇能抑制胚胎早期、囊甚胚期发育毒性作用，其中 50nmol/L 鸦胆子苦醇组囊胚发育率显著降低。

3. 其他毒性

鸦胆子油对肝肾等实质性细胞有损害作用，可使白细胞增多，粒细胞比率增加；对中枢神经系统呈普遍的抑制现象。

【参考文献】

[1] 王坚，黄绳武. 鸦胆子油干乳胶囊的抗肿瘤作用及其对免疫功能的影响[J]. 山西中医学院学报, 2013, 14(2): 34-35.

[2] Yang F, Yu X H, Qiao F, et al. Formulation and characterization of Brucea javanicaoil microemulsion for improving safety[J]. Drug Dev Ind Pharm, 2014, 40(2): 266-277.

[3] 胡燕，万小洁，潘镏镏，等. 鸦胆子油乳对 HPV16 亚型感染细胞的作用及机制研究[J]. 中国中西医结合杂志, 2013, 33(11): 1545-151.

[4] 谢伟波，罗丽红，侯超，等. 鸦胆子油乳注射液联合 GP 方案化疗治疗晚期非小细胞肺癌临床效果观察[J]. 临床合理用药杂志, 2014, 7(5A): 22-23.

[5] 田桂英，谢荣辉. 鸦胆子提取物对 S180 小鼠抗瘤作用的实验研究[J]. 肿瘤药学, 2011, 1(3): 220-222.

[6] Liu J H, Zhao N, Zhang G J, et al. Bioactive quassin oids from the seeds of *Brucea javanica*[J]. J Nat Prod, 2012, 75(4): 683-688.

[7] 何潇，郭文静，吴佳辉，等. 鸦胆子中黄酮及其抗炎、抗补体活性的研究[J]. 天然产物研究与开发, 2020, 32(12): 2094-2100, 1991.

[8] 袁佩英. 鸦胆子乳剂治疗消化道溃疡的临床分析[J]. 中国新药杂志, 1993, 2(2): 43-44.

[9] 杨倩，吕莉莉，张丽美等. 鸦胆子不同组分抗炎与伴随毒副作用研究[J]. 中国药物警戒, 2011, 8(6): 336-338.

[10] 郑世存，栾永福，罗栋，等. 鸦胆子不同组分发挥抗炎作用的安全范围研究[J]. 中国药物警戒, 2012, 19(7): 387-391.

[11] Yang J H, Li S C, Xie C F, et al. Anti-inflammatory activity of ethylacetate fraction of the seeds of *Brucea javanica*[J]. J Ethnopharmacol, 2013, 147(2): 442-446.

[12] Nordin M A, Wan H, Abdul R F. Anti-fungal suscept ibility and growth inhibitory response of oral Candida species to *Brucea javanica* L. in next ract[J]. BMC Complement Altern Med, 2013, 13(1): 342.

[13] 梁子宁，赖开平，朱华，等. 药用植物鸦胆子内生细菌分离及其抑菌活性研究[J]. 南方农业学报，2014, 45(3): 389-394.
[14] 梁子宁，朱华，赖开平，等. 药用植物鸦胆子内生真菌分离及其抑菌活性初步研究[J]. 中药材，2014, 37(4): 568-571.
[15] Ablat A, Mohamad J, Awang K, et al. Evaluation of anti diabetic and antioxidant properties of Bruceaja-vanica seed[J]. Sci World J, 2014: 786-830.
[16] 孙蓉，杨倩，张作平，等. 鸦胆子不同组分对小鼠急性毒性的比较研究[J]. 中国药物警戒，2010, 7(02): 73-77.

栀子

【来源】 茜草科植物栀子 *Gardenia jasminoides* Ellis. 的干燥成熟果实。

【性味与归经】 味苦，性寒。归心、肺、三焦经。

【功能与主治】 泻火除烦，清热利尿，凉血解毒。用于治疗宫颈癌、肝癌、白血病、热病虚烦不眠、热病心烦、黄疸尿赤、血淋涩痛、血热吐衄、目赤肿痛、火毒疮疡，外治扭挫伤痛。焦栀子凉血止血，用于血热吐衄、尿血崩漏，另外也可治鼻咽癌、肺癌、舌癌、纵隔淋巴肉瘤、胃癌、膀胱癌、胆管腺癌、胆囊癌、黑色素瘤。

【药理作用】

1. 抗肿瘤作用

栀子中含有多种抗肿瘤成分。熊果酸对体外肝癌细胞培养具有非常显著的抑制率，能提高艾氏腹水癌小鼠的生命延长率。实验表明，20～40μmol/L 熊果酸可通过阻滞细胞周期，达到抑制 SGC-7901 细胞的增殖的作用，并呈浓度和时间依赖性[1]。熊果酸能改善前列腺癌细胞对雄激素的反应性，对 LNCaP 和 DU145 两种前列腺癌细胞的生长呈剂量及时间依赖性抑制，20μg/mL 浓度的熊果酸为有效抑制浓度，此浓度下 96h 时抑制率近 50%（LNCaP）或大于 50%（DU145）[2]。在抗妇科肿瘤方面，熊果酸能促进妇科肿瘤细胞子宫内膜癌细胞株、宫颈癌细胞株、卵巢癌细胞株、人绒癌 JAR 细胞株的凋亡[3]。熊果酸对卵巢癌细胞株 SKOV3 及卵巢癌皮下移植瘤生长具有抑制作用。体内实验表明，各治疗组肿瘤的生长明显受到抑制，而联合治疗组抗瘤作用进一步增强[4]。MTT 法测得熊果酸作用 B16 黑色素瘤细胞 12h、24h、48h 的 IC_{50} 分别为 58.05μmol/L、35.13μmol/L、12.17μmol/L。熊果酸对 B16 细胞有较强的分化诱导作用，表现为熊果酸作用后，细胞形态发生明显变化[5]。另外，熊果酸对小鼠 S180 肿瘤具有明显抑制生长作用，能抑制白血病细胞 HL-60、人红白血病细胞系细胞 K562 和人舌鳞肿瘤细胞 TSCCa 等细胞增殖，对 T 细胞淋巴瘤 Jurkat 具有明显的抗肿瘤活性。对白血病细胞 P388 和 L1210、人肺腺肿瘤细胞 A549 有显著的细胞毒作用，其 ED_{50} 均小于 4mg/L。熊果酸对肿瘤细胞 KB、人结肠肿瘤细胞

HCT-8、乳腺肿瘤细胞 MCF-7 和 CCRF-CEM 同样具有细胞毒作用[6]。

栀子苷具有抗 B16 恶性黑色素瘤作用，可作为治疗恶性黑色素瘤的备选药物[7]。通过对阿霉素诱导 K562/ADM 细胞耐药模型研究发现，栀子苷可通过降低 K562/ADM 细胞 *mdr-1* 基因表达和提高 TopoⅡ的表达来逆转白血病细胞多药耐药[8]。栀子苷也可以预防肿瘤的发生，其机制可能是栀子苷提高 GST 和 GST-Px 活性，加速黄曲霉毒素 B_1 的解毒代谢，使其毒性代谢产物黄曲霉毒素 M 产生减少，减少黄曲霉毒素 B_1 诱导的 DNA 修补合成[9]。另有研究发现，栀子苷还可延长因光化学引起的肿瘤诱变时间[10]。

2. 对消化系统的作用

栀子具有利胆作用，栀子所含环烯醚萜苷类成分均有利胆作用，藏红花苷、藏红花酸及格尼泊素均可使胆汁分泌量增加。京尼平苷是通过水解生成京尼平而发挥利胆作用的[11]。通过进行栀子对大鼠实验性急性出血坏死性胰腺炎的防治作用的研究，发现了栀子抗自由基产生与清除功能增强是防治急性胰腺炎的又一途径[12]。栀子提取物对结扎胆总管的 AST 升高有明显的降低作用，能增加正常动物 Y 蛋白、Z 蛋白的量，但不能使由于结扎胆总管而减少的 Y 蛋白、Z 蛋白增加。实验初步认为，治疗急性黄疸型肝炎以生品为好[13]。对于离体肠管，京尼平对乙酰胆碱及毛果芸香碱所致的收缩呈弱拮抗作用。因此认为京尼平对胃的功能表现为抗胆碱性的抑制作用[14]。

3. 对中枢神经系统的作用

研究发现栀子生品及各种炮制品（炒、焦、炭、烘、姜炙品等，下同）有较好的镇静作用[15]。栀子生品及各种炮制品，对发热有较好的解热作用。栀子的提取物具有抗炎及对软组织损伤的作用。栀子乙酸乙酯提取物、90%甲醇提取物能明显抑制二甲苯引起的小鼠耳壳肿胀和甲醛引起的足跖肿胀，同时对小鼠、家兔软组织损伤均有显著的治疗作用[16]。

4. 其他作用

栀子提取物能降低心肌收缩力[17]。栀子通过加强延髓副交感中枢紧张度来达到降压作用[18]。栀子对金黄色葡萄球菌、溶血性链球菌、卡他球菌、霍乱杆菌、白喉杆菌、人型结核分枝杆菌等具有中等强度抗菌作用。栀子及类缘物果实中含有的京尼平苷水解产物京尼平是迄今为止所研究的环烯醚萜苷中抑制诱变剂诱变活性最强的物质[19]。此外，栀子果实提取物在体外能增强纤维蛋白的溶解活性；对培养中牛动脉内皮细胞具有增殖作用[20]。

【毒理作用】

1. 肝毒性

小剂量的京尼平苷对肝及肾组织的影响不明显。据此推测，栀子苷是栀子肝毒性和肾毒性的主要物质基础。Yamano 等[21]认为栀子苷到京尼平的转化与栀子苷的肝毒性相关，而且肝脏的非巯基蛋白在调节毒性方面起重要作用。口服给予大鼠 800～5000mg/kg 的栀子黄色素会导致腹泻和丙氨酸转移酶（ALT）、天门冬氨酸转氨酶（AST）活性的增加，并且对栀子黄色素的肝毒性成分分析得出其主要毒性成分也是栀子苷[22]。

2. 肾毒性

杨洪军等[23]探讨了栀子的毒性的物质基础，证实了栀子苷是栀子引起肝、肾毒性的物质基础。通过灌胃给药后，结果显示大剂量组的栀子苷、高浓度水提物组及高浓度醇提物组具有明显的肝脏毒性和肾毒性。王波等[24]观察栀子不同提取物所致的大鼠肝、肾病理学变化。以不同浓度等级的栀子水提物、醇提物、京尼平苷灌胃 3d，结果与空白组相比栀子水提物、醇提物、京尼平苷大剂量（相当于 9g 生药/kg）组肾脏重量轻度增加，肝指数增大，ALT、AST 活性增高，TBIL 含量增加，光镜下可见明显的肝细胞肿胀、坏死，大量炎症细胞浸润等形态改变。结果提示：大剂量的栀子水提物、醇提物及京尼平苷能够导致明显的肾、肝病理学改变，具有肾、肝毒性。

3. 胃毒性

刘江亭等[25]的研究重点关注栀子对胃的作用，将栀子粉末浓缩液连续灌胃给药 6d。结果光镜下胃黏膜结构失去完整性及连续性，腺体完全被破坏，各层细胞排列紊乱，薄膜糜烂、出血，间质可见大量的炎性细胞浸润，部分区域黏膜坏死、脱落。实验结果表明：长时间大剂量灌服栀子水煎液可引起明显的胃毒性。

4. 生殖系统毒性

栀子中的熊果酸能毒害并抑制癌细胞和肿瘤，以及抗炎抑菌和抗艾滋病毒等，对人体其他细胞也有一定的毒害作用[26]。研究表明：它能破坏胆间桥的肌动蛋白，打开桥键，产生共质体，抑制精子的形成，对精子有一定的毒性作用。陆荣发等[27]研究栀子花酸性部位对狗的抗早孕作用，将栀子花酸性部位连续 3d 皮下注射给孕期的狗，结果出现死胎。综上所述：栀子对肝、肾、胃均表现出较强的毒性，且其毒性主要成分为栀子苷。部分成分有抑精作用及抗早孕作用。

5. 配伍毒性

龙绍疆等[28]研究栀子厚朴汤对 SD 大鼠灌胃给药的毒性情况，研究发现急性毒性试验显示 112g 生药/kg 剂量可引起大鼠死亡，肾脏、肝脏及胃肠道组织病理学损害；长期毒性试验显示各剂量组大鼠体重降低、RET%升高、RBC 降低，TBIL 升高，尸解肾脏呈墨绿色，肝脏呈棕黑色；肝脏、肾脏及脾脏的绝对重量与脏器系数明显升高，肝脏、肾脏、脾脏、结肠、盲肠及肠系膜淋巴结出现病理组织学损害。停药恢复 15d，上述毒性反应未见明显减轻。结论：SD 大鼠每天 2 次灌胃栀子厚朴汤的致死剂量为 112g 生药/kg，最大耐受量为 56g 生药/kg；SD 大鼠连续 1 个月灌胃栀子厚朴汤的无毒性作用剂量（NOAEL）低于 8.5g 生药/kg。栀子厚朴汤可能存在较大的安全性风险。

【参考文献】

[1] 张奕颖, 邓涛, 胡志芳, 等. 熊果酸抑制胃癌细胞 SGC-7901 增殖和诱导细胞凋亡的机制[J]. 癌症, 2006, 25(4): 432-437.

[2] 闫天中. 前列腺癌雄激素非依赖的发生机制及熊果酸治疗作用的实验研究[D]. 重庆: 第三军医大学, 2005, 57.

[3] 孙雅楠, 李桂荣. 熊果酸抗肿瘤机制及其在抗妇科恶性肿瘤中的研究进展[J]. 中国综合临床, 2010, 26(8): 891-893.

[4] 于丽波, 孙文洲, 王晶, 等. 熊果酸联合顺铂抑制卵巢癌生长的实验研究[J]. 现代肿瘤医学, 2009, 17(8): 1410-1412.

[5] 向敏, 王建梅, 顾振纶. 熊果酸诱导 B16 黑色素瘤细胞分化作用的研究[J]. 中国现代医学杂志, 2008, 18(16): 2315-2318.

[6] 司福亭, 李婧婧, 曾超, 等. 熊果酸的抗肿瘤活性及作用机制研究进展[J]. 化学与生物工程, 2010, 27(1): 9-12.

[7] 李雅琳, 焦振山, 张玉环, 等. 栀子苷、黄芩苷、华蟾酥毒基对体外培养的 B16 恶性黑素瘤细胞细胞增殖的抑制作用[J]. 中国中西医结合皮肤病学杂志, 2007, 6(4): 205-207.

[8] 乔高娟, 李贵海, 杨炜华. 中药提取物逆转 K562/ADM 细胞的耐药作用及其分子机制的探讨[J]. 国际肿瘤学杂志, 2009, 36(6): 474-476.

[9] Wang S W, Lai C Y, Wang C J. Inhibitory effect of geniposide on aflatoxin B1-induced DNA repair synthesis in primary cultured rat hepatocytes[J]. Cancer Lett, 1992, 65(2): 133-137.

[10] Suzuki, Yasuhiro, Kondo. Antithromobotie effect of geniposide and genipin in the mouse thrombosis model[J]. Plantamedica, 2001, 67(9): 807-810.

[11] 李月玺, 王少杰, 夏亚钦, 等. 25 种中药对胆囊运动功能影响的 B 超观察[J]. 中国中药杂志, 1995, 20(12): 754-756.

[12] 贾玉杰, 姜妙娜, 裴德恺. 栀子对大鼠出血坏死性胰腺炎早期内脏血流的影响[J]. 中国中药杂志, 1993, 18(7): 431-433.

[13] 张学兰, 孙秀梅, 刘玉荣. 栀子不同炮制品护肝作用比较研究[J]. 中成药, 1996, 18(2): 18-19.

[14] 张学兰, 孙秀梅, 曲福生. 炮制对栀子部分药效的影响[J]. 中药材, 1994, 17(4): 24-25.

[15] 张学兰, 孙秀梅, 牛序莉. 炮制对栀子部分成分及解热作用的影响[J]. 中药材, 1995, 18(3): 136-137.

[16] 姚全胜, 周国林, 朱延勤, 等. 栀子抗炎、治疗软组织损伤有效部位的筛选研究[J]. 中国中药杂志, 1991, 16(8): 489-493.

[17] 阴健, 郭力功. 中药现代研究及临床应用[M]. 北京: 学苑出版社, 1993: 471-472.

[18] 周邦清. 常用中药的抗菌作用及其测定方法[M]. 重庆: 科学技术出版社重庆分社, 1987: 188-189.

[19] 郭霖, 王桂云, 王迪, 等. 茜草科药用植物药理作用研究概述[J]. 中医药信息, 1994, 11(1): 37-38.

[20] 甘苇译. 栀子果实提取物对培养中血管内皮细胞的增殖作用[J]. 中华血流学杂志, 1990, 11(9): 461-462.

[21] Yamano T, Tsujimoto Y, Noda T, et al. Hepatotoxicity of geniposide in rats[J]. Food Chem Toxicol, 1990, 28(7): 515-517.

[22] 魏洪鑫，李思成，宁钧宇，等. 天然色素栀子黄的危害评估研究[J]. 中国食品卫生杂志. 2021, 33(04): 468-474.
[23] 杨洪军，付梅红，黄璐琦，等. 栀子对大鼠肝毒性的实验研究[J]. 中国中药杂志, 2006, 31(13): 1091-1093.
[24] 王波，杨洪军，高双荣，等. 栀子对大鼠肝肾毒性的病理学观察[J]. 中国实验方剂学杂志，2007, 13(5): 45-48.
[25] 刘江亭，李慧芬，崔伟亮. 大剂量栀子水煎液对大鼠胃毒性研究[J]. 山东中医杂志, 2013, 32(04): 276-277.
[26] You H J, Choi C Y, Kim J Y, et al. Ursolic acid enhances nitric oxide and tumor necrosis factor-alpha production via nuclear factor-kappaB activation in the resting macrophages[J]. FEBS lett, 2001: 5092.
[27] 陆荣发，王伟成，曾友仁. 中药栀子花酸性部位的抗早孕作用及其毒性研究[J]. 生殖与避孕，1981, 1(2): 16-18.
[28] 龙绍疆，傅光翊，黄衡. 栀子厚朴汤的毒性研究[J]. 中药药理与临床, 2014, 30(03): 11-16.

商陆

【来源】 商陆科商陆属植物商陆 *Phytolacca acinosa* Roxb. 或垂序商陆 *Phytolacca americana* L. 的干燥根[1]。

【性味与归经】 味苦，性寒。归肺、肾、大肠经。有毒。

【功能与主治】 行水通便，解毒散结。治疗血小板减少性紫癜、急慢性肾炎、肾水肿、银屑病、慢性气管炎等。

【药理作用】

1. 抗肿瘤作用

从垂序商陆果实中提取的甜菜苷能诱导人白血病细胞 K562 的分化凋亡，且与药物作用时间成反比[2]。利用 LPS 诱导小鼠单核巨噬细胞白血病细胞（RAW264.7）的炎症模型，EsA 被证明能通过阻碍巨噬细胞中转录因子蛋白 NF-κB 和 p38/JNK MAPK 路径的活化来阻滞 LPS 诱导的促炎分子表达，并且 EsA 作为酪蛋白激酶 CK2 的配体抑制了炎性细胞因子的表达[3]。Saleri 等[4]研究了四川和山东商陆及一种垂序商陆皂苷类提取物对人胃癌 SGC-7901 细胞和人肝癌 HepG2 细胞表现出了抗肿瘤活性。反左金丸基础上添加商陆和肉桂组成的加味复方在体外对 A549 细胞的增殖和迁移有明显抑制作用，也能显著降低肺癌小鼠肿瘤生长速度，抑制肿瘤标记物异常凝血酶原、岩藻糖苷酶和高尔基体糖蛋白 73 的表达，提高 SOD 水平，降低血黏度，还能显著降低肿瘤干细胞标记物 Nanog 和 Oct3/4 的表达水平[5]。

2. 抗炎作用

EsA 能激活 Nrf2，通过调节氧化应激途径来改善肺损伤和气道炎症[6]。EsA 主要通过作用于 Nrf2，增强内生性抗氧化剂的表达，进而抑制 ROS 的产生，从而减弱氧化损伤和炎症反应，以对不同发病机制的气道炎症产生抑制作用并对体外糖皮质激素抗香烟烟雾提取物（CSE）诱导的炎症具有协同作用[7]。EsA 可以通过减少海马体中的促炎因子、小神经胶质和星形细胞，来减轻小鼠脑中神经炎症反应，从而改善 β-淀粉样蛋白 Aβ1-42 诱导的阿尔茨海默病（AD）模型小鼠学习和记忆功能缺陷[8]。EsA 可以显著降低小鼠小胶质细胞（BV2）和原代小胶质细胞中 NO、PGE2，并且阻碍 iNOS、COS-2、IL-1β、IL-6、IL-12、TNF-α 等细胞因子的表达；还能通过阻断核因子的抑制蛋白 IκB-α 的磷酸化和降解来抑制核转录因子 κB 的转移[9]。EsA 又被证实可以降低小鼠原代小胶质细胞中 Aβ1-42 诱导的 iNOS 和 COS-2 的蛋白质表达，减少 NO 和 PGE2 的产生，降低了 Aβ1-42 处理后的 IL-6、TNF-α 和 MCP-1 的表达和释放，抑制了 MAPKs 和 TLR4 信号通路的激活，从而抑制其神经炎症反应[10]。

3. 抗菌、抗病毒作用

垂序商陆地上部分的粗提物能抑制人牙龈卟啉单胞菌和变形链球菌的生长，氯仿和己烷萃取部位能抑制人牙龈卟啉单胞菌的生长[11]。融合蛋白亚型 RTA-PAPS1 具有抑制蛋白合成及抗乙肝病毒活性[12]。研究发现 PAP 还能通过减少转录激活因子 Tat 来降低病毒 RNA 的合成以减弱 HIV-1 的转录活性[13]。

4. 其他作用

给大鼠腹腔注射 EsA 可以下调其肾脏水通道蛋白 2 和蛋白 4（AQP2、AQP4）及 mRNA 的表达，使水分重吸收降低，这可能是商陆具有泻下逐水作用的原因[14]。EsA 和商陆生品都可以通过降低大鼠结肠黏膜黏蛋白 2（MUC2）的表达来损伤结肠黏膜，并上调 AQP9 表达，润滑肠道功能加强，从而发挥泻下作用机制[15]。商陆脂溶性成分有显著的利尿与致泻作用[16]。

【毒理作用】

1. 急性毒性

采用商陆水浸剂、煎剂或酊剂给小鼠灌胃给药，其半数致死量（LD_{50}）分别为 26g/kg、28g/kg 和 46.5g/kg；若采用腹腔注射，则 LD_{50} 为 1.05g/kg、1.3g/kg 和 5.3g/kg，说明服用方式不同，中毒致死的药量不同[17]。逐渐加大剂量，发现小鼠出现活动性降低、心率减弱以及全身抽搐甚至中毒死亡的现象。

2. 肝毒性

周倩等[18]通过体外、体内实验考察了商陆皂苷甲所致的肝毒性，研究发现大剂量的商陆皂苷甲对肝脏具有一定的毒性作用。不同浓度的 EsA 与人肝细胞 L-02 共培养发现，EsA 能使肝细胞凋亡和坏死，具有毒性作用。

3. 肾毒性

研究发现，商陆主要毒性成分 EsA 对人肾小管上皮细胞有细胞毒性作用，连续给予商陆水煎液会对大鼠肾脏产生损伤，表现为细胞活性下降，细胞形态学改变，肾小管上皮嗜碱性病变，肾小管间质纤维化、蛋白管型[19]。周倩等[20]采用体外细胞毒性试验也证明了 EsA 对肾细胞的活力有显著的抑制作用，并且 EsA 能使肾细胞及其超微结构出现变化，甚至出现坏死及凋亡。

【参考文献】

[1] 宋立人. 现代中药学大辞典[M]. 北京: 人民卫生出版, 2001: 2035-2038.

[2] 林海珠. 甜菜素类生物碱诱导 K562 白血病细胞分化凋亡的研究[D]. 重庆: 重庆理工大学, 2013.

[3] Li Y, Cao Y, Xu J, et al. Esculentoside A suppresses lipopolysaccharide-induced pro-inflammatory molecule production partially by casein kinase 2 [J]. J Ethnopharmacol, 2016, 198: 15-23.

[4] Saleri F D, Chen G, Li X, et al. Comparative analysis of saponins from different Phytolaccaceae species and their antiproliferative activities[J]. Molecules, 2017, 22(7): 1077-1093.

[5] 戚笑笑. 反左金丸抗肿瘤和抗转移的机制研究[D]. 开封: 河南大学, 2015.

[6] Ci X X, Zhong W T, Ren H, et al. Esculentoside Aattenuates allergic airway inflammation via activation of the Nrf-2 pathway[J]. Int Arch Allergy Immunol, 2015, 167(4): 280-290.

[7] 仲伟婷. 商陆皂苷甲对实验性诱导呼吸道炎症的作用及机制[D]. 长春: 吉林大学, 2015.

[8] Yang H, Wang S L, Yu L J, et al. Esculentoside Asuppresses Aβ1-42-induced neuroinflammation by down-regulating MAPKs pathways in vivo[J]. Neurol Res, 2015, 37(10): 859-866.

[9] Yang H, Chen Y J, Yu L J, et al. Esculentoside A exerts anti-inflammatory activity in microglial cells[J]. Int Immunopharmacol, 2017, 51: 148-157.

[10] 陈易简. 商陆皂苷甲抑制 Aβ 诱导的原代小胶质细胞炎症反应及其机制研究[D]. 南京: 南京中医药大学, 2018.

[11] Patra J K, Kim E S, Oh K, et al. Baek, K. H. Antibacterial effect of crude extract and metabolites of Phytolacca americana on pathogens responsible for periodontal inflammatory diseases and dental caries[J]. BMCComplem Altern, 2014, 14: 343-349.

[12] Yasser H, Sherry O, Hui G. Expression of novel fusion antiviral proteins ricin a chain-pokeweed antiviral proteins (RTA-PAPs) in Escherichia coli and their inhibition of protein synthesis and of hepatitis B virus in vitro[J]. BMC Biotech, 2018, 18(1): 47.

[13] Kutky M, Hudak K A. Expression of an RNA glycosidase inhibits HIV-1 transactivation of transcription[J]. Biochem J, 2017, 474(20): 3471-3483.

[14] 李坤, 崔楠楠, 孟祥龙, 等. 商陆皂苷甲对水负荷大鼠肾脏 AQP2 及 AQP4 表达的影响[J]. 中药材, 2015, 38(8): 1685-1689.

[15] 祁晓鸣, 马俊楠, 王晓英, 等. 商陆皂苷甲肠黏膜损伤与泻下作用及其机制研究[J]. 世界中西医结合杂志, 2017, 12(11): 1517-1520.

[16] 王鹏程, 赵珊, 王秋红, 等. 商陆脂溶性成分的 GC-MS 分析及其利尿、致泻作用研究[J]. 辽宁中医药大学学报, 2016, 18(2): 15-17.

[17] 原思通, 王祝举, 程明. 中药商陆的研究进展(Ⅱ)[J]. 中药材, 1991, 14(3): 46-48.

[18] 周倩, 姚广涛, 金若敏, 谢家骏. 商陆皂苷甲致肝毒性的研究[J]. 中成药, 2014, 36(01): 14-18.

[19] 徐婷婷, 李一飞, 金若敏, 等. 商陆水煎液致大鼠肾损伤的初步研究[J]. 中国药学杂志, 2015, 50(5): 403-407.

[20] 周倩, 姚广涛, 金若敏, 等. 商陆皂苷甲致肾细胞毒性的研究[J]. 世界中医药, 2014, 9(2): 151-154.

黄连

【来源】毛茛科植物黄连 *Coptis chinensis* Franch、三角叶黄连 *Coptis deltoidea* C. Y. ChengetHsiao 或云连 *Coptis teeta* Wall. 的干燥根茎。

【性味与归经】味苦，性寒。归心、肝、胃、大肠经。

【功能与主治】清热泻火，燥湿解毒。主治热病邪入心经之高热、烦躁、谵妄或热盛破血妄行之吐衄，湿热胸痞，泄泻痢疾，心火亢盛之心烦失眠，胃热呕吐，消谷善饥，肝火目赤肿痛以及热毒疮疡，疔毒走黄，牙龈肿痛，口舌生疮，聤耳，痔血，湿疹，烫伤。

【药理作用】

1. 抗肿瘤作用

众多研究表明，黄连对结直肠癌、肝癌、胃癌、肺癌、卵巢癌、口腔鳞状细胞癌等多种肿瘤具有显著的抑制作用，其在抗肿瘤方面应用前景广阔。黄连抗肿瘤的作用机制主要包括：调节自噬，抑制血管生成，调控细胞周期，清除自由基，诱导细胞凋亡，抑制肿瘤细胞增殖、侵袭及转移等多个方面[1]。黄连素可明显下调肝癌细胞 COX-2、NF-κB、MMP-9 表达水平，抑制肿瘤细胞外基质降解，从而阻止肿瘤细胞的侵袭、转移[2]。小檗碱能够提高肿瘤组织中自噬相关蛋白 LC3-Ⅱ、Beclin-1 的表达水平，诱导细胞抑制性自噬，这可能是其发挥抗胃癌作用的机制，且呈一定剂量依赖性[3]。有学者对经黄连素处理后的人类结直肠癌细胞进行研究，发现黄连素可明显降低 COX-2/PGE2 的表达，肿瘤生长明显受到抑制，其作用机制可能与抑制肿瘤血管生成、抑制肿瘤的转移相关[4]。应用 β-半乳糖苷酶标记基因系统来分析 COX-2 在人结肠癌细胞中的转录活性，并检测出有多种中草药的主要成分对 COX-2 具有抑制作用。小檗碱能有效抑制 COX-2 在人结肠癌细胞中的转录活性，其浓度高于 0.3μmol/L 时剂量与时间呈依赖性抑制关系，证实了小檗碱的抗炎和抗肿瘤作用[5]。黄连的甲醇总提取物在终浓度为 0.1mg/mL 时能对由脂多糖引发的巨噬细胞系起到抑制作用，且能显著抑制体内 50%的肿瘤坏死因子 α（TNF-α）的产生[6]。

2. 对心脑血管的作用

黄连对心脑血管系统的作用广泛，主要表现在抗心律失常[7]、抗心力衰竭[8]、抗血栓[9]、降血压[10]等。最新研究发现，黄连素能够改善自发性高血压大鼠的主动脉收缩和内皮依赖性舒张功能，使血管重构减少，其机制可能与通过 PI3K/Akt 信号通路进而诱导自噬有关[11]。黄连素能够有效控制血压水平，避免或减少发生冠心病及心肌梗死[12]。黄连浸出液可上调脑缺血再灌注损伤大鼠海马区脑源性神经营养因子 BDNFmRNA 的表达，改善脑缺血再灌注损伤大鼠的神经功能，具有保护神经元的作用[13]。黄连碱对脑缺血/再灌注损伤具有一定的保护作用，其机制可能与促进 bcl-2 蛋白表达，减少神经元凋亡数量有关[14]。小檗碱还可通过降低甲基化转移酶 DNMT1 和 DNMT3a 的表达水平，抑制 PPARγ 启动子甲基化，从而达到保护神经细胞免受缺血再灌注损伤的作用[15]。黄连素能够促进实验性大鼠脑出血后神经功能缺损的恢复，对脑细胞起到保护作用[16]。小檗碱能够明显减少脑出血后脑组织的含水量，使血肿周围组织中 VEGF、HIF-1α 的表达减少，进而改善脑损伤[17]。

3. 对免疫系统的作用

有关研究表明黄连具有抗病毒作用，对多种类型病毒均具有一定的抑制作用，如单纯疱疹病毒[18]、流感病毒[19]、巨细胞病毒[20]等。小檗碱通过抑制淋巴细胞进入细胞分裂周期，对小鼠淋巴细胞的增殖产生抑制作用，这种抑制作用表现出明显的周期特异性。同时，Ber 可以诱导体外培养的小鼠淋巴细胞发生凋亡[21]。小檗碱能够改善流感病毒感染后的内皮细胞骨架重构、细胞收缩及细胞形态，进而改善流感病毒感染所致的内皮细胞通透性升高[22]。现代研究证明黄连同样具有广谱的抗菌活性，对革兰氏阳性菌、革兰氏阴性菌和真菌均能起到明显的抑制作用，相比一般的抗生素不容易产生耐药性[23]。小檗碱可以与菌体单链/双链 DNA 结合形成复合体，降低拓扑异构酶Ⅰ/Ⅱ的活性，从而通过影响 DNA 的功能来起抗菌作用[24]。此外，有研究显示[25]黄连中的 5 种生物碱均可显著抑制幽门螺杆菌活性，其抗菌活性依次为：黄连碱＞小檗碱＞巴马汀＞表小檗碱＞药根碱，且脲酶可能为表小檗碱、黄连碱抗幽门螺杆菌的作用靶位。黄连对急、慢性炎症反应均有明显的抑制作用[26]。体外实验能够证明，黄连能够下调 STAT4、TNF-α、IL-12 的 mRNA 水平，抑制 E2F 的转录活性，抑制细胞增殖和细胞迁移，通过双向调节 STAT4 信号通路从而发挥抗炎作用[27]。其中发挥抗炎作用的成分包括黄连素[28]和黄连碱等。

4. 对呼吸系统的作用

小檗碱可明显降低血管紧张素Ⅱ（AngⅡ）诱导培养大鼠肺动脉平滑肌细胞（PASMCs）的增殖能力，使 PASMC3 的 G_0/G_1 期构成比显著升高，PI 显著下降，且对 PASMCs 释放 LDH 无影响，可以得出小檗碱能抑制 AngⅡ诱导的 PASMCs 增殖，且与细胞毒性作用无关[29]。研究表明抑制肺组织 cPLA2 的磷酸化并对抗脂质过氧化损伤可能是 Ber 防治小鼠脂多糖性肺损伤的重要机制。

5. 对消化系统的作用

在临床上黄连常被用于治疗消化性溃疡[30,31]、胃炎[32,33]、肠炎[34,35]等消化系统疾病，并取得较好的疗效。观察黄连对正常大鼠肠形态结构的改变，结果显示回肠肠壁变薄，绒毛变短，上皮层覆盖的黏液增多；结肠内肠壁变厚，绒毛变长，上皮层覆盖的黏液减少，为黄连的止泻作用提供依据[36]。

6. 对内分泌系统的作用

研究表明[37]小檗碱能延缓糖尿病大鼠早期肾脏结构和功能损害的进程，其机制可能与小檗碱抑制糖尿病大鼠肾组织 iNOS 蛋白的表达从而抑制 NO 的产生有关。小檗碱对葡萄糖在 Caco-2 细胞上的摄取也有一定的抑制作用。可以通过改善胰岛素的敏感性，促进胰岛素的分泌[38]。

7. 其他作用

小檗碱能抑制血管内皮细胞的增殖，并促进血管内皮细胞凋亡，从而抑制肿瘤血管形成[39]。此外，小檗碱具有治疗阴茎勃起功能障碍的作用，小檗碱治疗勃起功能障碍的作用机制与其对 NO-cGMP 信号通路的调控作用有关，增加 eNOS 的 mRNA 表达，提高阴茎海绵体平滑肌中 cGMP 的浓度，从而舒张海绵体，增强阴茎勃起功能[40]。

【毒性作用】

1. 急性毒性

郝钰等[41]分别给予小鼠不同的给药方式和不同剂量的小檗碱，观察到小檗碱静脉注射和腹腔注射的 LD_{50} 分别为 9.0386mg/kg、57.6103mg/kg，而灌胃没有出现 LD_{50} 的值；同时通过不同给药方式，所测得的药物吸收的浓度也不同，其中灌胃的吸收量是最少的；由此，通过分析不同灌胃方式给予小鼠小檗碱，研究组推测不仅是小檗碱的剂量对其急性毒性有影响，不同的给药方式也是影响其毒性的重要方面。谭艳等[42]研究结果为黄连总生物碱小鼠的半数致死量是 2.95g/kg；生物碱含量丰富的提取物比黄连总的提取物的毒性要高。苯巴比妥钠能够减少黄连及其生物碱在组织内的富集。各种生物碱中，小檗碱呈现出时间和剂量相关的细胞毒性。Joshi 等[43]观察到瑞士白化病小鼠小檗碱属植物树皮乙醇和水提取物的急性口服毒性均为 LD_{50}＞5000mg/kg。

2. 细胞毒性

试验中低剂量黄连和小檗碱有促进细胞生长的作用，高剂量有抑制细胞生长的作用；由此可见，黄连和小檗碱对细胞的毒性作用与细胞凋亡和线粒体膜电位降低有关[44]。

3. 肝肾毒性

研究表明[45]长期服用超过 1.14g/kg 剂量的黄连会引起小鼠组织形态学损伤，并造成机体肝肾功能损伤，且损伤程度与黄连的剂量呈正相关。

4. 配伍减毒

研究表明[46]单味黄连、附子、黄连配附子 1∶1 和 1∶2 组均能不同程度导致肝功能障碍；单味黄连、黄连配附子 1∶1 组能导致严重的肝功能障碍，而黄连附子按 1∶2 配伍能从某种程度上降低黄连的肝毒性。

【参考文献】

[1] 付红星，张志敏，彭文苗，等. 黄连素抗肿瘤作用的研究进展[J]. 重庆医学, 2018, 47(29): 3804-3806, 3809.

[2] Wang X, Wang, Li H, et al. Up-Regulation of PAI-1 and Down-Regulation of uPAAreInvolved in Suppression of Invasiveness and Motility of Hepa to cell ular Carcinoma Cells by a Natural Compound Berberine[J]. International Journal of Molecular Sciences, 2016, 17(4): 577.

[3] 张强，曹世杰，康宁. 小檗碱通过诱导细胞抑制性自噬发挥抗胃癌作用[J]. 中国药理学与毒理学杂志, 2019, 33(9): 730-731.

[4] Liu X, Ji Q, Yen J, et al. Berberine Inhibits Invasion and Metasta-sis of Colorectal Cancer Cells via COX-2/PGE2 Mediated JAK2/STAT3 Signaling Pathway[J]. PlosOne, 2015, 10(5): e0123478.

[5] Fukuda K, Hibiya Y, Mutoh M, et al. Inhibition by berberine of cyclooxygenase-2trans criptional activity in humancol on cancer cells[J]. J Ethnopharmacol, 1999, 66(2): 227.

[6] Cho J Y, Park J, Yoo E S, et al. Inhibitory effect of lig-nans from the rhizomes of Coptis japonicavar. Dissecta on tumor necrosis factoral phaproduction in lipopolysacch aridest imulated RAW264. 7 cells[J]. Arch Pharm Res, 1998, 21(1): 12.

[7] 刘丹，曹广尚，司席席，等. 黄连中生物碱类成分抗心律失常研究概述[J]. 山东中医杂志，2017, 36(2): 164-166.

[8] 蔡芸，信琪琪，高群，等. 基于网络药理学研究黄连治疗心房颤动的活性成分及作用机制[J]. 中西医结合心脑血管病杂志, 2019, 17(21): 3273-3281.

[9] 曲华. 黄连素基于 Choline/TMA/TMAO 菌群代谢通路抗血栓形成的研究[D]. 北京：中国中医科学院, 2020.

[10] 李倜，迟晓玲. 黄连素治疗高血压临床及机理研究概述[J]. 中医药信息, 2003, 20(4): 12-13.

[11] 范春炜. 自发性高血压大鼠主动脉重构与自噬的关系-黄连素干预的研究[D]. 福州：福建医科大学, 2016.

[12] 李金威. 应用黄连素治疗高血压的临床分析[J]. 中药药理与临床, 2015, 31(1): 314-315.

[13] 牛宪立，张青峰，姬可平，等. 黄连浸出液对脑缺血大鼠海马区 BDNFmRNA 表达的影响[J]. 基因组学与应用生物学, 2019, 38(11): 5244-5249.

[14] 李新崇，阮立新，黄其川，等. 黄连碱对脑缺血/再灌注大鼠的影响及其机制研究[J]. 中国临床药理学与治疗学, 2015, 20(9): 1004-1007.

[15] Pang Y N, Liang Y W, Wang Y G, et al. Effect of berberinea-gainst cerebralis chemia and reperfusion involving in the methylation of PPARγ promoter[J]. J Chin Pharm Sci, 2018, 27(3): 170.

[16] 关庆凯，赵树鹏，刁玉领，等. 黄连素对实验性脑出血大鼠脑水肿与神经功能的影响[J]. 临床与病理杂志, 2017, 37(7): 1356-1360.

[17] 郭银玲. 小檗碱对脑出血大鼠脑水肿和血肿周围脑组织中 HIF-1α、VEGF 表达水平的影响[J]. 中国医学前沿杂志(电子版), 2016, 8(7): 54-57.

[18] 张燕，陈恬，黄厚意，等. 盐酸小檗碱体外抗单纯疱疹病毒 1 型的作用及机制研究[J]. 中药药理与临床, 2017, 33(1): 33-37.

[19] 张梦媛，颜宇琦，秦洪琼，等. 小檗碱对甲型流感病毒 FM1 株感染小鼠肺中 RLH 信号通路的影响[J]. 中山大学学报(医学科学版), 2016, 37(6): 834-839.

[20] Zhang G W, Li T, Wang C J, et al. Berberineexerts antioxidant effects via protection of spiral ganglion cells against cytome galovirus-inducedapoptosis[J]. Free Radic Biol Med, 2018, 121: 127-135.

[21] 杜丽蕊，何贤辉，徐丽慧，等. 小檗碱对小鼠淋巴细胞体外增殖和细胞周期的影响[J]. 中国免疫学杂志, 2004(10): 687-692.

[22] Zhou J Y, Zhou S W, Tang J L, et al. Protective effect of berber-ineonbeta cells instreptozotocin and high

carbohydrate/high-fatdiet-induced diabeticrats[J]. Eur J Pharmacol, 2009, 606(1-3): 262-268.
[23] Yang Y, Lei Z Y, Wu F P, et al. The advance on antimicrobialef-fect of berberine[J]. Prog Modern Biomed, 2010, 10: 1783-1785.
[24] Ba E J, Le E D, Ki Y K, et al. Berberineprotects 6-hydroxydo-pamine-induced human dopaminergic neuronal cell death through the induction of hemeoxygenase-1[J]. Mol Cells, 2013, 35: 151-157.
[25] 谈丽华. 黄连中黄连碱及表小檗碱抗幽门螺杆菌作用机制研究[D]. 广州: 广州中医药大学, 2019.
[26] Parks M, Minb G, Jung J Y, et al. Combination of Pelargoniumsidoides and Coptischinensisroot inhibits nuclear factor kappaB-me-diated inflammatory response invitro and in vivo[J]. BMCComplAlternatMed, 2018, 18(1): 20-32.
[27] 陈宇. 黄连抗炎作用机理及其与黄柏, 附子, 干姜的比较研究[D]. 杭州: 浙江中医药大学, 2018.
[28] 毛秋娴, 龙启才. 黄连素通过调控线粒体生物合成对 LPS 诱导小鼠 RAW264.7 细胞炎症因子的影响[J]. 中药材, 2017, 40(2): 470-474.
[29] 陈少萍, 陈少慈. 小檗碱对肺动脉平滑肌细胞增殖的影响[J]. 汕头大学医学院学报, 2008(02): 78-80, 83, 62.
[30] 张昊晴, 邹鹏, 王华东, 等. 小檗碱抗小鼠脂多糖性肺损伤的作用机制[J]. 中国病理生理杂志, 2007(03): 495-499.
[31] 田金凤. 玄参和黄连的化学成分分离及其生物活性研究[D]. 重庆: 西南大学, 2013.
[32] 潘龙瑞, 明章银, 蓝星莲, 等. 小檗碱对胃溃疡小鼠胃黏膜血管活性物质的影响[J]. 时珍国医国药, 2007, 18(4): 771-772.
[33] 沈炳香, 王法财, 常伟, 等. 基于网络药理学的黄连治疗胃炎作用机制研究[J]. 国际中医中药杂志, 2020, 42(8): 771-776.
[34] 王诗鹭, 逯欣欣, 马雪, 等. 黄连素治疗慢性萎缩性胃炎的临床疗效及对患者血清 VEGF、PGⅠ、PGⅡ水平的影响[J]. 现代生物医学进展, 2018, 18(1): 100-103, 129.
[35] 姚安龙. 小檗碱对结肠炎小鼠模型的内质网应激影响的机制研究[D]. 南京: 南京大学, 2011.
[36] 刘小艺. 黄连素对肠黏膜上皮细胞分泌细胞因子的影响研究[D]. 沈阳: 中国医科大学, 2018.
[37] 蒋晓梅, 刘翀, 朱延焱. 黄连总生物碱对溃疡性结肠炎模型大鼠肠黏膜损伤及 p38-PPARγ/NF-κB 通路的影响[J]. 中国药师, 2019, 22(12): 2188-2193.
[38] 方龙娟, 胡娜, 袁琳, 等. 黄连对正常大鼠肠形态改变影响的研究[J]. 中国中医药科技, 2019, 26(1): 33-36.
[39] 李凝, 陆付耳, 董慧, 等. 小檗碱对糖尿病大鼠早期肾脏高滤过状态的干预作用[J]. 中国比较医学杂志, 2007(04): 192-196, 182.
[40] 李爱云, 杨京, 张昕宇, 等. 小檗碱治疗 2 型糖尿病降血糖机制的研究进展[J]. 中国实验方剂学杂志, 2019, 25(22): 219-226.
[41] 郝钰, 徐泊文, 郑宏, 等. 小檗碱对人脐静脉内皮细胞增殖与凋亡的作用[J]. 中国病理生理杂志, 2005(06): 1124-1127.
[42] 谭艳, 汤强, 胡本容, 等. 小檗碱对离体阴茎海绵体 NO-cGMP 信号通路的调控[J]. 中国药理学通报, 2005(04): 435-440.
[43] Joshi P V, Shirkhedkar A A, Prakash K, et al. Antidiarrhealac-tivity, chemical and toxicity profile of berberis aristata[J]. Pharm Biol, 2011, 49(1): 99.
[44] 刘腾飞. 黄连和小檗碱对三种体外培养细胞毒性的初步研究[D]. 合肥: 安徽农业大学, 2014.
[45] 杨静静. 黄连水煎液的基础毒性研究[D]. 合肥: 安徽农业大学, 2014.
[46] 张媛. 黄连与附子减毒增效配伍关系的初步研究[D]. 成都: 成都中医药大学, 2008.

紫草

【来源】紫草科植物紫草 *Lithospermum erythrorhizon* Sieb. et Zucc、新疆紫草 *Arnebia euchroma*（Royle）Johnst. 或内蒙紫草 *Arnebia guttata* Bunge 的干燥根[1]。

【性味与归经】味苦，性寒。归心、肝经[2]。

【功能与主治】凉血活血，解毒透疹。主治吐血、衄血、尿血、紫癜、斑疹、麻疹、黄疸、痈疽、烫伤[3]。

【药理作用】

1. 抗肿瘤作用

钱乾等[4]采用CCK-8法观察不同浓度乙酰紫草素对A375细胞的增殖抑制情况，结果证实了乙酰紫草素能通过上调促凋亡蛋白的表达，抑制抑凋亡蛋白的表达，明显抑制 A375 细胞的增殖，且呈时间依赖性与剂量依赖性。从紫草中分离的七种化合物对人胃癌细胞系MGC-803和肝癌细胞系BEL-7402等肿瘤细胞具有显著的生长抑制作用[5]。不同浓度紫草素干预子宫内膜癌细胞后，紫草素可以抑制子宫内膜癌细胞增殖能力与侵袭，促进细胞凋亡，其机制可能与调控 FAK、p-JNK 与 p-STAT3 的表达相关[6]。邵鑫等[7]研究紫草素对人结肠癌细胞 HCT116 自噬和凋亡的影响，结果发现紫草素可诱导人结肠癌细胞 HCT116 发生凋亡，并激活其自噬途径。紫草素及其衍生物可诱导细胞凋亡，并抑制细胞迁移和侵袭甲状腺髓样癌（MTC）。紫草素能诱导线粒体膜电位的破坏，导致各种癌症细胞中的线粒体凋亡细胞死亡。紫草素可增强吉非替尼在表皮生长因子受体（EGFR）野生型肺癌细胞的抗肿瘤作用，抑制相关蛋白的作用，影响分裂周期。

2. 抗炎作用

陈超等[8]研究紫草素对非酒精性脂肪性肝炎是否具有改善作用及其作用机制，实验结果表明，紫草素可能通过下调 JNK/c-Jun 和 NF-κB 信号通路的激活水平抑制肝脏中的炎症水平和氧化应激水平，抑制细胞凋亡，改善了小鼠肝炎，起到保护作用。

3. 抗病毒作用

抗病毒活性紫草素及其衍生物有一定的抗炎抗病毒功效，如紫草素可抗人乳头瘤病毒（HPV）、抗副流感病毒和甲型流感病毒、抗人类免疫缺陷病毒（HIV）、抗肝炎病毒[9]。紫草提取物可以增加 T 细胞和巨噬细胞的功能和数量，提高机体免疫力，以达到抗病毒的目的。另外紫草水提物对多种病毒也有作用，如紫草多糖在体外能抑制 HPV-DNA 活性，具有抗人乳头瘤病毒的作用[10]。对人类乳头瘤病毒、疱疹病毒的研究中也能够得出紫草主要是抑制其病毒的复制能力，减轻其炎症反应，从而达到抗病毒的作用[11,12]。

4. 抑菌作用

赵雪梅等[13]研究紫草水、醇提取物对不同菌种的抑制作用时，得出乙醇提取物对金黄色葡萄球菌、福氏Ⅱ型杆菌、无乳链球菌的抑制作用最强，水提物对奇异变形杆菌的抑制作用，两种提取物均对白色念珠球菌有很好的抑制作用。

5. 其他作用

（1）抑制脂肪生成　研究表明紫草能下调脂肪发生途径的基因、抑制肝脏的脂肪生成基因和白色脂肪组织中的脂肪转录因子介导的抗肥胖活性，同时紫草能显著降低肥胖小鼠的体质量增加、脂肪细胞增大和脂肪组织增重。紫草素激活抗脂肪形成作用中的关键作用的 WNT/β-连环蛋白途径以维持 β-连环蛋白的核基因水平，从而抑制脂肪转录因子的表达以及细胞内脂肪的积累[14]。

（2）抗过敏　各项研究主要集中在紫草抑制肥大细胞及肿瘤坏死因子 α（TNF-α）的表达，实验研究证实紫草素对 TNF-α mRNA 表达的抑制作用比其对脱颗粒的作用更有效，表明紫草素具有有效的抗炎抗过敏活性[15]。

（3）抗生育　紫草干预后一段时间内机体内血清促卵泡生成素、促黄体生成素、雌二醇的浓度均有下降，生殖功能被抑制[16,17]。同时也有研究表明紫草的抗生育功能是可逆的，经过药物的代谢，机体能够恢复生育功能。

（4）抗血栓形成　紫草通过抑制血小板聚集及削弱纤维化程度来抵抗血栓的形成。研究表明紫草衍生物能抑制磷酸肌醇分解，抑制血小板活化。紫草素能抑制纤溶酶原激活物抑制物-1（PAI-1），削弱小鼠肝纤维化，降低血栓质量，保持通路的畅通，而且对治疗与预防血栓有明显效果。

（5）保肝　紫草素能够恢复超氧化物歧化酶（SOD）的表达和谷胱甘肽（GSH）的含量，通过 AKT/GSK3β 途径依赖的肝细胞 Nrf2 上调通过抑制氧化应激来保护 APAP 诱导的肝损伤从而阻断氧化应激，与促进炎症细胞因子的天然免疫反应的激活密切相关。此外，紫草能抑制 TLR9 和 NLRP3 的表达，抑制 APAP 介导的炎症损伤[18]。

【毒性作用】

1. 急性毒性

急性毒性实验表明[19]，新疆软紫草石油醚的提取物有一定的毒性作用，当灌药量超过其某一剂量时，可导致小鼠出现呼吸急促、倦卧、活动及体重明显减少的毒性反应，马上开腹腔发现有少量渗血，灌胃 4～24h 后即出现死亡。曹璐婷[20]采用改良寇氏法对新疆紫草萘醌类成分进行急性毒性试验，研究发现单次灌胃小鼠的半数致死量（LD_{50}）为 3.48g/kg。

2. 蓄积毒性

蓄积毒性试验[21]结果显示新疆软紫草石油醚提取物在小鼠体内的蓄积系数 K=3.76，为中等蓄积毒性。其对小鼠的毒性作用主要表现在肝毒性和胃肠道毒性，表明肝脏和胃肠道可能是其毒性作用的主要靶器官。吡咯里西啶生物碱类被认为是紫草具有毒副作用的主要物质，也是紫草科所共有的一类有毒成分，此类生物碱具有强致癌性，具有严重肝毒性[22]。

3. 心肌细胞毒性

有研究表明浓度大于 1.3μmol/L 的紫草素对培养的大鼠心肌细胞有毒性作用，其毒性作用也有凋亡机制的参与[23]。

4. 细胞毒作用

研究发现紫草素直接作用人角质形成细胞后，可明显上调培养上清中 NO 以及乳酸脱氢酶 LDH 释放，具有一定的细胞毒作用[24]。

5. 遗传毒性及胚胎毒性

研究发现，紫草水煎液对小鼠遗传物质具有潜在的遗传毒性，且呈剂量依赖性[25]。此外，紫草水煎液在不同剂量时可以诱发小鼠骨髓细胞微核率有不同程度的增高，而在胚胎转移实验中发现实验用药剂量与胚胎肝细胞微核率的升高也密切相关。由此可见，紫草水煎液对小鼠具有潜在的遗传毒性，且具剂量-反应关系。乙酰紫草素不仅能键合进 DNA 的小沟槽，还能和 DNA 发生较弱的嵌入结合，产生毒性作用[26]。紫草素对斑马鱼胚胎发育具有毒性，并对斑马鱼血管生成具有一定的抑制作用[27]。

【参考文献】

[1] 季宇彬，张广美. 中药抗肿瘤有效成分药理与应用[M]. 哈尔滨：黑龙江科学技术出版社, 2004: 186-187.

[2] 国家药典委员会. 中华人民共和国药典一部[M]. 北京：中国医药科技出版社, 2010: 320.

[3] 南京中医药大学. 中药大辞典上下册[M]. 上海：上海科学技术出版社, 2006: 3271-3273.

[4] 钱乾，许芳，李敏，等. 乙酰紫草素对黑色素瘤 A375 细胞增殖和凋亡作用研究[J]. 新疆医科大学学报, 2021, 44(06): 726-730.

[5] 韩洁，翁新楚，毕开顺. 紫草中活性成分的体外抗癌作用[J]. 精细化工, 2007(5): 473-476.

[6] 董莹莹，李威. 紫草素对子宫内膜癌 lshikawa 细胞生物学行为的影响及可能机制[J]. 解剖科学进展, 2021, 27(01): 39-41.

[7] 邵鑫，蒋先虹，王瑞，等. 紫草素对人结肠癌细胞 HCT116 自噬和凋亡的影响[J]. 中国药房, 2021, 32(01): 51-55.

[8] 陈超，冯长松，张伟丽，等. 紫草素对非酒精性脂肪性肝炎的影响及分子机制研究[J]. 免疫学杂志, 2021, 37(01): 60-66.

[9] 曹云飞，李慧芬. 紫草化学成分及其抗病毒抑菌作用研究进展[J]. 鸭血研究. 2014, 33(1): 42-43.

[10] 邓远辉，王海兰，韩凌. 紫草多糖的分离纯化及生物活性研究[J]. 中药材, 2008, 31(5): 753-756.

[11] 王海兰. 紫草抗人乳头瘤病毒的作用物质研究[D]. 广州: 广州中医药大学, 2007.

[12] 谢长才, 范瑞强, 朱宇同, 等. 紫草抗Ⅱ型单纯疱疹病毒的实验研究[J]. 岭南皮肤性病科杂志, 2000, 7(3): 4-6.

[13] 赵雪梅, 邓文, 李莹, 等. 紫草不同提取物抗炎及抑菌作用实验研究[J]. 时珍国医国药, 2008, 19(7): 1603-1605.

[14] Lee H, Bae S, Kim K, et al. Shikonin inhibits adipogenesis by modulation of the WNT/beta-catenin pathway[J]. Life Sci, 2011, 88(7/8): 294-301.

[15] Rivera J, Gilfillan A M. Molecular regulation of mast cell activation[J]. J Allergy Clin Immunol, 2006, 117(6): 1214-1225.

[16] 曾燕, 熊丰, 吴崇荣, 等. 紫草抑制青春期雌性大鼠性腺轴功能的研究[J]. 中国药房, 2008, 19(3): 169-172.

[17] 包达尔罕, 满都呼, 袁帅, 等. 紫草素对鼠类繁殖的影响[J]. 中国草地学报, 2016, 38(4): 99-104.

[18] Guo H, Sun J, Li D, et al. Shikonin attenuates acetaminophen-induced acute liver injury via inhibition of oxidative stress and inflammation[J]. Biomed Pharmacother, 2019, 112 (1): 108704.

[19] 戴冰, 周新蓓, 尹爱武, 等. 新疆软紫草四种溶媒系统提取物紫草素含量测定及急性毒性的实验研究[J]. 中国中医药科技, 2005(03): 168-169.

[20] 曹璐婷. 新疆紫草萘醌类成分的测定及毒性研究[D]. 长沙: 湖南中医药大学, 2015.

[21] 戴冰, 曹璐婷, 肖子曾, 等. 新疆软紫草石油醚提取物对小鼠及其靶器官的毒性影响[J]. 中药药理与临床, 2015, 31(01): 147-150.

[22] 詹志来, 胡峻, 刘谈, 等. 紫草化学成分与药理活性研究进展[J]. 中国中药杂志, 2015, 40(21): 4127-4135.

[23] 桂春, 陈蒙华, 林松, 等. 乙酰紫草素对培养大鼠心肌细胞的毒性作用[J]. 中药药理与临床, 2010, 26(06): 33-36.

[24] 李冷, 钟晓琴, 卢传坚, 等. 紫草素对人角质形成细胞 HaCaT 增殖抑制以及细胞毒性的初步研究[J]. 时珍国医国药, 2017, 28(04): 857-860.

[25] 李啸红, 杨柳, 姬可平, 等. 中药紫草的遗传毒性实验研究[J]. 中国生育健康杂志, 2003, 14(3): 167-169.

[26] 李蔚仑, 李军生, 黄国霞, 等. 乙酰紫草素的潜在毒性机理研究及毒性评价[J]. 食品工业, 2015, 36(05): 174-178.

[27] 何育霖, 杨雨婷, 何贝轩, 等. 紫草素对斑马鱼胚胎毒性和血管抑制作用[J]. 中成药, 2016, 38(02): 241-245.

第四章
软坚散结药

八角莲

【来源】 小檗科鬼臼属多年生草本植物植物八角莲 *Dysosma versipellis*（Hance）M. Cheng ex T. S. Ying 的根茎[1]。别名鬼臼、八角七、独脚莲、江边一碗水等。

【性味与归经】 味甘、微苦，性凉。归肺、肝经。

【功能与主治】 化痰散结，祛瘀止痛，清热解毒。主治咳嗽、咽喉肿痛、瘰疬、瘿瘤、痈肿、疔疮、毒蛇咬伤、跌打损伤、痹证。

【药理作用】

1. 抗肿瘤作用

鬼臼毒素是八角莲的主要活性成分，研究发现其对大多数癌症细胞通过抑制细胞有丝分裂装置中的微管组装以及促进细胞凋亡，而具有抗肿瘤活性[2]。鬼臼毒素对多种肿瘤细胞均有抑制作用，如人前列腺癌细胞、胃癌细胞、PC3、Bcap-37 和 BGC-823 肿瘤细胞等。Dipyllin 对人乳腺癌细胞具有很好的抑制作用，毒性与鬼臼毒素相比，明显低于鬼臼毒素[4]。槲皮素是八角莲中的活性成分之一，通过影响细胞分裂来抑制胰腺癌细胞的增殖分化[5]。此外，芦丁、山柰酚等化合物对三阴性乳腺癌细胞具有一定的抑制作用[6]。

2. 抗病毒作用

体外抗病毒活性研究显示有机酸类化合物普遍不具有抗病毒活性，黄酮类化合物大都具有一定的抗病毒活性[7]。山柰酚、苦鬼臼毒素与八角莲注射剂对柯萨奇 b 病毒（CBV）、单纯疱疹病毒两种病毒均有抑制作用，槲皮素-3-*O*-*β*-呋喃葡萄糖苷仅对单纯疱疹病毒有抑制作用，同时八角莲注射剂能抗 CB1-6V，而山柰酚只能抗 CB1-3V，苦鬼臼毒素抗 CB1-4V、CB1-5V，说明它们都是八角莲的抗病毒有效成分[8]。

3. 抗菌作用

内生真菌普遍存在于药用植物体中，在与宿主植物长期共生中，二者协同进化，往往会产生与其相同或相似的成分[9]。八角莲水煎剂对金黄色葡萄球菌有一定的抑制作用，对五步蛇咬伤也有治疗效果[10]。牵连青霉能产生鬼臼毒素或类似物[11]。DV04 对金黄色葡萄球菌、大肠杆菌和白色念珠菌均有抑制作用，具有一定的潜在价值。DV05 只对金黄色葡萄球菌有一定的抑制作用[12]。

【毒理作用】

1. 急性毒性

大鼠急性八角莲中毒后，在光和电镜下主要器官（脑、心肝、肾）的病理学改变结果显示神经元胞质疏松，细胞膜及核膜结构破坏，胞质明显水肿细胞器大多已破坏、大部分尼氏小体消失；心肌细胞肿胀，润盘及横纹结构消失；肝细胞水肿、气球样变；肾近曲小管上皮细胞肿胀，管腔内见蛋白质样红色淡染物质[13]。

2. 神经系统毒性

鬼臼毒素既是八角莲的主要活性成分，又是其主要毒性成分，给成年雄性沙田鼠腹腔注射 10mg/kg 或 15mg/kg 鬼臼毒素后，脊髓后柱神经元内尼氏小体减少，周围神经纤维轴索受损严重，脊髓前柱运动神经元水肿等现象出现，表现出明显的神经系统中毒[14]。八角莲中毒也可引起中枢神经系统抑制，不仅导致神经元代谢障碍，且神经元核周合成可溶性轴浆、微管、神经丝的能力下降及由此所致轴浆转运动力的改变均加重了轴索变性的程度[15]。八角莲对整个中枢神经系统具有先兴奋后抑制作用，有报道称误饮八角莲药酒致中毒性脑病，其主要表现为弥漫性中枢神经系统毒性作用[16]。

3. 心血管系统毒性

从八角莲中提出的结晶性成分对离体蛙心有兴奋作用，可使心律不齐，最终停止于收缩期；对兔耳血管有舒张作用，对蛙后肢血管、家兔小肠及肾血管有轻度收缩作用，具有心血管系统毒性[14]。八角莲中毒致房颤、凝血障碍死亡的临床案例显示，其特征为明显心脏毒性先呈快速性房颜、急性左心衰，后心跳骤停与脑疝及高钾血症有关[17]。

4. 肝毒性

分别给予 SD 大鼠八角莲水提液与醇提液连续灌胃 3d 后发现，超氧化物歧化酶（SOD）的活性降低，丙二醛（MDA）、大鼠活性氧簇（ROS）、丙氨酸转氨酶（ALT）、天门冬氨酸氨基转移酶（AST）、γ-谷氨酰转移酶（γ-GT）及肿瘤坏死因子 α（TNF-α）、白细胞介素-6（IL-6）含量升高，产生明显的毒性，可能与影响自由基及炎症因子有关[18]。

【参考文献】

[1] 国家中医药管理局《中华本草》编委会. 中华本草. 3[M]. 上海: 上海科学技术出版社; 1999; 304.

[2] Xu H, Lv M, Tian X. A review on hemisynthesis, biosynthesis, biological activities, mode of action, and structure-activity relationship of podophyllotoxins: 2003-2007[J]. Curr Med Chem, 2009, 16(3): 327-349.

[3] Lim S, Grassi J. Akhmedjanova V, et al. Reversal of P-glycoprotein-mediated drug eflux by eudesmin from Haplophyllum perforatum and cytotoxicity pattern versus dipyllin, podophyllotoxin and etoposide[J]. Planta medica, 2007, 73(15): 1563-1567.

[4] Nwaeburu C C, Abukiwan A, Zhao Z, et al. Quercetin-induced miR. 200b-3p regulates the mode of self-renewing divisions in pancreatic cancer[J]. Molecular cancer, 2017, 16(1): 23.

[5] Varghese E, Samuel S M, Abotaleb M, et al. The “yin and yang” of natural compounds in anticancer therapy of triple-negative breast cancers[J]. Cancers, 2018, 10(10): 346.

[6] 段瑞刚. 八角莲愈伤组织的系统化学成分分析及其生物活性研究[D]. 哈尔滨: 黑龙江中医药大学, 2014.

[7] 姚莉韵, 王丽平. 八角莲水溶性有效成分的分离与抗病毒活性的测定[J]. 上海第二医科大学学报, 1999(3): 234-237.

[8] Kumaran R S, Kim H J, Hur B K. Taxol-producing [corrected] fungal endophyte Pestalotiopsis species isolated from Taxus cuspidata[J]. J Biosci Bioeng. 2010, 110(5): 541-546.

[9] 曾松宁, 徐成东. 药用植物内生真菌及其具宿主相同活性成分的机制初探[J]. 中草药, 2000, 31(4): 3.

[10] 夏提古丽·阿不利孜, 贾晓光, 熊元君, 石磊岭. 八角莲的研究进展[J]. 新疆中医药, 2010, 28(03): 69-72.

[11] 郭仕平, 蒋斌, 苏莹珍, 等. 川八角莲内生真菌产鬼臼毒素类似物的初步研究[J]. 生物技术, 2004, 14(2): 55-57.

[12] 谭小明, 余丽莹, 周雅琴. 濒危药用植物八角莲内生真菌分离鉴定及抗菌活性研究[J]. 中国药学杂志, 2014, 49(5): 363-366.

[13] Chang L W, Yang C M, Chen C F, et al. Experimental podophyllotoxin (Bajiaolian) poisoning: Ⅰ. Effects on the nervous system[J]. Biomed Environ Sci, 1992, 5(4): 283-292.

[14] 应春燕, 钟成. 八角莲中毒机理探讨[J]. 广东药学, 1997, (3): 43.

[15] 龚勋, 张其梅, 李耀彩. 八角莲中毒 17 例患者的临床和电生理特征分析[J]. 中风与神经疾病杂志, 2006, 23(5): 616.

[16] 金钟大, 袁静. 误饮八角莲药酒致中毒性脑病 1 例[J]. 中国中药杂志, 2003, 28 (5): 477.

[17] 陈玉婷. 八角莲中毒致房颤、凝血障碍死亡 1 例[J]. 中国基层医药, 2004, 11(11): 1331.

[18] 杨光义, 王刚, 叶方, 等. 八角莲致大鼠肝毒性机制研究[J]. 中国药师, 2011, 14(12): 1719-1721.

三尖杉

【来源】 三尖杉科三尖杉属植物三尖杉 *Cephalotaxus fortunei* Hook. *f.* 的全株[1]。

【性味与归经】 味苦，性寒。归肺、肝、脾、大肠经。有毒。

【功能与主治】 清热，凉血，抗癌。用于治疗恶性淋巴瘤、白血病、肺癌、胃癌、食管癌、直肠癌，也可治疗目赤、风疹和疮痒等。

【药理作用】

1. 抗肿瘤作用

三尖杉生物碱的抗肿瘤机制主要为抑制蛋白质合成的起始阶段、抑制肽链的延长、抑制蛋白性基因的表达。三尖杉酯碱作用时间的延长能够引起人宫颈癌细胞株HeLa细胞G期缩短、S期延长的时相变化趋势，阻滞G_2期向G期过渡，引起细胞凋亡，实现抗肿瘤作用[1]。高三尖杉酯碱可以导致K562细胞增殖能力和克隆形成能力也同步下降。高三尖杉酯碱能诱导白血病HL-60细胞凋亡，其影响强度与作用时间及剂量呈相关性[2]。进一步进行探究发现，高三尖杉酯碱可以调节Bel-2、Bax、MAPK途径的Caspas-3来启动HL-60细胞凋亡的信号转录[3]。

2. 抗炎作用

采用大鼠佐剂性关节炎（AA）模型，观察高三尖杉酯碱对大鼠佐剂性关节炎模型P物质及TNF-α、IL-1β的影响，实验证明高三尖杉酯碱可能是通过强烈抑制AA大鼠血清与滑膜中的TNF-α、IL-1β的含量，以及血浆、滑膜中P物质的分泌和释放，起到抗炎的作用[4]。

3. 抗病毒作用

高三尖杉酯碱在体外对乙肝病毒有较为明显的抑制作用，其具体机制可能通过抑制病毒蛋白质合成的起步阶段，使核蛋白体分解，从而抑制乙肝病毒HBsAg和HBeAg的生物合成，并同时通过直接抑制HBV DNA的合成代谢和抑制DNA整合酶的活性，抑制乙肝病毒DNA的合成[5]，其抑制作用存在着时间和剂量依赖性。

4. 其他作用

对免疫系统作用：适当剂量的三尖杉酯碱能增强骨髓红系造血功能[6-9]。抗眼内纤维增生：高三尖杉酯碱对人结膜成纤维细胞的增生有抑制和破坏作用。该药可作为治疗眼内纤维增生性疾病的有效药物[10]。抑制皮肤瘢痕组织形成：高三尖杉酯碱可能通过阻断人皮肤瘢痕组织中成纤维细胞DNA和蛋白质的合成从而抑制细胞的增殖[11]。抑制钙调蛋白活性：高三尖杉酯碱能显著抑制细胞钙调蛋白活性，且有剂量依赖性，并且与长春新碱有很明显的协同作用[12]。

【毒理作用】

1. 心脏毒性

用小鼠、兔及犬研究了三尖杉酯碱（HA）和高三尖杉酯碱（HO）的毒性。兔及犬连续给药5d或7d，检测结果发现HA和HO毒性的主要靶器官都是胃肠道、心脏和造血器官，可归因于心功能障碍。用致死剂量时，个别出现轻、中度肝肾损害。间歇地重复给药共三个疗程，未出现其他重大毒性，但心脏及造血功能显示为轻、中度累积性的毒性，毒性与剂量大小平行，可及时发现，停药后是完全可逆的。在至少6周的观察期内未见重大迟发毒性，两药均未见种属间、个体间或与性别有关的毒性性质上的显著差异。HA 与 HO 相比，两者毒性在性质上无重大差别，程度上则 HO 显著大于 HA。

2. 细胞毒性

高三尖杉酯碱对体外培养的 L1210 细胞有杀伤作用，这种对细胞生长的抑制虽非时相特异，但最先发生不可逆损害的是处于 S 期的细胞，被认为三尖杉酯碱的抗白血病作用是基于它的细胞毒样作用。

3. 依时毒性

研究三尖杉酯碱对大鼠血象的依时毒性时发现：不同时辰用药，对白细胞的影响较大，明期用药，白细胞下降 74.1%，而暗期用药仅下降 23.4%，对红细胞、血小板、血红蛋白的依时毒性不明显，提示三尖杉酯碱对大鼠血象的影响具有时辰依赖性。

【参考文献】

[1] 梁前进, 张甦, 郑艳波, 等. 抗肿瘤药物三尖杉酯碱对 HeLa 细胞繁殖的影响以及与 *CenpB* 基因的关系[J]. 生物物理学报, 2009, 21(1): 26-31.

[2] 玉涛, 刘锦涛, 王建秀, 等. 高三尖杉酯碱诱导 HL-60 细胞凋亡过程的研究[J]. 内蒙古医学杂志, 2003, 35(2): 95-97.

[3] 陈春燕, 贾继辉, 潘祥林, 等. 高三尖杉酯碱对 HL-60 细胞凋亡的影响及机制的研究[J]. 中国病理生理杂志, 2004, 20(7): 1183-1186.

[4] 冯红德, 康海英, 宋欣伟, 等. 高三尖杉酯碱对大鼠佐剂性关节炎 SP 及 IL-1β、TNF-α 影响的实验研究[J]. 浙江中医药大学学报, 2008, 32(6): 726-729.

[5] 饶敏, 张淑玲, 董继华, 等. 高三尖杉酯碱等四种药物的体外抑制乙肝病毒的实验研究[J]. 中国病毒学, 2006, 21(3): 284-287.

[6] 马义平, 汪昌雄, 常克秀, 等. 小剂量高三尖杉酯碱佐治狼疮性肾炎的临床观察[J]. 中国医药指南, 2009, 7(20): 66-67.

[7] 季宇彬. 中药有效成分药理与应用[M]. 哈尔滨: 黑龙江科学技术出版社, 2004: 246-249.

[8] 季宇彬. 天然药物有效成分药理与应用[M]. 北京: 科学出版社, 2007: 287-289.

[9] 梁前进, 梁素华, 彭安, 等. 抗白血病药物三尖杉酯碱对 L1210 细胞着丝粒蛋白含量及 *CenpB* 基因表达的影响[J]. 遗传学报, 2003, 30(6): 512-527.

[10] 金玉丹, 罗少军. 高三尖杉酯碱对人皮肤瘢痕组织成纤维细胞增殖的影响[J]. 实用美容整形外科杂志, 1999, 10(3): 123-125.

[11] 卢大用, 曹静懿, 龚镥. 高三尖杉酯碱对兔红细胞膜钙调蛋白的抑制作用[J]. 天然产物研究与开发, 1998, 11(1): 18-19.

[12] 吴淮亮, 翁帼英, 吴朝晖, 等. 三尖杉酯碱脂质体在兔体内的药物动力学[J]. 中国药理学报(英文版), 1994 (01): 85-87.

巴豆

【来源】大戟科巴豆属植物巴豆 *Croton tiglium* L. 的种子。

【性味与归经】味辛辣，性热。归胃、大肠、肺经。有大毒。

【功能与主治】泻下寒积，逐水消肿，祛痰利咽，蚀疮杀虫。主治寒邪食积所致的胸腹胀满急痛，大便不通，泄泻痢疾，水肿腹大，痰饮喘满，喉风喉痹，癥瘕，痈疽，恶疮疥癣，疣痣。

【药理作用】

1. 抗肿瘤作用

巴豆生物碱具有一定的抗肿瘤作用，对人胃腺细胞的增殖有抑制作用。且与时间、药量成正比例关系。巴豆生物碱具有诱导胃癌细胞 SGC-7901 分化的作用，促使癌细胞转向正常化。巴豆生物碱通过在转录水平上调凋亡蛋白的表达，诱导细胞凋亡[1]。因此，巴豆生物碱对人宫颈癌细胞有增殖抑制和诱导细胞凋亡的作用。表明可通过时间、用量依赖性方式促使 G_2/M 期阻滞和抑制细胞有丝分裂，从而诱导人卵巢细胞凋亡[2]。亚油酸与一些脂溶性维生素在共同作用下有着抗肿瘤作用，对乳腺癌、淋巴癌、腹水癌等的抑制效果比较明显。与此同时，研究人员也发现巴豆油、巴豆脂中含有致癌物质。因为巴豆中含有一种二萜类物质，能诱导细胞的病变，巴豆油可使大鼠肝抑制因子下降，诱导癌基因增加，使小鼠宫颈癌病变率增加，与其他致癌物质合用时可大大提高致癌率。

2. 抗炎镇痛作用

根据实验表明，对小鼠胃里灌巴豆制剂，可发现在小鼠白细胞、腹腔毛细血管游走，对热疼痛均有显著效应，抑制小鼠腹腔吞噬细胞的吞噬活性。在抗炎实验中，巴豆对由二甲苯引起的小鼠耳郭肿胀有抑制作用。其二萜类物质能抑制角叉菜胶诱导的慢性炎症。在离体兔回肠实验中，取一段回肠，可发现低浓度的巴豆霜液可增加离体肠平滑肌收缩幅度。在用巴豆霜对实验用鼠进行灌胃实验中，发现在大用量的情况下，巴豆霜对胃肠运动有很明显的推进运动。在同等药量情况下生巴豆的推进作用比烘制巴豆的推进效果好。

3. 对胃肠道系统的作用

巴豆煎液能促进离体兔小肠肠管收缩，紧张性显著增高，收缩幅度变小。巴豆霜液可显著增强兔回肠的收缩幅度。用巴豆煎液给予寒结型便秘小鼠灌胃，可使其排便时间明显缩短，排便粒数明显增加。巴豆燃烟给人吸入后，经胃肠钡透观察，巴豆有促进人体胃肠蠕动、消除胀气的作用。

4. 对脑组织的作用

在研究中发现，许多胃肠激素存在于脑组织中，且最初发现只存在于脑组织中的肽，在胃肠中也存在。这些肽类激素参与胃肠运动的推进，因此根据中西医学上的“胃肠脑学说”，通过改变胃肠异常分泌从而达到治疗效果。除此之外，对治疗狂躁型及抑制型精神病、精神分裂症都有比较好的疗效[3]。

5. 抗菌作用

研究表明巴豆果壳与种子均含有抑菌活性物质，且巴豆果壳相对于种子的抑菌效果更显著[4]。在不同实验条件下，巴豆油的抗菌效果不同。在体外条件下，抗菌效果是十分有限的，探索巴豆油的抗菌效果需考虑巴豆的化学变化及溶解作用对抗菌效果的影响。有实验表明，经分离的巴豆单体化合物对金黄色葡萄球菌、鼠伤寒沙门氏菌有很好的抑制作用。报道称，巴豆其各分离组分具有体外抗结核杆菌的作用，甚至有抗多重耐药结核杆菌的作用[5]。

6. 其他作用

综合其他文献可知，巴豆还有许多药理作用。可杀灭田螺，其中以种仁效果最好。用乙醇提取巴豆仁可溶成分对印鼠客蚤起毒杀作用[6]；对离体兔子宫有轻度抑制作用。对小鼠免疫器官及功能有抑制作用；巴豆中的佛波醇酯能引起血小板的聚集、白细胞的增殖以及具抗白血病的作用。在离体豚鼠胆囊实验中，随巴豆水煎剂剂量依赖性将加快胆囊收缩频率，增加张力，减小收缩波平均振幅[7]。巴豆还具有松弛血管、抗溃疡、降血脂等作用，对面部神经麻痹、肝硬化腹水、风湿性关节炎等疾病具有较好的治疗效果。

【毒理作用】

1. 急性毒性

用10%巴豆霜给小鼠灌胃，LD_{50}为1535mg/kg；40%巴豆霜的LD_{50}是540mg/kg，豆油的LD_{50}是506mg/kg。巴豆油及巴豆霜的大剂量组动物在给药后立即出现活动减少，卧不起，半小时出现死亡。个别动物死前痉跳，较小剂量组动物均出现倦怠、蓬松，有的出现腹泻，未死动物可恢复正常[8]。

2. 遗传毒性

巴豆水提液灌胃，诱发的胚胎小鼠肝细胞微核率明显高于成年小鼠骨髓细胞微核率。巴豆还能通过胎盘屏障，致遗传物质损伤作用对胚胎小鼠更明显[9]。

3. 配伍毒性

配伍牵牛子后，二药的毒性均会增加。巴豆霜本身有泻下、降低免疫功能、抗感染的作用，与牵牛子合用后，泻下作用增强，降低免疫功能作用更明显，而抗感染作用减弱；巴豆霜可使正常小鼠胃黏膜损伤，对理化刺激的反应性降低，单用时未见小鼠死亡，与牵牛子合用后可使小鼠对理化刺激的反应性更低，对胃黏膜伤作用增强，小鼠出现死亡。

4. 致炎作用

内服一滴巴豆油，口腔黏膜与胃便能产生灼烧感和呕吐现象，巴豆蛋白质中含一种蓖麻子的巴豆毒素，使局部细胞换死起到溶血作用。巴豆毒素作为一种剧烈的原形毒物，可引起皮肤黏膜发赤、炎症[10]。12-脱氧巴豆醇酯类化合物有炎症作用[11]，将巴豆油涂于家兔声带上有明显致炎作用。

5. 致泻作用

用巴豆霜给小鼠灌胃，明显增强胃肠推进运动，促进肠套叠的还纳作用。在离体兔回肠试验中，巴豆霜可显著增加回肠的收缩幅度。而用巴豆油给小鼠灌胃，剂量由第 1 日 0.25mg/只递增至第 10 日 2mg/只，可诱导小鼠小肠组织中蛋白质差异表达，从而使小鼠胃肠运动增强。用巴豆油经胃管向狗胃内注入后，诱发类正常消化间期综合肌电Ⅲ相。这与 α 受体、β 受体无关，但迷走神经起一定的调节作用。用巴豆油水解液给小鼠灌胃，促进小鼠小肠推进。而巴豆油或巴豆霜灌胃也有效。等量巴豆油对小鼠肠推进促进作用强于巴豆霜，毒性小于巴豆霜[12]。

【参考文献】

[1] 许群，方轶萍，赵小迎，等. 巴豆生物碱上调 TRAIL 配体、caspase-8 的表达诱导 HeLa 细胞凋亡的体外研究[J]. 海峡药学, 2011, 23(2): 179-184.

[2] 赵小迎，陈俊，蔡平生. 巴豆生物碱抑制卵巢癌细胞增殖和诱导其凋亡的实验研究[J]. 中国全科医学, 2010, 13(21): 2345-2348.

[3] 孙兴望. 中药巴豆霜在治疗精神分裂症中的药理作用[J]. 中国误诊学杂志, 2009, 9(7): 1758-1758.

[4] 胡林峰，韩会娟，朱红霞，等. 巴豆提取物抑菌活性初步研究[J]. 湖南农业科学学报, 2011(7): 78-79.

[5] 曾宝，黄孟秋，唐君苹，等. 巴豆炮制新工艺及其生品与炮制品的对比研究[J]. 中药材，2012，35(3): 371-375.

[6] 吴新安，赵毅民. 巴豆属植物化学成分及药理作用研究进展[J]. 天然产物研究与开发, 2004, 16(5): 467-472.

[7] 赵云飞. 巴豆属植物的化学成分、药理作用及临床应用概述[J]. 贵州畜牧兽医, 2008, 32(4): 18-20.

[8] 王毅，张静修. 巴豆霜的新制法及其急性毒性试验[J]. 中药材, 1993, 16(4): 24-27.

[9] 李啸红，李娟，张艳，等. 巴豆对小鼠骨髓及胚胎肝细胞微核率的影响[J]. 中国优生与遗传杂志，2002, 10(3): 43-47, 49.

[10] 王磊，刘振，高文远，等. 巴豆中佛波醇酯类成分及其生物活性研究进展[J]. 中成药, 2012, 34(8): 1574-1580.

[11] 江苏新医学院. 中药大词典. 上册[M]. 上海: 上海科学技术出版社, 1986.

[12] 万莉，周振海. 巴豆的药理研究进展[J]. 江苏中医药, 2003, 24(11).

甘遂

【来源】 大戟科大戟属植物甘遂 *Euphorbia kansui* T. N. Liou exT. P. Wang 的块根。

【性味与归经】 味苦，性寒。归肺、肾、大肠经。有毒。

【功能与主治】 泻水逐饮，消肿散结。用于水肿胀满、胸腹积水、痰饮积聚、气逆咳喘、二便不利、风痰癫痫、痈肿疮毒。

【药理作用】

1. 抗肿瘤作用

甘遂提取物可明显抑制小鼠肿瘤瘤株 Hep 和 S180 瘤细胞的生长[1]，且对人上皮样肝癌 BEL-7402 细胞的生长也有明显的抑制作用，效果随提取物浓度的增加而递增，故推测甘遂提取物可能通过破坏肿瘤细胞的细胞膜和线粒体进而抑制肿瘤细胞的生长[2]。甘遂大戟萜酯 A 和大戟萜酯 B 对 P338 淋巴细胞均有抑制作用。另外，甘遂大戟萜酯 A 还对一些人体癌细胞有选择性细胞毒性，包括非小细胞肺癌、结肠癌、黑色素瘤、肾脏癌细胞及白血病等[3]。从甘遂 95%的醇提物中得到的甘遂大戟萜酯也有显著的抗白血病作用[4]。甘遂的醇提取物及不同极性溶剂萃取物对体外培养的 MCF-7 肿瘤细胞都有显著的抑制作用，而甘遂的乙酸乙酯和环己烷萃取物仅在高浓度时对 A549 和 HepG2 细胞增殖有抑制作用，所以甘遂抗肿瘤成分可能存在于乙酸乙酯及环已烷的萃取部位[5]。

2. 抗炎作用

在大鼠急性出血坏死性胰腺炎（AHNP）模型上，甘遂能显著减少肠腔游离细菌总数、降低肠腔内毒素含量，而且可以吸收腹腔（或血液）中的内毒素自肠道排出，从而发挥其阻碍 AH-NP 时细菌、内毒素易位的作用[6]。

3. 对胃肠道系统的作用

60%的甘遂醇提取物对家兔的离体回肠平滑肌张力有兴奋作用，表现为肠道的蠕动大幅度增加，强度增强[7]。甘遂提取物会促进小鼠腹泻，抑制小肠平滑肌收缩，引起肠黏膜炎症反应[8]。小鼠口服生甘遂或炙甘遂的混悬液或乙醇浸膏均有较强的泻下作用，炮制后泻下作用显著减弱。甘遂属刺激性泻下作用，能刺激肠管，促进肠蠕动，增加肠道内肠液，加速肠内容物的推动，产生泻下作用[9]。

4. 抗病毒作用

近年的研究表明，甘遂提取物对肺炎、肝炎以及流感病毒等具有显著的抑制作用。甘遂醇提取物中的 4 种二萜类化合物甘遂大戟萜酯 A、13-十一酰基-3-(2,4-二甲基丁酰基)巨大戟萜酯、3-(癸-2,4-二烯酰基)巨大戟萜酯及甘遂大戟萜酯 A 均对鸡新城疫病毒有明显的抑制作用[10]；并给感染流感病毒亚甲型小鼠肺炎适应株 FM1 的小鼠灌胃这 4 种化合物，均表现出有效的体内抗病毒活性[11]，这些成分的抗病毒活性可能是通过刺激淋巴细胞的增殖，进而增强杀伤病毒感染细胞的能力而实现的[12]。另外，从甘遂中得到的巨大戟二萜醇型二萜酯类化合物对人类免疫缺陷病毒（HIV）也有很强的抑制作用[13]。

5. 对免疫系统的作用

甘遂的粗提取物能够明显抑制绵羊红细胞（SRBC）诱导的迟发型超敏反应，说明甘遂对免疫系统有抑制作用[14]。

6. 利尿作用

临床无论是用炙甘遂研末内服治疗肾脏水肿，或是采用甘遂散外敷治疗不同疾病引起的小便不利，均能达到通利小便的效果，其利尿效果可能与机体的机能状态有关。甘草制甘遂能保留生甘遂的利尿活性，醋制甘遂利尿作用不明显[10]。

7. 抗生育作用

甘遂注射液具有抗生育、引产的作用[15]，并且甘遂药材和含甘遂复方制剂对小鼠均有终止中期妊娠的作用[16]。对甘遂注射液中起引产作用的有效成分进行研究，发现其为四环三萜类化合物，并进一步确定为大戟二烯醇[17]。

8. 抑制细胞分裂的作用

从甘遂根的提取物中分离出的 9 种巨大戟二萜醇型化合物均具有非常显著的抑制胚胎细胞分裂的活性，而 3 种假白榄酮型化合物只有甘遂宁 B 显示这一活性[18]。大部分抑制细胞分裂的二萜类化合物也具有抑制拓扑异构酶Ⅱ的活性[19]。大戟烷/甘遂烷型三萜类化合物中，C-7 位有酮羰基的 4 种化合物显示出一定的抑制细胞分裂的活性[20]。

9. 抗氧化作用

甘遂具有抗氧化和抗疲劳的特性，甘遂提取物中半乳糖苷和葡萄糖苷衍生物可以增强超氧化物歧化酶和谷胱甘肽过氧化酶的活性，减少过氧化物和羟基乙基的产生，抑制脂质过氧化增加，对小鼠运动导致的氧化压力具有一定的保护作用[21]。

【毒理作用】

1. 肝肾毒性

对家兔连续给药 7d，第 8d 处死病检，心肝肾有一定的中毒性组织学改变[22]。

2. 胚胎毒性

甘遂注射液 5mg/kg 和 1mg/kg 剂量均有明显胚胎毒性，但对存活胎仔无致畸作用；致突变试验为阴性结果，包括小鼠骨髓细胞染色体畸形分析和基因突变试验[23]。

3. 胃肠道毒性

甘遂能刺激肠道，增加肠蠕动，对黏膜有较强的刺激作用，引起炎症、充血及蠕动增加，并有凝集、溶解红细胞及麻痹呼吸和血管运动中枢的作用。

4. 皮肤毒性

甘遂含有的大戟二萜醇类化合物有皮肤刺激作用[24]。

5. 配伍毒性

长期使用甘遂对大鼠肾脏具有明显的毒性作用，甘草与甘遂配伍具有减轻甘遂对肾脏毒性作用的功效，且与甘草的比例有关[25]。

【参考文献】

[1] 陈亮，于志敏．甘遂提取物对肿瘤瘤株 Hep、S180 的抑制作用观察[J]. 中国现代医药杂志, 2008, 10(7): 6-8.

[2] 陈亮．甘遂提取物对人上皮样肝癌 BEL-7402 的体外实验研究[J]. 西北植物学报, 2008, 28(9): 1889-1892.

[3] 刘春安，彭明．抗癌中草药大辞典[M]. 武汉：湖北科学技术出版, 1994.

[4] Wang L Y, Wang N L, Yao X S, *et al.* Kansuinone, a novel euphane-type triterpene from *Euphorbia kansui* [J]. Nat Prod, 2003, 66: 630-633.

[5] 曹艳，周云云，宋成武，等．甘遂醇提取物及不同极性溶剂萃取物对肿瘤细胞增殖的影响[J]. 医学导报, 2010, 29(11): 1416-1418.

[6] 吴飞跃，朝明，吕新生．内毒素对急性出血坏死性胰腺炎早期细菌易位的影响及甘遂治疗作用的实验研究[J]. 中国普通外科杂志, 1996, 5(2): 65.

[7] 宗倩倩，唐于平，沈祥春，等．甘遂醇提物对家兔离体回肠平滑肌张力的影响[J]. 中药新药与临床药理, 2008, 9(6): 438-440.

[8] Chai Y S, Hu J, Wang X K, *et al. Euphorbia kansui* roots induced-diarrhea in mice correlates with inflammatory response [J]. Chin J Nat Med, 2013, 11: 231-239.

[9] 聂淑琴，李泽琳，梁爱华，等．炮制对甘遂、牛膝、苦杏仁特殊毒性及药效的影响[J]. 中国中药杂志, 1996, 21(3) 153.

[10] 郑维发．甘遂醇提物中 4 种二萜类化合物的体内抗病毒活性研究[J]. 中草药, 2004, 35(1): 65-68.

[11] Zheng W F, Cui Z, Zhu Q. Cytotoxicity and activity of the compounds from *Euphorbia kansui* Liou [J]. Planta Med, 1998, 64(8): 754-756.

[12] 郑维发，陈才法，朱爱华．甘遂醇提物抗流感病毒 FM1 有效部位的筛选[J]. 中成药, 2002, 24(5): 362-365.

[13] FujiWara M, Ijichi K, Konno K, *et al.* Ingenol derivatives, ingredient of 'Kansui', are highly potent inhibitor of HIV[J]. Antivir Res, 1995, 26(3): 228.

[14] 李嗣英．甘遂对小鼠免疫功能的影响[J]. 中国药理通讯, 1989, 6(2): 10.

[15] 韩向阳．中药甘遂注射液妊娠中期引产效果的观察[J]. 哈尔滨医科大学学报, 1979, 13(4): 21-29.

[16] 韩向阳．中药甘遂抗生育作用研究及其临床应用[J]. 医学研究通报, 1980, 9(5): 8-11.

[17] 王秋静，于小风，刘宏雁，等．复方甘遂制剂宫内给药终止动物中期妊娠及毒性实验[J]. 白求恩医科大学学报, 1994, 20(5): 461-463.

[18] 韩燕燕．中药甘遂抗生育作用的研究进展[J]. 黑龙江中医药, 2011(3): 57-59.

[19] Wang L Y, Wang N L, Yao X S, *et al.* Diterpenes from the roots of *Euphorbia kansui* and their *in vitro* effects on the cell division of *Xenopus* [J]. Am Chem Soc Am Soc Pharm, 2002, 65: 1246-1251.

[20] Miyata S, Wang L Y, Yoshida C, *et al.* Inhibition of cellular proliferation by diterpenes, topoisomerase Ⅱ inhibitor [J]. Bioorg Med Chem, 2006, 14: 2048-2051.

[21] Wang L Y, Wang N L, Yao X S, *et al.* Euphane and tirucallane triterpenes from the roots of *Euphorbia kansui* and their *in vitro* effects on the cell division of *Xenopus*[J]. J Nat Prod, 2003, 66: 630-633.

[22] Yu F, Lu S Q, Yu F, *et al.* Protective effects of polysaccharide from *Euphorbia kansui* (Euphorbiaceae)on the swimming exercise-induced oxidative stress in mice [J]. Can J Physiol Pharmacol, 2006, 84: 1071-1079.

[23] 吴坤，陈炳卿，张桂荃，等．中药甘遂注射液的毒性试验研究[J]. 哈尔滨医科大学学报, 1990, 24(6): 3.

[24] Shen J, Kai J, Tang Y, et al. The Chemical and Biological Properties of Euphorbia kansui[J]. Am J Chin Med. 2016, 44(2): 253-273.

[25] 孙逸雨，张腾，杨霄，等．甘草甘遂不同配伍比例对大鼠肾功能的影响[J]. 承德医学院学报, 2015, 32(01): 8-10.

全蝎

【来源】 钳蝎科动物东亚钳蝎 *Buthus martensi* Karsch. 的全体[1]。

【性味与归经】 味辛，性平。归肝经。有毒[1]。

【功能与主治】 祛风止痉，通络止痛，攻毒散结。主治小儿惊风、抽搐痉挛、中风口㖞、半身不遂、破伤风、风湿顽痹、偏正头痛、牙痛、耳聋、痈肿疮毒、瘰疬痰核、蛇咬伤、烧伤、风疹、顽癣[1]。

【药理作用】

1. 抗肿瘤作用

现代药理研究证实，全蝎对多部位癌细胞的生长有抑制作用，全蝎组织提取物中的类组胺成分能够阻碍肿瘤生长，对胃癌细胞株有着抑制作用[2]。河南民间曾有人通过口服蝎毒稀释液来治疗肝癌与食管癌，用全蝎极细末治疗鼻咽癌及其他肿瘤[3]。马氏钳蝎中提取的蝎毒（SVC）对人食管癌、喉癌和宫颈癌细胞有明显的生长抑制及杀伤作用[4]，且可以抑制 Eca109 细胞生长。将 SVC 分离纯化可得到 SVCⅡ和 SVCⅢ，二者对于癌细胞具有明显的杀伤作用，有实验证明二者能够抑制癌细胞克隆形成及生长速率，高浓度的 SVCⅡ、SVCⅢ可以使 Eca109 细胞 MI 减低，且 SVCⅢ对 Eca109 细胞的杀伤作用强于 SVCⅡ[5]。临床应用 SVCⅢ时对喉癌的治疗效果要优于直肠腺癌[6]。在东亚钳蝎蝎毒中提取分离出的蝎毒多肽提取物（PESV）有着很强的抑瘤活性，能够防止小鼠 Lewis 肺癌转移与发展，并且可以有效地缩小肿瘤的体积，减少肺表面转移灶的数目[7]。此外，PESV 对小鼠 S180 肉瘤和 H22 肝癌的生长也具有抑制作用，可避免肝癌、前列腺癌和胰腺癌细胞发生转移[8]。

2. 镇静、抗惊厥及抗癫痫作用

研究发现[9]，蝎毒中提取的抗癫痫肽（AEP）对药物引起的小鼠惊厥发作有不同程度的缓解作用，其机制是由于 AEP 依赖与脑突触体单胺类神经递质的存在。全蝎醇提物对灌胃小鼠最大电休克惊厥（MES）模型的抗惊厥能力最强，效价最大，作用持续 7h。将全蝎进行醇提、热提、冷提后获得的镇静、抗惊厥效果显著，小鼠惊厥潜伏期明显增加，小鼠惊厥发生概率减少，死亡率降低。

3. 镇痛作用

大量研究表明，蝎毒的镇痛效果强于吗啡，对于各种疼痛都能够减轻，而且无成瘾性，有助于修复受损的神经，可以有效减轻内脏痛、躯体疼痛和癌性疼痛等。

蝎毒蛋白注射液的镇痛效果随着用药时间的延长而增加，且蝎毒具有一定的抗肿瘤作用[10]。从全蝎粗毒中分离出一种镇痛物质 SAP，其可以减轻中枢性疼痛，对于吗啡耐受的大鼠，SAP 仍有较强的镇痛能力[11]。

4. 抗凝血作用

现代医学认为血栓的出现可能与血管壁受损、凝血机制异常、血小板功能改变、血流动力学及纤溶活性等因素有关[12]。东亚钳蝎蝎尾部分泌出的毒素可分离提取出蝎毒活性肽（SVAPs），SVAPs 能够促进内皮细胞释放前列环素（PGI2）、NO、组织纤溶酶原激活物（t-PA），具有抗血小板聚集的作用[13]。各种工艺提取的全蝎成分均具有抗凝血及溶栓作用，通过仿生酶解法得到的全蝎提取物结果最优[14]。全蝎纯化液能明显降低造模后的血栓素 B2（TXB2）水平，促使 PGI2 合成，有效修复血管内皮组织的前列环素酶合成功能，抑制血小板的黏附与释放，使 TXB2 和 6-酮-前列腺素 F1α 维持平衡，预防血栓的形成[15]。蝎毒纤溶活性肽（SVFAP）能够作用于血管内皮细胞，可以增强 t-PA 的活性，降低纤溶酶原激活物抑制剂-1（PAI-1）的活性，升高 t-PA/PAI-1 比值，表现出促内源性纤溶而发挥抗凝、溶栓作用[16]。全蝎纯化液可以影响凝血机制，活化部分凝血活酶时间、凝血酶原时间和凝血酶时间延长，能够直接阻抑凝血酶-纤维蛋白原反应，并且显著抑制内源性及外源性凝血系统，全蝎纯化液作用于静脉血栓形成大鼠模型后，其血栓重量明显减少[17]。

【毒理作用】

1. 肝肾功能损伤

口服蝎毒康口服液 2 个月后会出现尿色深如浓茶、巩膜皮肤黄染，化验肝功能各项指标增高，出现药源性肝损害[18]。口服全蝎酒后出现尿量减少及双下肢伴阴囊浮肿，发生肾损害[19]。

2. 神经系统毒性

全蝎最重要的作用是抗惊厥。中毒后可使中枢神经系统麻痹，早期症状表现为头痛、头昏、烦躁不安，继则陷入昏迷状态，最后多因呼吸中枢麻痹而死亡。

3. 心血管系统毒性

血压明显下降，并伴有心悸、心慌。

4. 呼吸系统毒性

对呼吸抑制麻痹的结果以及毒素的作用，可导致急性肺水肿的发生，出现大量泡沫痰阻塞呼吸道、两肺满布痰喘鸣、呼吸严重困难、全身发绀。

5. 消化系统毒性

可在早期表现出胃肠刺激征，出现恶心、呕吐、腹痛，并逐渐加重。严重时可引起胃肠道出血。

6. 泌尿系统毒性

临床有报道全蝎中毒引起二阴瘙痒、小便涩痛不利等症状。

7. 过敏反应

症状为周身不适、奇痒，搔后皮肤起红色团或丘疹，并融合成片，伴见发热、憋闷、纳差、尿黄、便干、目赤痛、畏光、眼睑浮肿、眼睑见点状脓点。1例42岁男患因偏头痛服用含全蝎汤药治疗，该患曾有虾过敏史，服药半小时后出现头晕、全身皮肤潮红瘙痒伴散在性风团及斑疹，呼吸困难[20]。

【参考文献】

[1] 廖丽锦, 张欧. 浅淡全蝎的不良反应与治疗[J]. 国际医药卫生导报, 2006, 12(7): 85-86.

[2] 朱宏, 梁良. 全蝎组织提取物抗肿瘤活性的研究[J]. 中华中医药学刊, 2014, 32(12): 3039-3041.

[3] 孔天翰, 董伟华, 田中岭. 全蝎及蝎毒抗肿瘤研究进展[J]. 河南肿瘤学杂志, 1994, 7(3): 244-247.

[4] 李永浩, 卢冬彦, 叶小卫, 等. 全蝎、蜈蚣水煎剂抗小鼠 Lewis 肺癌及其对免疫器官的影响[J]. 中药新药与临床药理, 2015, 26(3): 311-314.

[5] 董伟华, 孔天翰, 郑智敏, 等. 河南马氏钳蝎粗毒对体外培养的人食管癌细胞株(Eca109)的毒性[J]. 中国病理生理杂志, 1992, 8(1): 25-28.

[6] 臧梦维, 董伟华, 孔天翰, 等. 马氏钳蝎蝎毒分离组分Ⅲ体外抗癌活性的实验研究[J]. 中国病理生理杂志, 1996, 12(1): 72-77.

[7] 徐林, 张维东, 王兆朋, 等. 蝎毒多肽提取物对小鼠Lewis肺癌生长转移的抑制作用[J]. 山东大学学报(医学版), 2010, 48(1): 82-84, 93.

[8] 张力冰, 张维东, 王朝霞, 等. 蝎毒多肽提取物体外抑制胰腺癌细胞侵袭转移及相关机制[J]. 中国药理学通报, 2009, 25(6): 820-824.

[9] 于家琨, 张景海, 王起振, 等. 东亚钳蝎毒抗癫痫肽作用机制研究[J]. 沈阳药学院学报, 1993, 10(1): 55-59.

[10] 沈小珩, 许建中, 朱伟嵘, 等. 蝎毒注射液治疗癌痛[J]. 中国癌症杂志, 2001, 11(3): 8-12.

[11] 陈京红, 刘崇铭, 张景海. 蝎毒镇痛活性肽镇痛作用的研究[J]. 中国疼痛医学杂志, 1997, 3(4): 219-222.

[12] 周芃. 毛葡萄提取物的抗血栓作用及机制研究[D]. 苏州: 苏州大学, 2009.

[13] 宋益民, 李学坤, 王锡岭, 等. 蝎毒活性肽对兔血液流变性的影响[J]. 中国血液流变学杂志, 2002, 12(3): 185-187.

[14] 代龙. 全蝎不同工艺提取物抗凝血及溶栓作用的比较研究[J]. 西北药学杂志, 2009, 24(2): 114-116.

[15] 石雕, 吴萍, 黄莺, 等. 全蝎纯化液对大鼠静脉血栓形成 TXB-2、6-keto-PGF-(1α)的影响[J]. 中西医结合心脑血管病杂志, 2012, 10(6): 705-706.

[16] 王巧云, 吕欣然. 蝎毒纤溶活性肽对血管内皮细胞分泌纤溶因子的影响[J]. 现代中西医结合杂志, 2004, 13(11): 1434-1435.

[17] 彭延古, 徐爱良, 黄莺, 等. 全蝎纯化液对静脉血栓形成大鼠纤溶和凝血系统的影响[J]. 中国中医药信息杂志, 2011, 18(3): 47-48.

[18] 雷力力, 荆洪英, 张立志. 蝎毒康口服液致肝损害[J]. 药物不良反应杂志, 2007, 9(6): 442.

[19] 荆晓江. 饮用毒蝎泡酒致肾损害 1 例[J]. 中国实用内科杂志, 2004, 24(9): 571.

[20] 廖丽锦, 张欧. 浅淡全蝎的不良反应与治疗[J]. 国际医药卫生导报, 2006, 12(7): 85-86.

威灵仙

【来源】毛茛科植物威灵仙 *Clematis chinensis* Osbeck.、棉团铁线莲 *Clematis hexapetala* Pall.、东北铁线莲 Clematis manshurica Rupr. 的干燥根及根茎。

【性味与归经】味辛、咸，性温。归膀胱经。

【功能与主治】本品辛散温通，苦温除湿，走散力强，为风湿痹症常用之品，但不宜久服，以防伤正。此外，味咸可软化鱼骨，温燥又能除痰。

【药理作用】

1. 抗肿瘤作用

威灵仙的总皂苷部位有较好的抗肿瘤活性[1]，对体外培养的瘤柱 EAC、S180A 和 HepA 细胞有杀伤作用，给药浓度越大，作用越强；此外还对小鼠移植肉瘤 S180 有一定抑制作用。东北铁线莲 30%乙醇提取物的正丁醇层可以抑制由癌基因抑活药诱导引起的大鼠软骨细胞的多种 Bcl-2 抗凋亡家族蛋白 Bcl-xL 和 Bcl-2 的下调以及 Bcl-2 促凋亡家族蛋白 Bax 的上调，同时也抑制癌基因抑活药诱导引起的大鼠软骨细胞线粒体前体抗凋亡蛋白 14-3-3 的下调，起到抑制由癌基因抑活药诱导引起的大鼠软骨细胞的凋亡的作用[2]。

2. 抗炎作用

威灵仙注射液能松弛豚鼠回肠，并能对抗组胺和乙酰胆碱引起的回肠收缩反应；还能明显减少冰醋酸所致的小鼠扭体次数，延长潜伏期；能显著抑制二甲苯引起的小鼠耳郭肿胀和纸片引起的大鼠肉芽组织生长[3]。威灵仙煎剂能显著减轻二甲苯致小鼠耳郭肿胀值，具有抑制毛细血管通透性作用；大剂量灌服对 10%蛋清所致大鼠足部致炎模型有一定的保护作用[4]。其抗炎作用还与其所含皂苷的种类及含量有关[5]。

3. 镇痛作用

威灵仙注射液及其大剂量煎剂对冰醋酸引起的小鼠扭体具有抑制作用，表现出显著的镇痛作用[6]。威灵仙煎剂对热刺激引起的疼痛反应能显著提高小鼠的阈值，并且酒炙品的镇痛作用较强且持久[4]。

4. 抗微生物作用

威灵仙抗菌抑菌活性成分主要是白头翁素和原白头翁素。原白头翁素不稳定，易聚合为白头翁素；白头翁素具有显著的抗菌作用，对葡萄球菌、链球菌、白喉杆菌的抑菌浓度为 1∶12500，对结核杆菌为 1∶50000，对大肠杆菌也有类似抑菌作用，对革兰氏阴性菌有效，与链霉素有协调作用，且有强的杀真菌活性的作用[7]。

5. 降血压、抗利尿作用

威灵仙 50 %浸膏对离体蟾蜍心脏有先抑制后兴奋的作用，浸剂的药效比煎剂约大 3～5 倍，且能使被麻醉了的狗的血压下降；50%煎剂 0.2mL 约相当于垂体后叶素 0.1 单位的抗利尿作用，且作用时间较长，此作用可能与血压下降、肾血管收缩作用有关[8]。

【毒理作用】

1. 肾毒性

威灵仙治疗痛风及高尿酸血症往往需要长期服药。威灵仙在规范剂量下使用是安全的，无明显肾功能和肾结构的改变。但大剂量长期应用可引起肾损伤，损伤的部位主要位于肾小管及肾间质部。研究发现，给药 26 周时高剂量组肾损害主要表现为局部肾小囊腔和肾小管腔明显收缩变小，肾小囊壁周围间质增生，皮质部局部肾小体周边间质增生，淋巴细胞明显增多等，提示长期大剂量服用威灵仙会导致肾组织病理损害[9]。

2. 其他毒性

白头翁素对中枢神经系统有先兴奋后抑制作用，对皮肤及黏膜也有强刺激作用，接触皮肤可致发红、瘙痒，内服可引起恶心呕吐、腹泻、血尿和蛋白尿。当血中威灵仙浓度达到 2 mg/mL 以上时，可刺激喉头；使内脏血管收缩，末梢血管扩张，血压下降。本药中毒后潜伏期为 2～4h，表现为口腔黏膜及口咽部充血、灼热、肿胀，吞咽困难，头晕、恶心、呕吐、腹痛、水泻，呼吸困难，心悸，严重者可引起胃、肠道出血，呕血和便血，面色苍白，出汗，烦躁不安，血压下降，心房传导阻滞，甚至导致死亡。

【参考文献】

[1] 邱光清，张敏，杨燕军. 威灵仙总皂苷的抗肿瘤作用[J]. 中药材, 1999, 22(7): 351.

[2] Lee S W, Choi S M, Chang Y S, et al . A purified extract from Clematis mandshurica prevents staurosporininduced downregulation of 14-3-3 and subsequent apoptosis on rat chondrocytes [J]. J Ethnopharmacol, 2007, 111(1): 213.

[3] 张蕴毅，张宏伟，李佩芬，等. 威灵仙的解痉抗炎镇痛作用[J]. 中成药, 2001, 23(11): 808.

[4] 张余生，陈兔林. 炮制对威灵仙镇痛抗炎作用的影响[J]. 中药材, 2001, 24(11): 815.

[5] 魏敏吉. 化学模式识别评价中药威灵仙质量的研究[J]. 药学学报, 1991, 26(10): 772.

[6] 耿宝勤，徐继红，庄贤韩. 威灵仙治疗胆囊炎的实验研究[J]. 浙江医科大学学报, 1997, 26(1)13.

[7] 国家医药管理局中草药情报中心站, 植物有效成分手册[M]. 北京：人民卫生出版社, 1986: 55.

[8] 梅全喜，毕焕新. 现代中药药理手册[M] . 北京：中国中医药出版社, 1998: 379.

[9] 马艳春，冯利，宋立群，等. 威灵仙不同剂量对大鼠肾功能及组织形态学的影[J]. 中国中医药信息杂志, 2004, 11(9): 770-772.

喜树

【来源】 珙桐科旱莲属植物喜树 *Camptotheca acuminata* Decne. 的果实、根、树皮、树枝及叶[1]。

【性味与归经】 味苦，性寒。归肺、脾、肝经。有小毒。

【功能与主治】 清热解毒，活血消肿。可治疗胃癌、肝癌、直肠癌、白血病、宫颈癌、膀胱癌等多种恶性肿瘤，也可治疗白癜风、银屑病和腺性膀胱炎等。

【药理作用】

1. 抗肿瘤作用

临床实验发现，喜树碱及喜树碱的衍生物具有良好的抗肿瘤作用，对于白血病、直肠癌、卵巢癌、胃癌、前列腺癌等具有较好的疗效[2]。通过培养前列腺癌细胞，用喜树碱干预后，检测细胞的凋亡、DNA 损伤、细胞内药物沉积等情况，发现喜树碱对前列腺癌细胞具有明显的治疗作用，同时通过培养已敲除了 *P35* 基因的前列腺癌细胞发现，已敲除 *P35* 基因的前列腺癌细胞对喜树碱更加敏感，说明 *P35* 基因的突变是前列腺癌发生的一个因素，但并不是决定性因素[3]。喜树碱对肝癌 BEL-7420 细胞也有细胞毒性作用，有研究者通过 MTT 比色法、电镜观察细胞形态学、流式细胞仪检测细胞的凋亡率等实验方法，发现喜树碱能明显诱导 BEL-7420 肝癌细胞凋亡，具有明显的细胞毒性作用[4]。

2. 抗病毒作用

有研究报道，喜树碱对单纯疱疹病毒、Ⅱ型疱疹病毒具有明显的抑制作用，可诱导已感染腺病毒的 Hela 细胞亲代病毒 DNA 降解，从而导致细胞死亡[5]。喜树碱具有明显抑制 HBV-DNA、HBsAg 和 HBeAg 的作用，且随着浓度的升高，抑制作用越明显[6]。对于乙型肝炎病毒，喜树碱也具有明显的抑制作用。

【毒理作用】

神经毒性：有研究者发现，当将喜树碱缓释片植入大鼠的脑内时，大鼠皮层神经元凋亡明显，且受损部位有胶质细胞的增殖，说明喜树碱具有明显的神经毒性作用，但同时未发现大鼠有明显的骨髓抑制现象[7]。喜树碱对 PC12 细胞也具有明显的毒副作用，PC12 细胞是一种大鼠嗜铬细胞瘤细胞株，在形态结构及功能方面均具有神经元的特征，类型较为单一，是检测神经毒性最常用的细胞株。实验结果说明，喜树碱具有明显的神经系统的毒副作用，且其毒副作用与诱导神经细胞凋亡有关，其细胞凋亡与细胞周期分布有关，可能是在细胞周期 G_2/M 期[8]。

【参考文献】

[1] 季宇彬. 抗癌中药药理与应用[M]. 哈尔滨: 黑龙江科学技术出版社, 2004: 1168-1170.

[2] Dai L P, Song C X, Shao X X, et al. Anticancer drugs research progress of camptothecin derivatives[J]. Chin Pharm J, 2012, 45(23): 1813-1815.

[3] 郛喻, 曾甫清, 王艳波, 等. 羟基喜树碱对前列腺癌 PC-3 细胞凋亡作用的研究[J]. 中华男科学杂志, 2007, 13(10): 890-894.

[4] 李军尧, 唐忠志. 羟基喜树碱对人肝癌 BEL-7402 细胞毒性的评价[J]. 华中科技大学学报(医学版), 2004(01): 71-74.

[5] 周洁, 钟鹏禹, 许群芬, 等. 喜树碱通过抑制 HSV-1 复制相关基因的表达发挥抗 HSV-1 作用[J]. 中草药, 2018, 49(17): 107-113.

[6] 于琦, 卢学春, 贺培风, 等. 喜树碱在制备治疗乙型病毒性肝炎的药物中的应用: CN108567779A[P]. 2018.

[7] Tang H F, Liu S Q, Yang B, et al. Study on the Effects of HCPT Sustained-release Tablets on Cerebral Tissue Toxicity and Bone Marrow Sup-pression of Rats[J]. China Pharmacy, 2012, 23(29): 2710-2712.

[8] 胡洪华, 宋海星, 胡瀚丹. 抗癌药物羟基喜树碱对 PC12 细胞毒副作用的研究[J]. 成都医学院学报, 2011, 06(002): 139-143.

第五章
理气开郁药

川楝子

【来源】 楝科楝属植物川楝 *Melia toosendan* Sib. et Zucc. 的干燥成熟果实（又名金铃子等）。

【性味与归经】 味苦，性寒。归肝、小肠、膀胱经。有小毒。

【功能与主治】 疏肝行气止痛，驱虫。用于胸胁、脘腹胀痛，疝痛，虫积腹痛。

【药理作用】

1. 抗肿瘤作用

大量的研究发现川楝素具有广谱抗肿瘤效果，能够抑制多种人源肿瘤细胞增殖，诱导细胞凋亡，包括人肺癌细胞、人胃癌细胞、恶性胶质瘤、乳腺癌细胞、结肠癌细胞、肝癌细胞、组织细胞淋巴瘤细胞等[1]。还有研究表明，与阿霉素相比，川楝素对人癌细胞体外生长具有更敏感的抑制作用。川楝素通过抑制癌细胞在体内和体外的增殖和诱导癌细胞凋亡发挥抗癌作用[2]。另外，研究表明川楝素有很强的抗肿瘤效应，川楝素作用后的 K562 细胞呈现染色质聚集、固缩，出现凋亡小体，凋亡蛋白 Caspase 的上调，也说明川楝素诱导 K562 细胞凋亡可能通过线粒体途径[3]。通过体外实验研究发现，川楝素能抑制前列腺癌、人肝癌细胞、人胶质瘤细胞株、人神经母细胞瘤等肿瘤细胞的增殖并促进其凋亡[4]。川楝素对 $P53^{+}$和 P53 型人肝癌细胞有抑制增殖、诱导凋亡的作用，川楝素可能是通过非 P53 依赖途径发挥抗肿瘤作用[5]。川楝素是通过调控凋亡相关蛋白 Fas、Bcl-2 家族成员 Bax、Bcl-xl 对人慢性髓系白血病 K562 细胞有明显的抑制作用[6]。

2. 抗炎镇痛作用

川楝子醇提物具有明显的抗炎镇痛作用，可提高小鼠热痛阈值及尾痛阈值，延缓大鼠神经传导速度，导致大鼠坐骨神经髓鞘纤维脱髓鞘[7]。还有研究发现川楝子乙酸乙酯提取液也有明显的抗炎、镇痛作用[8]。

3. 抗菌作用

川楝子醇提物对结核分枝杆菌有抑制作用。川楝子的水提物对堇色毛菌、奥杜盎氏小孢子菌、白色念珠菌、金黄色葡萄球菌有抑制作用[9]。川楝子树皮比果实醇提物对黑曲霉和木霉菌的抑菌活性高，树皮乙醇提取物的抑菌活性最强[10]。

4. 其他作用

川楝子总黄酮和多糖能够增加对 O_2 及 $^{\bullet}OH$ 的清除效率，并且具有剂量依赖性，具有很好的抗氧化活性[11]。川楝素可抑制青菜虫肠中多功能氧化酶（MFO）及脂酶的总活性[12]；抑制家蝇幼虫的生长发育及活动性，导致幼虫个体变小，降低种群的增长率[13]；川楝素可抑制黏虫幼虫的味觉感受器，减少害虫取食，起到保护作用[14]。尽管川楝素与肉毒杆菌神经毒素（BoNT）有相似的作用，但在体内和体外均有显著的抗肉毒神经毒素作用，通过阻止 BoNT 接近其酶底物 SNARE 蛋白来实现[15]。

【毒理作用】

1. 急性毒性

川楝素被认为是川楝子的主要药效物质基础，但也可能是其主要毒性成分。小鼠口服急性毒性试验显示，异川楝素毒性远较川楝素高，其半数致死量（LD_{50}）为川楝素的 20%[16]。目前研究认为川楝子的毒性机制可能是毒性蛋白和川楝素类化合物，通过炮制使其毒性降低。在不能分离药效毒性的前提下，严格控制剂量是行之有效的方法。

2. 肝毒性

给大鼠口服川楝子引起肝毒性。川楝素引起鼠肝细胞死亡的机制为它引起线粒体功能障碍以及激活半胱天冬酶[17]。川楝子水提物诱导的肝脏功能障碍可能与细胞凋亡、线粒体功能障碍和细胞周期失调有关[18]。川楝子中柠檬苦素类可能是引起肝毒性的主要成分[19]。

3. 生殖毒性

注射川楝素给妊娠小鼠发现：干扰素 γ（IFN-γ）和肿瘤坏死因子 α（TNF-α）明显增加，子宫内膜中 $CD4^+$和 $CD8^+T$ 淋巴细胞也增加，表明川楝素诱导小鼠妊娠失败与大量免疫细胞侵入子宫有密切关系，说明川楝素具有明显的生殖毒性[20]。川楝素的致流产作用有剂量依赖性，随着剂量的增加，小鼠的流产率逐渐上升[21]。

4. 其他毒性

临床应用发现，应用常规剂量川楝子一般无严重反应。但长期、过量服用可引起中毒甚至死亡。有患者口服 200g 未炮制川楝子的水煎液（300mL）约 30min 后出现恶心、呕吐、听力障碍、视物模糊、口干、心慌、燥热、小便不畅等临床症状[22]。儿童服用川楝素片 0.3～0.4g 可发生中毒，服用 2～4g 即可引起死亡[23]。川楝子中毒主要为中枢抑制以及对肝脏的毒性作用。尸检可见胃、小肠的炎症以及肝肾组织血管扩张、脂肪变性、肺内淤血等[24]。

5. 配伍减毒

川楝子分别与丹参、甘草配伍能有降低小鼠血清 ALT、AST 升高的趋势，但是川楝子分别与白芍、柴胡配伍能显著降低川楝子导致的血清 ALT、AST 升高，从而减弱川楝子的肝毒性。白芍与川楝子配伍后，能够减弱肝组织 TNF-α、IL-6 水平的提高，能增强抗肝组织 NF-κB、ICAM-1 的蛋白表达；能够调节肝组织 *caspase-3*、*Bcl-2* 的基因表达。通过以上指标变化得知白芍能对抗川楝子导致的肝损伤，其减毒机制是该药可以减轻肝组织炎症反应，并与调节肝细胞坏死相关基因的表达有关[25,26]。

【参考文献】

[1] 王小娟，刘妍如，肖炳坤，等. 川楝素抗肿瘤作用机制研究进展[J]. 科学技术与工程，2011，011(002): 281-285.

[2] Liu X, Wang H, Zhang L, et al. Anticancer effects of crude extract from *Melia toosendan* Sieb. et Zucc on hepatocellular carcinoma in vitro and in vivo[J]. Chin J Integr Med, 2016, 22(5): 362-369.

[3] 刘小玲，王进，张伶，等川楝素提取物诱导 K562 细胞凋的实验研究[J]. 中草药, 2010, 41(3): 426-431.

[4] Zhang B, Wang Z F, Tang M Z. Growth inhibition and apoptosis induced effect on human cancer cells of toosendanin, atriterpenoid derivative from Chinese traditional medicine[J]. Invest New Drugs, 2005, 23: 547-553.

[5] 王鹏，王进，姜慧，等. 川楝素通过线粒体途径诱导人肝癌细胞凋亡[J]. 中国中西医结合杂志，2011，31(2): 218-222.

[6] 王进，刘小玲. 川楝素对 K562 细胞增殖和凋亡作用的影响[J]. 第四军医大学学报, 2009, 30(22): 1572-1576.

[7] 向晓雪，唐大轩，熊静悦，等. 川楝子对神经系统的作用及机理探讨[J]. 中药材, 2013, 36(5): 767-771.

[8] 程蕾，雷勇，梁媛媛，等. 川楝子不同提取部位药效及毒性的比较研究[J]. 中药材, 2007, 30(10): 1276-1279.

[9] 董庆海，李雅萌，吴福林，等. 川楝子的研究进展[J]. 特产研究, 2018, 40(01): 63-68.

[10] Jiang P, Ye H, An X. Studies on extraction of extractives from Melia Azedarach L. and its bacteriostatic activity[J]. Chem Ind Forest Prod, 2004, 24(4): 23-27.

[11] 贺亮，宋先亮，殷宁，等. 川楝子总黄酮和多糖提取及其抗氧化活性研究[J]. 林产化学与工业, 2007, 27(5): 78-82.

[12] 张兴，赵善欢. 川楝素对菜青虫体内几种酶系活性的影响[J]. 昆虫学报, 1992, 35(2): 171-177.

[13] 杨东升，张金桐，王宁，等. 川楝素和印楝素对家蝇生长发育及繁殖的影响[J]. 中国媒介生物学及控制杂志, 2002, 13(3): 185-188.

[14] 廖春燕，刘秀琼. 粘虫幼虫感受器扫描电镜观察及川楝素的抑制作用[J]. 华南农业大学学报，1986，(7): 112-114

[15] Shi Y L, Li M F. Biological effects of toosendanin, a triterpenoid extracted from Chinese traditional medicine[J]. Progr Neurobiol, 2007, 82(1): 1-10.

[16] 谢晶曦，袁阿兴. 异川楝素的化学结构及其活性[J]. 中国药学杂志, 1984, 19(6): 49.

[17] 熊彦红，齐双岩，金若敏，等. 川楝子对大鼠肝毒性的时效和量效关系研究[J]. 江苏中医药，2008，40(7): 83-84.

[18] Zheng J, Yu L, Chen W, et al. Circulating exosomal microRNAs reveal the mechanism of Fructus Meliae Toosendan induced liver injury in mice[J]. Sci Rep, 2018, 8(1): 1-14.
[19] 赵筱萍，葛志伟，张玉峰，等. 川楝子中肝毒性成分的快速筛查研究[J]. 中国中药杂志，2013，38(11): 1820-1822.
[20] Zhang J L, Shi W Y, Zhong W, et al. Effects oftoosendanin on pregnancy and uterine immunity al-terations in mice[J]. Am J Chin Med, 2010, 38 (2) : 319-328.
[21] 王小娟. 川楝子毒性及配伍减毒的代谢组学研究[D]. 合肥：安徽医科大学, 2011.
[22] 卓长贵，高英，张雪美. 川楝子口服过量致中毒 1 例[J]. 中国社区医师：医学专业, 2005, 7(13): 60.
[23] 杜贵友，方文贤. 有毒中药现代研究与合理应用[M]. 北京：人民卫生出版社, 2006.
[24] 陈修平，王金华，杜冠华. 川楝子毒的历史认识与现代研究[J]. 中药药理与临床, 2018, 34(4): 189-191.
[25] 齐双岩，金若敏，梅彩霞，等. 白芍对川楝子减毒作用机制研究[J]. 中成药, 2011, 33(3): 404-406.
[26] 王小娟. 川楝子毒性及配伍减毒的代谢组学研究[D]. 合肥：安徽医科大学, 2011: 60-61.

木香

【来源】菊科植物木香 *Aucklandia lappa* Decne. 的干燥根[1]。

【性味与归经】味辛、苦，性温。归脾、胃、大肠、三焦、胆经

【功能与主治】行气止痛，健脾消食。用于胸胁、脘腹胀痛，泻痢厚重，食积不消，不思饮食。煨木香实肠止泻，用于泄泻腹痛。

【药理作用】

1. 抗肿瘤作用

木香挥发油通过多种靶点机制发挥抗肿瘤作用，挥发油中木香内酯-去氢木香内酯可以直接作用于 MCF-7 异种移植肿瘤，油中其他成分也保持或增强小鼠的体重和活力[2]。木香挥发油还有较强的抑制肝脏肿瘤的效果，无明显副作用。体外机制研究表明，木香挥发油通过阻断 S 期和 G_2/M 期来抑制肝癌细胞增殖，激活 caspase-3 通路诱导肝癌细胞凋亡，抑制基质金属蛋白酶-9（MMP-9）降低肝癌细胞的迁移和侵袭能力。进一步研究发现，木香挥发油通过抑制上皮生长因子受体，进而抑制其下游的 MEK/P38 和 PI3-K/AKT 通路，提示木香挥发油具有抗肝癌潜力[3]。木香正己烷提取物可以显著降低前列腺癌细胞存活数量，诱导细胞凋亡。去氢木香内酯对人乳腺癌细胞和卵巢癌细胞系均具有抑制细胞增殖作用，可能与细胞周期阻滞和细胞凋亡有关[4]。木香挥发油、土木香挥发油、去氢木香内酯和木香烃内酯在不影响细胞增殖的浓度范围内，可明显抑制 A549 细胞分泌血管生长因子（VEGF），VEGF 可能为木香及其制剂发挥抗肿瘤活性的主要作用靶点之一[5]。木香甲醇提取物通过激活凋亡蛋白诱导人口腔表皮样癌细胞凋亡，抑制 KB 的增殖[6]。

2. 抗炎作用

木香醇提物对角叉菜胶、弗氏佐剂引起的大鼠足跖肿胀和炎性细胞的积累有抑制作用，对脂多糖诱导的CINC、IL-8、TNF-α等炎性因子的产生也起到抑制作用，也可以增强白细胞的吞噬功能并抑制淋巴细胞增殖和IFN-γ分泌。木香中抗炎的主要成分是倍半萜类，能够稳定溶酶体膜，具有抗增殖的作用。木香中分离出的倍半萜内酯——莱蓟苦素和珊塔玛内酯均能抑制TNF-α活性[7]。其中莱蓟苦素是通过抑制炎症介质产生和淋巴细胞增殖来参与炎症反应的[8]。去氢木香内酯可以使核转录因子（NF-κB）失活而抑制诱导型一氧化氮合酶（iNOS）基因的表达，进而使NO产生减少，也能降低脂多糖诱导的TNF-α的水平；其也可以降低MAPKs蛋白激酶的活化以及AP-1蛋白的DNA结合活性，从而抑制*IL-1β*基因的表达[9]。

3. 对消化系统的作用

木香丙酮提取物和木香烃内酯对利胆和抑制小鼠胃溃疡具有良好的治疗效果。木香醇提物可以增加胆汁流量，具有利胆作用[10]。给犬灌服木香药液后胆囊明显收缩，对胆囊运动具有一定的影响[11]。木香汤剂和木香煎剂均能够促进胃排空[12,13]。木香动力胶囊内容物（木香为主要成分）对阿托品、左旋麻黄碱负荷下胃排空抑制有一定拮抗作用[14]。木香能促进生长抑素分泌，可能益于消化性溃疡的治疗[15]。木香提取物对盐酸-乙醇和利血平诱导的大鼠胃黏膜急性损伤均有明显的保护作用。

4. 其他作用

木香提取物中的生物碱对组胺引起的豚鼠肠平滑肌和气管平滑肌具有显著解痉作用[16]；其总内酯、木香烃内酯、二氢木香烃内酯和二氢木香内酯对离体兔十二指肠有舒张作用，能减轻由组胺和乙酰胆碱气雾剂引起的豚鼠支气管痉挛[17]，且木香烃内酯和去氢木香内酯对氯化钾引起的兔离体主动脉收缩具有抑制作用。另外，木香与延胡索的热水混合提取液对乙酰胆碱引起的小鼠离体肠管收缩有良好的抑制作用，能增强延胡索抗胆碱活性[18]；木香甲醇提取物具有解痉镇痛作用，尤其对于自发收缩和经阿托品处理的兔空肠效果最为明显，主要由钙离子通道阻滞介导[19]。

【毒理作用】

1. 急性毒性

木香萃取物有止泻、镇痛、增加胆汁分泌的作用，起效剂量0.15～0.6g/kg；灌胃给药LD_{50}为5.87g/kg，腹腔注射LD_{50}为0.29g/kg[20]。

2. 肝毒性

从木香中筛查出肝毒性组分，经气相色谱-质谱联用定性分析，木香所含的去氢木香内酯、喘诺木烯内酯、*α*-木香醇和榄香醇可能具有肝毒性[21]。

3. 胚胎毒性

木香挥发油对斑马鱼胚胎发育有一定毒性，而且发育期越早，毒性越大，对斑马鱼表现为延迟发育和特定的心脏毒性[22]。

【参考文献】

[1] 国家药典委员会. 中华人民共和国药典[M]. 北京：中国医药科技出版社, 2005: 57.

[2] Peng Z X, Wang Y, Gu X, et al. Metabolic transformation of breast cancer in a MCF-7 xenograft mouse model and inhibitory effect of volatile oil from Saussurea lappa Decne treatment [J]. Metabolomics, 2015, 11(3): 636.

[3] Lin X, Peng Z, Liu C, et al. Volatile oil from Saussurea lappa exerts antitumor efficacy by inhibiting epithelial growth factor receptor tyrosine kinasemediated signaling pathway in hepatocellular carcinoma [J]. Oncotarget, 2016, 7(48): 79761.

[4] Choi E J, Kim G H. Evaluation of anticancer activity of dehydrocostuslactone in vitro [J]. Mol Med Rep, 2010, 3(1): 185.

[5] 郝立杰，赵烽，高治廷，等. 木香倍半萜对血管内皮细胞生长因子的抑制作用[J]. 天然产物研究与开发, 2010, 22(4): 687.

[6] Moon S M, Yun S J, Kook J K, et al. Anticancer activity of Saussurea lappa extract by apoptotic pathway in KB human oral cancer cells [J]. Pharm Biol, 2013, 51(11): 1372.

[7] Cho J Y, Park J, Yoo E S, et al. Inhibitory effect ofsesquiterpene lactones from Saussurea lappa on tumornecrosis factor-alpha production in murine macrophage-like cells[J]. Planta Med, 1998, 64 (7): 594-597.

[8] Cho J Y, Baik K U, Jung J H, et al. In vitro anti-inflammatory effects of cynaropicrin, a sesquiterpenelactone, from Saussurea lappa[J]. Eur J Pharmacol, 2000, 398 (3): 399-407.

[9] Kang J S, Yoon Y D, Lee K H, et al. Costunolide inhibitsinterleukin-1beta expression by down-regulation of AP-1 and MAPK activity in LPS-stimulated RAW 264.7 cells[J]. Biochem Biophys Res Commun, 2004, 313(1): 171-177.

[10] 邵芸，黄芳，王强，等. 木香醇提取物的抗炎利胆作用[J]. 江苏药学与临床研究, 2005, 13(4): 5-6.

[11] 刘敬军，郑长青，周卓，等. 广金钱草、木香对犬胆囊运动及血浆 CCK 含量影响的实验研究[J]. 四川中医, 2008, 26(4): 31-32.

[12] 陈少夫，李宇权，何凤云，等. 木香对胃酸分泌、胃排空及胃泌素、生长抑素、胃动素水平的影响[J]. 中国中西医结合杂志, 1994, 14(7): 406-408.

[13] 朱金照，冷恩仁，陈东风. 木香对大鼠胃肠运动的影响及其机制探讨[J]. 中国中西医结合脾胃杂志, 2000, 8(4): 236-238.

[14] 周晓棉，张利民，曹颖林，等. 木香动力胶囊内容物对小鼠胃排空的影响[J]. 沈阳药科大学学报, 2003, 20(3): 207-210.

[15] 陈少夫，潘丽丽，李岩，等. 木香对犬的胃酸及血清胃泌素、血浆生长抑素浓度的影响[J]. 中医药研究, 1998, 14(5): 46-47.

[16] Dutta N K, Sastry M S, Tamhane R G. Pharmacologicalactions of an alkaloidal fraction isolated from Saussurealappa (Clarke) [J]. Indian J Pharm, 1960, 22: 6-7.

[17] Gupta O P, Ghatak B J R. Pharmacological investigationson Saussurea lappa[J]. Indian J Med Res, 1967, 55 (10): 1078-1083.

[18] 怡悦. 木香增强延胡索的抗胆碱作用[J]. 国外医学：中医中药分册, 2002, 24(5): 313.

[19] Gilani A H, Shah A J, Yaeesh S. Presence of cholinergicand calcium antagonist constituents in Saussurea lappaexplains its use in constipation and spasm[J]. Phytother Res, 2007, 21 (6) : 541-544.
[20] 李茹柳，黄习文，李卫民，等. 厚朴丸方中单味药木香药效学和急性毒性研究[J]. 中药药理与临床，2009(02): 82-84.
[21] 赵筱萍，陆琳，胡斌，等. 木香肝毒性组分筛查与GC-MS分析研究[J]. 浙江大学学报(医学版), 2012(01): 43-46.
[22] 何贝轩，杨雨婷，何育霖，等. 木香挥发油对斑马鱼胚胎发育毒性的初步研究[J]. 中华中医药杂志，2016(11): 4714-4716.

阿魏

【来源】 来源于伞形科植物新疆阿魏 *Ferula sinkiangensis* K. M. Shen 或阜康阿魏 *Ferula fukanensis* K. M. Shen 的树脂。

【性味与归经】 性温，味苦、辛。归脾经、胃经。

【功能与主治】 消积，化瘕，散痞，杀虫。属理气药。

【药理作用】

1. 抗肿瘤作用

研究发现，阿魏具有良好的抗肿瘤活性。阿魏是一种有效的抗氧化剂，可以预防自由基介导的疾病。阿魏成分伞花内酯通过诱导 HepG2 肿瘤细胞凋亡、细胞周期阻滞和 DNA 片段化而具有明显的抗癌作用[1]。新疆阿魏乙酸乙酯部位可以通过阻滞细胞分裂从而抑制肿瘤细胞的增殖[2]。除抗肿瘤作用外，阿魏还可降低肿瘤组织的肺、肝、肾转移，增加肿瘤组织的坏死面积。阿魏乙酸乙酯部位提取物可使结肠癌模型小鼠血液中 $CD3^+$、$CD4^+$细胞的数量均有增加、$CD19^+$细胞数量减少、$CD4^+/CD8^+$的值升高[3]。

2. 抗炎、免疫作用

适宜剂量阿魏能够缓解神经病理性疼痛并提高痛敏阈值[4]。阿魏酸钠可以降低血管内皮生长因子（VEGF）和肿瘤坏死因子 α（TNF-α）的表达，扩张血管，改善微循环，抑制炎症反应时的自由基损伤，改善滑膜、软骨、骨质的代谢，减轻滑膜局部炎症其水平[5]。

3. 降血压作用

实验表明，阿魏树胶提取物阻碍了毒蕈碱、肾上腺素能和组胺受体的活性，或非特异性地阻碍了平滑肌收缩所需的钙离子的活化，表明阿魏树胶提取物能显著降低麻醉大鼠的平均动脉血压[6]。阿魏酸的舒血管作用由 NO、CO 和 H_2S 气体信号分子通路介导，并通过血管平滑肌上的电压依赖性钙通道和受体依赖性钙离子通道发挥作用[7]。

4. 对消化道的作用

阿魏传统上用来治疗胃肠道疾病，特别是治疗腹泻。阜康阿魏、新疆阿魏、多伞阿魏对小鼠应激性溃疡和乙酰水杨酸性胃溃疡有显著的预防及治疗作用，且在家兔离体肠肌实验中，3 种阿魏均能抑制兔肠肌的自发蠕动[8]。食用阿魏可显著提高胰脏脂肪酶活性，刺激胰脏淀粉酶的分泌[9]。新疆阿魏挥发油对幽门结扎、小鼠利血平诱发、冰醋酸烧灼所致小鼠胃溃疡有预防作用，并明显降低溃疡指数，其治疗作用有优于雷尼替丁的趋势[10]。

5. 保肝作用

阿魏酸通过抑制转化生长因子诱导肝细胞信号转导蛋白 Smad3 的表达、促进肝细胞基质金属蛋白酶-2（MMP-2）及基质金属蛋白酶-9（MMP-9）表达，从而促进肝细胞增殖，减轻肝脏纤维化[11]。

6. 神经保护作用

Bax 和 Bcl-2 作为促凋亡调节因子和抗凋亡调节因子参与多种细胞活动。邢玉凤等[12]发现，戊四氮致癫痫大鼠经阿魏成分阿魏酸治疗后，Bcl-2 蛋白表达明显增加，Bax 蛋白表达明显减低。阿魏酸对神经元保护作用机制可能与其抑制鼠脑细胞凋亡有关。

7. 降糖作用

研究表明，阿魏提取物可以刺激胰腺 B 细胞功能改变，使机体产生及分泌胰岛素的能力增加，从而使血液中葡萄糖水平下降[13]。

8. 抗菌、抗病毒作用

罗洋等通过对阿魏 4 种不同制剂的抑菌研究发现，阿魏胶醇浸剂、阿魏胶水煎剂、阿魏粉醇浸剂、阿魏粉水煎剂均有不同程度的抑菌作用，尤其对奇异变形杆菌的抑菌作用最佳，并且阿魏粉水煎剂对金黄色葡萄球菌的抑菌效果最好[14]。王春娟等[15]在研究阿魏不同溶剂提取物对植物病原菌的抑制活性实验表明，阿魏提取物中的抑菌活性成分主要集中在石油醚-氯仿这一极性段。

9. 抗焦虑、抗抑郁作用

目前有较多学者已对阿魏酸抗抑郁作用进行了研究，阿魏酸的抗抑郁作用涉及神经营养系统、单胺能神经系统、抗炎、抗氧化以及 NMDA 受体拮抗作用[16]。

10. 抗骨质疏松作用

阿魏属植物中发现的植物雌激素 Ferutinin 具有与苯甲酸雌二醇相同的抗骨质疏松作用，它可以预防卵巢切除大鼠严重雌激素缺乏导致的骨质疏松症[17]。

【毒理作用】

1. 急性毒性

单次口服阿魏药物（500mg/kg）或连续 28d 给予阿魏药物（250mg/kg）后，大鼠没有死亡，也没有引起明显的毒理学症状。阿勒泰多伞阿魏挥发油半数致死量（LD_{50}）=10240mg/kg、五彩阿魏挥发油 LD_{50}=491.61mg/kg，两者均使实验动物出现呼吸系统、神经系统中毒症状[18]。在尼泊尔，阿魏主要用于镇定、排气、止痉挛、利尿、驱虫和增加性欲，但是高剂量口服可引起腹泻、腹胀、头痛和头晕[19]。

2. 生殖毒性

阿魏具有一定终止妊娠的作用[20]。阿魏脂溶性成分经硅胶层析获得一种油状物质，给妊娠 7d 小鼠灌胃，其妊娠终止率达 100%；给妊娠 11d 小鼠灌胃，妊娠终止率为 90%。

【参考文献】

[1] Yu S M, Hu D H, Zhang J J. Umbelliferone exhibits anticancer activity via the induction of apoptosis and cell cycle arrest in HepG2 hepatocellular carcinoma cells[J]. Mol Med Rep, 2015, 12 (3): 3869-3873.

[2] 刘柏里，王纤汝，王冲，等. 新疆阿魏乙酸乙酯部位对人结肠癌 Caco-2 细胞周期和凋亡的影响[J]. 中医药导报, 2017, 23(23): 26-29, 53.

[3] 李露，李伟，刘柏里，等. 新疆阿魏乙酸乙酯部位提取物对结肠癌模型小鼠免疫功能的影响[J]. 中国药房, 2018, 29 (21): 2939-2944.

[4] 李磊，胡炜，黄异飞. 新疆阿魏缓解大鼠神经病理性疼痛的研究[J]. 现代中西医结合志, 2014, 23(1): 3.

[5] 李芳，姚建华，田溢卿，等. 阿魏酸钠对类风湿关节炎患者血清 VEGF 和 TNF-α 表达的影响[J]. 中国药房, 2007, 18(23): 1794.

[6] Fatehi M, Farifteh F, Fatehi H Z. Antispasmodic and hypotensive effects of Ferula asafoetida gum extract[J]. J Ethnopharmacol, 2004, 91(2-3): 321-324.

[7] 周鸿，霍利琴，张静泽，等. 阿魏酸对大鼠离体胸主动脉舒缩功能的影响[J]. 中成药, 2016, 38(1): 6-12.

[8] 熊元君，刘发，叶尔波，等. 新疆三种阿魏对胃肠道作用的比较[J]. 新疆医学院学报, 1993, 16(4): 300-302.

[9] Platel K, Srinivasan K. Influence of dietary spices and their active principles on pancreatic digestive enzymes in albino rats[J]. Nahrung, 2000, 44(1): 42-46.

[10] 李晓瑾，姜林，帕丽达. 新疆阿魏抗溃疡作用组分筛选研究[J]. 中国现代中药, 2007, 9(10): 8-10.

[11] 郭玲，李惠珍，魏亚君. 阿魏酸对大鼠肝纤维化过程中肝细胞的保护作用及其可能机制[J]. 临床和实验医学杂志, 2019, 18(4): 357-361.

[12] 邢玉凤，刘东海，张淑红，等. 阿魏酸对戊四氮致癫痫大鼠海马组织中 Bax 和 Bcl-2 蛋白表达的影响[J]. 中风与神经疾病杂志, 2017, 34(10): 919-921.

[13] Abu-Zaiton AS. Anti-diabetic activity of Ferula assafoetida extract innormal and alloxan-induced diabetic rats[J]. Pak J Biol Sci, 2010, 13(2): 97-100.

[14] 罗洋，赵红琼，姚刚，等. 新疆阿魏对五种细菌的抑菌作用初探[J]. 中兽医医药杂志, 2007(05): 33-34.

[15] 王春娟，谢慧琴，杨德松. 阿魏不同溶剂提取物抑菌活性测定[J]. 湖北农业科学, 2012, 51(02): 295-297.

[16] 邹春明，孙亚南，王琪，等. 阿魏酸抗抑郁作用机制的研究进展[J]. 现代药物与临床, 2019, 34(2): 569-576.

[17] Palumbo C, Ferretti M, Bertoni L, et al. Influence of ferutinin on bone metabolism in ovariectomized rats. I: role in preventing osteoporosis [J]. Miner Metab, 2009, 27(5): 538-545.

[18] 罗茜，马桂芝，单萌，等. 两种阿魏挥发油急性毒性及其化学成分的比较研究[J]. 中成药, 2015, 37(5): 1130.

[19] 韩红英，李国玉，王金辉. 阿魏化学成分和药理作用的研究现状[J]. 农垦医学, 2010, 32(3): 257.
[20] 张颂，张宗禹，张宇，等. 阿魏的终止妊娠作用[J]. 中草药, 1991, 22(10): 458-459.

柴胡

【来源】 伞形科植物柴胡 *Bupleurum chinense* DC. 或狭叶柴胡 *Bupleurum scorzonerifolium* Willd. 的干燥根。

【性味与归经】 味苦、辛，性微寒。入肝、胆经。

【功能与主治】 透表泄热，疏肝解郁，升举阳气。主治感冒发热，寒热往来，胃及十二指肠溃疡，疟疾，胁胀痛，月经不调等。

【药理作用】

1. 抗肿瘤作用

柴胡皂苷 d 对肝癌细胞[1]、脑胶质瘤细胞株[2]、胃癌细胞[3]、人甲状腺癌细胞的增殖有抑制作用。对比不同剂量柴胡皂苷 d 对肾癌细胞的影响，发现柴胡皂苷 d 对肾癌细胞 769-P 和 786-O 细胞具有增殖抑制作用，且对时间和剂量具有依赖性，通过进一步研究发现其抑制肾癌细胞的机制是通过 egfr/p38mapk 信号途径抑制癌细胞的生长。利用代表前列腺癌的细胞 DU145 和 CWR22Rv1 来研究柴胡皂苷 d 对前列腺癌的抑制作用，发现柴胡皂苷 d 以时间和剂量依赖性地抑制 DU145 和 CWR22Rv1 细胞的生长，同时研究证明柴胡皂苷 d 对前列腺癌细胞具有抗转移作用[4]。柴胡皂苷阻滞肿瘤细胞分裂主要体现在其具有抗实体肿瘤细胞分子黏附的作用，干扰肿瘤细胞 S 期蛋白质代谢以及 DNA 合成，最终诱导细胞凋亡[5]。

2. 对呼吸系统的作用

柴胡味苦、微辛，有解热止咳的作用。借助现代药理学的研究，通过人工制造出发热的家兔，然后注射柴胡煎剂液，发现家兔的体温会降至正常体温，其产生作用的物质是挥发油[6]。柴胡皂苷 d 可通过降低血清中的 IL-5 和 THF-α 的水平对咳嗽变异性哮喘具有治疗作用[7]。

3. 对心血管的作用

灌胃北柴胡煎剂连续 7d 对小鼠腹腔毛细血管通透性有明显的抑制作用[8]。柴胡总皂苷对犬能引起短暂的降压反应，使其心率减慢，对兔亦有降压作用[9]。

4. 对神经系统的作用

柴胡解郁作用与调节 PIK-AKT、丝裂原活化蛋白激酶、一类小 G 蛋白、FoxO 和神经营养因子等信号通路，调节代谢过程、对应激的应答、细胞过程等生物进程有关[10]。抑郁大鼠脑内的单胺类神经递质及代谢产物 5-HT、NE、DA 和 4-羟基-甲氧基苯乙酸的含量有所降低，而这些指标会因柴胡皂苷的使用而得以改善，由此证实，柴胡具有抗抑郁的作用[11]。研究发现柴胡可以通过保护海马区神经细胞凋亡来达到抗抑郁的作用[12]。

5. 解热、镇静、镇痛作用

柴胡皂苷对大肠杆菌、伤寒杆菌、副伤寒疫苗或酵母液等所引起的实验动物发热均有明显解热作用[13]。在小鼠的乙酸扭体实验当中，柴胡的乙醇提取物和水提取物都对其疼痛有明显的抑制作用，然而在热板实验中，乙醇提取物对其没有镇痛作用，水提取物会有明显的镇痛作用[14]。在临床试验中也发现柴胡对疼痛有明显的抑制作用[15]。柴胡皂苷和柴胡挥发油均有抗惊厥作用[16]。柴胡皂苷 a 可能是柴胡皂苷中抗惊厥作用的主要化学成分[17,18]。小鼠灌胃柴胡煎剂亦具有镇痛作用，其镇痛作用可被阿托品灌胃或纳洛酮皮下注射部分拮抗[19,20]。

6. 免疫调节作用

柴胡皂苷能抑制组织胺或 5-羟色胺引起的血管通透性增高，并能抑制由右旋糖酐、5-羟色胺、巴豆油及乙酸引起的鼠足肿胀[21]。通过耳壳肿胀的小鼠模型和足肿胀的小鼠模型进行实验，结果表明竹叶柴胡和北柴胡有显著的抗炎作用[22]。北柴胡和春柴胡都具有抗炎效果，且春柴胡的效果明显强于北柴胡[23]。

7. 抗菌作用

体外抗细菌内毒素实验结果：当柴胡提取液的浓度大于 25%时，内毒素的攻击作用会显著降低；而当浓度低于 12.5%时，抗炎作用就会减轻或者消失。在柴胡对细菌内毒素的拮抗作用实验中，发现柴胡提取液对小鼠有保护作用[24]。体细胞的免疫功能可以通过柴胡提取物来增强[25]。柴胡皂苷 d 可明显促进脾细胞 DNA 合成及 IL-2 的产生和 IL-2 受体表达，从而促进脾细胞的生长[26]。柴胡总皂苷通过刺激 T、B 淋巴细胞参与机体免疫调节，增强机体非特异性和特异性免疫反应[27]。

8. 保肝护肾作用

柴胡提取物不仅具有显著的保护肝脏的作用，而且与柴胡皂苷 a、d 之间有剂量效应关系[28]。体外实验表明：当柴胡皂苷 d 的纯度在 90%以上时，肾小球系膜细胞增殖速度和程度都会明显降低，也可以造成 G_0/G_1 期细胞增多然后诱导细胞凋亡[29]。

9. 其他药理作用

柴胡皂苷可以抑制胆碱酯酶，发挥拟胆碱样作用，进而对消化系统和神经系统发挥调节作用[30]。柴胡皂苷可以降低细胞色素 P-450 活性，保护肝细胞坏死，促进蛋白质合成，增加肝糖原，促进肝细胞再生[31]。柴胡对急性肝脏缺血性损伤具有保护作用，可明显抑制乙型肝炎向肝纤维化的转化[32]。

【毒性作用】

1. 急性毒性

柴胡皂苷 d 灌胃给药的最大给药量为 770.47mg/(kg·d)，腹腔给药小鼠的半数致死量为 62.338mg/(kg·d)，灌胃给药时小鼠急性毒性主要表现为安静、伏卧不动，出现呼吸急促、眼睑下垂、毛发乍起现象、间歇性抽搐、神经抑制而死亡[33]。孙蓉等在基源、产地、炮制、提取方式对柴胡急性毒性和皂苷类物质含量影响的实验研究中发现，柴胡醇提组分的急性毒性高于水提组分，并与皂苷类成分含量密切相关；其中柴胡皂苷的主要成分 SSa、SSd 含量高的样品，对小鼠的急性毒性更明显[34,35]。孙蓉等[36]发现大、小鼠静脉注射柴胡挥发油可造成急性毒性损伤，另外得到大鼠、小鼠 LD_{50} 分别为 1.33mL/kg、1.64mL/kg，大、小鼠的 LD_{50} 分别为 2.081mL/kg、3.118mL/kg。

2. 呼吸系统毒性

有临床数据表明，常规剂量注射柴胡注射液后，在 5min 内出现气短、胸闷、心慌、口唇发绀、哮喘、呼吸困难等症状。部分群体会出现心率减慢、阵发性心动过速，还有的会引起心动过速伴心律不齐，此外，还会出现皮肤潮红、瘙痒、红色丘疹、荨麻疹、固定性药疹等药理反应[37]。临床观察发现部分患者肌内注射柴胡注射液 2mL 出现头晕、昏厥；注射 4mL 出现恶心呕吐、休克；静脉滴注约 7mL 出现急性肾衰、死亡[38]。研究柴胡醇提物抗大鼠肝纤维化发现，0.90～3.60g/kg 柴胡醇提物可改善大鼠肝纤维化；当剂量增加至 3.60g/kg 时有肝肾毒副作用[39]。

3. 肝毒性

现代药理实验证实柴胡皂苷类、挥发油类有较强的毒副作用，其毒性靶器官主要为肝脏，可影响胆红素的代谢增加肝脏细胞膜通透性，导致血液中 ALT、AST、TBIL 的升高。动物实验表明 1.25g/mL、2.5g/mL、5.0g/mL、10.0g/mL 柴胡石油醚提取物可明显改善 CUMS 大鼠抑郁行为，但 10.0g/mL 浓度伴随着肝毒副作用[40]。长期、大剂量灌胃柴胡提取物或柴胡总皂苷可造成大鼠显著的肝毒性损伤，肝功能指标明显改变，严重者肝细胞死亡[41]。

【参考文献】

[1] 肖祎，任牡丹，卢桂芳，等. 柴胡皂苷 d 对人肝癌细胞 BECN1 表达及自噬功能的影响[J]. 西安交通大学学报(医学版), 2017, 38(1): 127-130, 150.

[2] 马鹏举，李祥生，汲乾坤，等. 柴胡皂甙d上调 CDKN1B 抑制脑胶质瘤细胞增殖的机制研究[J]. 中医药信息, 2019, 36(1): 5-10.

[3] 张晓海，张洪涛，胡孝定，等. 柴胡皂苷 D 对胃癌 SGC-7901 细胞生长、迁移抑制作用和 Norrin、Livin 的影响[J]. 浙江医学, 2017, 39(15): 1248-1252.

[4] Zhong D, Zhang H J, Jiang Y D, et al. Saikosaponin-d: apotentialchem other apeutics incastration resistant prostate cancer by suppressing cancer metastases and cancer stem cell phenotypes[J]. Biochem Biophys Res

Commun, 2016, 474(4): 722-729.
[5] 尹鑫, 邙光伟, 项福星, 等. 柴胡皂苷及黄酮类化合物药理作用研究[J]. 园艺与种苗, 2018, 38(7): 29-31.
[6] 康玮. 北方地区栽培柴胡的品种及质量研究[D]. 北京: 北京中医药大学, 2011.
[7] 江楠, 于靖, 杨莉, 等. 中药柴胡皂苷药理作用的研究进展[J]. 环球中医药, 2018, 11(05): 796-800.
[8] 胡继鹰, 许湘, 潘克英等. 保康北柴胡解热抗炎作用的药效学研究[J]. 中医药学刊, 2005, (04): 631-632.
[9] 李仁国. 柴胡有效成分及药理作用分析[J]. 陕西中医, 2013, 34(6): 750-751.
[10] 吴丹, 高耀, 向欢, 等. 基于网络药理学的柴胡抗抑郁作用机制研究[J]. 药学学报, 2018, 5(02): 210-219.
[11] 戈宏焱. 柴胡皂苷抗抑郁作用及其机制的研究[D]. 长春: 吉林大学, 2010.
[12] 张静艳, 张晓杰. 柴胡皂苷对抑郁模型大鼠海马乙酰胆碱代谢及组织形态影响的实验研究[J]. 齐齐哈尔医学院学报, 2011, 32(04): 506-508.
[13] 王胜春, 赵慧平. 柴胡的清热与抗病毒作用[J]. 时珍国医国药, 1998, 9(5): 418.
[14] 辛国, 赵昕彤, 黄晓巍. 柴胡化学成分及药理作用研究进展[J]. 吉林中医药, 2018, 38(10): 1196-1198.
[15] 程三芳, 王文兰, 王文芳等. 太行山野生柴胡解热镇痛作用的临床观察[J]. 河北中医, 2014, 36(10): 1489-1491.
[16] 刘燕, 廖卫平. 柴胡萃取成分抗惊厥作用的实验研究[J]. 新中医, 2001, 33(9): 76.
[17] 谢炜, 鲍勇, 于礼建. 柴胡总皂苷及柴胡皂苷 a、c、d 对 MES 惊厥小鼠的影响[J]. 中药药理与临床, 2006, 22(1): 39-40.
[18] 于礼建, 谢炜, 谭红香. 柴胡皂苷对戊四氮致痫大鼠的作用[J]. 中药药理与临床, 2006, 22(2): 22-24.
[19] 薛燕, 白金叶. 柴胡解热成分的比较研究[J]. 中药药理与临床, 2003, 19(1): 11.
[20] 薛燕. 柴胡的解热作用药效学研究[J]. 中医药学刊, 2003, 21(11): 1897.
[21] 田义新, 孟祥颖, 孙柏超, 等. 柴胡药理作用的研究现状[J]. 吉林农业大学学报, 1997, 19(增刊): 33-36.
[22] 杜士明. 鄂西北地区柴胡与北柴胡品质的比较研究[D]. 武汉: 湖北中医药大学, 2013.
[23] 谢东浩, 贾晓斌, 蔡宝昌等. 北柴胡及春柴胡挥发油的抗炎镇痛作用的实验研究[J]. 药学与临床研究, 2007, (02): 108-110.
[24] 刘萍, 杨芳寅, 周素文等. 中药柴胡抗细菌内毒素的实验研究[J]. 中成药, 2002, (08): 59-60.
[25] 郭明雄, 孙桂鸿, 张文仁等. 柴胡提取物对小鼠的体外免疫效应[J]. 氨基酸和生物资源, 2002, (04): 59-62.
[26] 杨志刚, 陈阿琴, 孙红祥, 等. 柴胡皂苷药理作用研究进展[J]. 中国兽药杂志, 2005, 39(5): 27-30.
[27] Yen M H, Lin C C, Yen C M. The immunomodulatory effect of saiko-sapon inderivatives and the root extract of Bupleurumkaoiinmice[J]. Phytother Res, 1995, 9(4): 351-358.
[28] 卫昊, 刘清, 卫伟光. 秦岭柴胡不同提取物保肝作用量效关系研究[J]. 中国实验方剂学杂志, 2012, 18(24): 27-240.
[29] 祖宁, 董晞, 付桂香等. 柴胡皂苷-d 对体外培养的大鼠肾小球系膜细胞增殖和细胞外基质分泌的影响[J]. 中国中西医结合杂志, 2007(04): 321-325.
[30] 王萍, 陈青莲. 柴胡炮制品对小白鼠全血胆碱酯酶活力的影响[J]. 中药材, 2000, 23(4): 219.
[31] 李琰. 柴胡药理作用的研究进展[J]. 河北医学, 2010, 16(5): 633-635.
[32] 牛向荣. 柴胡药理作用研究概述[J]. 中国药师, 2009, 12(9): 1310-1312.
[33] 李晓宇, 窦立雯, 孙蓉. 柴胡皂苷 d 对小鼠急性毒性实验研究[J]. 中国药物警戒, 2014, 11(12): 705-708.
[34] 孙蓉, 黄伟, 尹建伟. 不同提取工艺对北柴胡不同炮制品皂苷 a 含量及急性毒性实验比较研究[J]. 中国药物警戒, 2011, 8(8): 454-459.
[35] 李晓宇, 窦立雯, 孙蓉. 柴胡皂苷 d 对小鼠急性毒性实验研究[J]. 中国药物警戒, 2014, 11(12): 705-708.
[36] 孙蓉, 王丽, 杨倩, 等. 柴胡挥发油对大鼠和小鼠的急性毒性研究[J]. 中国实验方剂学杂志, 2010, 16(11): 154-156.

[37] 胡勤策，季静岳，胡明灿. 43 例柴胡注射液不良反应分析[J]. 中国中医药信息杂志, 2001, 5(8): 38-39.
[38] 林博明. 柴胡注射液的不良反应[J]. 海峡医学, 2006, 18(5): 217-218.
[39] 孙晓倩，黄娜娜，窦立雯，等. 柴胡醇提物抗肝纤维化药效及伴随毒副作用研究[J]. 世界科学技术-中医药现代化, 2016, 18(8): 1353-1361.
[40] 方媛. 柴胡石油醚部位的化学成分与抗抑郁活性研究[D]. 太原: 山西大学, 2016.
[41] 黄伟，孙蓉. 柴胡总皂苷粗提物致大鼠肝毒性及氧化损伤机制相关性研究[J]. 中国中药杂志, 2010, 35(13): 1745-1749.

辣椒

【来源】 茄科辣椒属植物辣椒 *Capsicum annuum* L. 的果实。

【性味与归经】 味辛，性热。归脾、胃、大肠经。有小毒。

【功能与主治】 温中散寒，下气消食。治疗脘腹胀痛、胃寒气滞。对肺癌、大肠癌、乳腺癌、皮肤癌、肝癌、髓系白血病等细胞有抑制其增殖及诱导其凋亡的作用。

【药理作用】

1. 抗肿瘤作用

CAP 在非小细胞肺癌、乳腺癌、结肠癌、肝癌和前列腺癌等多种恶性肿瘤细胞系中都显示了较强的抗肿瘤作用[1]。CAP 可通过抑制肿瘤细胞增殖，诱导肿瘤细胞周期阻滞，促进肿瘤细胞凋亡，抑制肿瘤细胞迁移、侵袭和转移及抑制肿瘤血管生成，调控肿瘤细胞自噬和增加抗癌药物的敏感性，从而产生抗癌的生物活性[2]。

2. 抗炎作用

适量使用 CAP（局部或口服）可降低或抑制炎症性、伤害性热和化学品刺激所引起的痛觉过敏。对大鼠膝关节接种分枝杆菌、丁酸菌后大鼠膝关节开始肿痛发炎，此时皮下少量注射 CAP，24h 内炎症发展滞停，表现出显著抗炎作用[3]。CAP 刺激神经释放的 CGRP 和 SP 可阻止外周神经的感觉传导，起到抗皮肤神经性炎症、抗皮肤瘙痒等作用[4]。相关实验也证实，CAP 能调节神经肽的水平，参与自身免疫机制，达到有效治疗炎症和痒疹的效果[5]。

3. 对心血管作用

CAP 可特异性作用于（结合并激活）心肌末端 CAP 敏感神经 c 类纤维的瞬时受体电位香草酸亚型 1（TRPV1），促进降钙素基因相关肽（CGRP）释放，从而达到抑制副交感神经和心肌钾等离子通道，改善心功能和发挥调控心血管作用。相关实验已证实，向大鼠脑干中注射微量 CAP，对大鼠的血压、心率、肾交感神经放电、血管张力均有兴奋作用[6]。

4. 降压作用

对相关大容量血管，CAP 可直接刺激 TRPV1，使大容量血管扩张，从而导致大鼠血压降低[6]。另外，实验同样也证实 CAP 对由高胆固醇食物和盐诱导的高血压模型鼠有降血压的效果[7]，同时也能够促进人体血液循环，达到改善心脏收缩的效果。通过激活 CAP 受体 TRPV1 导致钙离子浓度升高，从而改善血管功能，进而起到高血压预防和保护作用[8]。

5. 其他作用

辣椒碱对蜡样芽孢杆菌及枯草杆菌有显著抑制作用，但对金黄色葡萄球菌及大肠杆菌无效。其枝、叶并无抗菌作用，仅对结核杆菌有很轻微的抑制作用。辣椒煎剂有杀灭臭虫的功效；酊剂可用于冻疮。外用作为涂擦剂对皮肤有发赤作用，使皮肤局部血管起反射性扩张，促进局部血液循环。但也有人认为，辣椒仅强烈刺激感觉神经末梢，引起温暖感，对血管则很少有影响，高浓度也不发疱，故不能视为发赤剂。

【毒理作用】

1. 急性毒性

辣椒素对水生生物具有一定的急性毒性。急性毒性实验中，随着时间的延长，在不同浓度组中表现出不同程度的活动抑制，浓度-效应相关性显著。辣椒素对大型溞的 24h 和 48h EC_{50} 分别为 13.3mg/L 和 12.4mg/L，大型溞对辣椒素的毒性响应较快，辣椒素对大型溞属于急性水生危害的类别 3。

2. 肝毒性

辣椒素可被肝中混合功能氧化酶系统氧化成一种亲电子中间体，该中间体可能是一种能与肝蛋白质亲核部位共价结合的单环环氧化物。与肝微粒体蛋白质的不可逆结合，可能导致它对肝内药物代谢酶的影响及产生肝毒性[9]。由于在脊髓中尚未发现辣椒素有明显的共价结合，提示辣椒素诱发的动物神经病是由其他机理引导的。

3. 致癌作用

辣椒提取物对甲基乙酰氧基甲基亚硝和六氯化苯分别引发的 BALB/C 鼠胃和肝肿瘤的发展有促进作用，但是辣椒提取物本身并未显示出致癌活性。另一研究表明，辣椒素具有肿瘤促进作用[10]。通过对大量消耗辣椒的墨西哥城进行的调查显示，辣椒的消耗与墨西哥人胃癌发生率之间有明显的相互关系。

【参考文献】

[1] Clark R, Lee S H. Anticancer Properties of Capsaicin Against Human Cancer[J]. Anticancer Res, 2016；36: 837-843

[2] 谢乐, 周慎, 伍大华, 等. 辣椒素抗癌作用及其机制研究进展[J]. 湖南中医药大学学报, 2014, 34(09): 58-61.

[3] Ahmed M, Bjurholm A, Srinivasan G R, et al. Capsaicin effects on substance P and CGRP in rat adjuvant arthritis[J]. Regul Pept, 1995, 55(1):85-102.
[4] Lee M. Pmrigoeview[J]. The Australasian Journal of Dermatology, 2005, 46 (4): 2.
[5] Zhukovae M. Role of capsaicin-sensitiveneurons in the regulation of structural organization of the thymus[J]. Bull Exp Biol Med, 2005, 140 (2): 249-252.
[6] 梁晨，韩盛玺. CAP 临床应用的研究进展[J]. 华西医学杂志, 2008, 23 (2): 185-187.
[7] Kempaiah R K, Srinivasan K. Influence of dietary spices on the fluidity of erythrocytes in hypercholesterolaemic rats[J]. Brit J Nutr, 2005, 93 (1): 81-91.
[8] 张磊. 辣椒碱降大鼠血浆胆固醇效果及其分子机理的研究[D]. 重庆: 西南大学, 2013: 4-12.
[9] 杨大春. 激活改善血管功能和预防高血压的机制研究[D]. 重庆: 第三军医大学, 2009.
[10] Miller M S, Brendel K, Burks T F, et al. Interaction of capsaicinoids with drug-metabolizing systems[J]. Relationship to Toxicity Biochem Pharmacol, 1983, 32(3): 547-551.

槟榔

【来源】棕榈科植物槟榔 *Areca catechu* L. 的干燥成熟种子。

【性味与归经】味苦、辛，性温。归胃、大肠经。

【功能与主治】杀虫，消积，行气，利水。

【药理作用】

1. 抗肿瘤作用

槟榔对肝癌、胃癌、基底细胞癌具有较强的抑制作用，巴西红厚壳素、环-（亮氨酸-酪氨酸）、槟榔碱是其主要活性成分。巴西红厚壳素对人肝癌 SMMC-7721 细胞和人胃癌 SGC-7901 细胞的增殖具有较强的抑制活性，环-（亮氨酸-酪氨酸）对慢性髓原白血病 K562 细胞的增殖具有一定的抑制活性[1]。槟榔碱能降低上皮肿瘤细胞 IL-6 水平，而 IL-6 水平的异常升高则有利于基底细胞癌（BCC）的发生[2]。

2. 抗菌抗炎作用

槟榔对耐甲氧西林金黄色葡萄球菌、金黄色葡萄球菌、大肠杆菌等均有抑制作用，槟榔碱是其主要活性成分。鸡胚实验发现槟榔具有抗流感病毒作用，槟榔水提液对许兰氏黄癣菌等皮肤真菌均有一定的抑制作用[3]。槟榔对牙龈卟啉菌和福赛类杆菌有明显的抑菌作用，最小抑菌浓度分别为 31.17g/L、15.60g/L[4]。槟榔提取液对黏性放线菌 ATCC19246 的生长有抑制作用，但对其产酸作用不明显[5]。

3. 对心血管系统的影响

槟榔具有抗血栓、抗动脉粥样硬化作用，槟榔碱是其主要活性成分。槟榔碱具有抗血栓作用，并且存在剂量依赖效应[6]。槟榔水提物与 70%甲醇粗提物均能显著降低高血脂大鼠血清总胆固醇（TC）、三酰甘油（TG）水平以及动脉硬化指数，可以显著提高血清高密度脂蛋白胆固醇（HDL-C）水平，提示槟榔能够降低冠心病的发病率及危险性[7]。

4. 对消化系统的影响

槟榔提取物对犬、猫的离体或在体胆囊肌均具有兴奋作用，与大黄注射液联用可增强动物胆总管收缩力，促使胆汁加速排出[8]。槟榔煎剂可增高十二指肠张力、减少收缩波平均振幅，且存在剂量效应[9]。槟榔碱具有显著促进豚鼠离体回肠自发性收缩作用，且存在剂量依赖性[10]。

5. 对神经系统的影响

槟榔能够作用于神经系统，具有抗衰老、提高学习和记忆能力的作用。槟榔碱具有类乙酰胆碱作用，可激活 M 受体，刺激副交感神经，从而兴奋机体，进而提高学习能力，增强记忆能力[11]。

6. 对内分泌系统的影响

实验证明槟榔碱能提高血浆中 β-内啡肽的免疫反应活性，这与血浆中脯氨酸的含量增加有关。槟榔碱还可以通过激活下丘脑-垂体-肾上腺皮质轴而增加内源性促肾上腺皮质激素释放激素（CRH）的释放。槟榔碱干预对胰岛 B 细胞分泌功能具有直接保护作用，其可以改善高糖环境下的 B 细胞增殖与分化，促进胰岛素分泌。

7. 对泌尿系统的作用

不同浓度槟榔水提物均可显著增加大鼠膀胱肌条张力、收缩波平均振幅，并存在剂量依赖效应，而槟榔兴奋大鼠逼尿肌肌条主要作用于胆碱能 M 受体、细胞膜 L 型 Ca^{2+}通道，部分作用也可能与胆碱能 N 受体、肾上腺素能 α 受体和前列腺素合成有关[12]。

【毒理作用】

1. 急性毒性

槟榔仁压榨原液干物质的半数致死量（LD_{50}）为 1.349g/kg，95%可信限区间为 1.152～1.580g/kg，按毒性分级标准属于低毒物质。槟榔中毒反应表现在腺体分泌增加及消化和呼吸系统症状，如流涎、汗出、颤抖、头朝上、呼吸困难、大便不成形等中毒现象[13]。

2. 肝毒性

槟榔对肝肾功能具有一定的损伤作用，槟榔碱是其主要毒性成分。研究发现槟榔仁提取物、槟榔碱均可诱导小鼠肝脏功能指标异常、组织形态发生病理变化，将肝细胞有丝分裂阻滞在 G_0/G_1 期来诱导肝细胞发生凋亡，使肝细胞凋亡率显著增加[14]。

3. 肾毒性

观察槟榔碱诱导的小鼠肾损伤模型,发现肾组织形态出现不同程度的病理变化,血清肾功能生化指标肌酐、尿素氮显著升高，提示槟榔碱对肾脏具有一定的损害作用[15]。

4. 神经毒性

槟榔碱能破坏神经元细胞内的氧化还原之间的平衡,而 ROS 是在大脑皮质神经元中产生，在中枢神经疾病中起着关键作用。槟榔碱能通过增加活性氧水平而诱导产生氧化应激反应和降低抗氧化能力，进而产生神经毒性，且高浓度的槟榔碱能导致神经元细胞凋亡，进一步增加神经毒性[16]。

5. 生殖毒性

槟榔果提取物使雄性小鼠精子数量减少，精子活动率降低，精子畸形率升高，且作用强度为槟榔碱>槟榔次碱>去甲基槟榔次碱[17]。研究发现槟榔碱可以减少胚胎着床数量，并对胎儿后续生长产生毒副作用，且槟榔次碱能增强小鼠离体子宫平滑肌的收缩[18]。

6. 免疫抑制毒性

槟榔提取物可促进环氧化酶-2、IL-1α 和前列腺素 E_2 的分泌，进而抑制免疫系统，促进肿瘤的发生发展[19]。

【参考文献】

[1] 吴娇，王辉，李小娜，等. 槟榔果实中的细胞毒活性成分研究[J]. 河南大学学报：自然科学版，2011，41(5): 511-514.

[2] 蒋志，陈其城，曹立幸，等. 槟榔及其活性物质的研究进展[J]. 中国中药杂志, 2013, 38(11): 1684-1687.

[3] 申秀丽，段亮亮. 槟榔的化学成分及药理研究进展[J]. 宜春学院学报, 2009, 31(2): 95-97.

[4] 黄正蔚，周学东，肖悦，等. 部分天然药物对内氏放线菌生长和产酸影响的体外研究[J]. 牙体牙髓牙周病学杂志, 2002, 12(1): 4-7.

[5] 肖悦，刘天佳，黄正蔚，等. 天然药物对粘性放线菌生长和产酸影响的体外研究[J]. 华西医科大学学报, 2002, 33(2): 253-255.

[6] 李连闯，赵玺，代立梅，等. 槟榔的研究进展[J]. 科技创新与应用, 2016(24): 64.

[7] 袁列江，李忠海，郑锦星. 槟榔提取物对大白鼠血脂调节作用的研究[J]. 食品科技, 2009, 34(2): 188-192.

[8] 申秀丽，段亮亮. 槟榔的化学成分及药理研究进展[J]. 宜春学院学报, 2009, 31(2): 95-97.

[9] 杨颖丽，程昉，王慧玲，等. 槟榔对动物胃肠功能的影响[J]. 西北师范大学学报：自然科学版，2002，38(1): 61-63.

[10] 杜志敏，万新祥，伍爱婵，等. 槟榔碱对离体肠自发性蠕动的影响[J]. 解放军医学高等专科学校学报，1999, 27(2): 10-11.

[11] 孙娟，曹立幸，陈志强，等. 中药槟榔及其主要成分的药理和毒理研究概述[J]. 广州中医药大学学报，2018, 35(6): 1143-1146.

[12] 邱小青，张英福，瞿颂义，等. 槟榔对大鼠逼尿肌肌条运动的影响[J]. 中成药, 2000, 22(2): 47-49.

[13] 刘书伟，王燕，胡劲召，等. 槟榔仁对 KM 小鼠的急性毒性研究[J]. 湖北农业科学，2015，54(18): 4532-4534.

[14] 古桂花，曾薇，胡虹，等. 槟榔粗提物及槟榔碱对小鼠肝细胞凋亡的影响[J]. 中药药理与临床, 2013, 29(2): 56-59.

[15] 曾薇，古桂花，李建新，等. 槟榔碱的肾毒性实验研究[J]. 湖南中医药大学学报, 2015, 35(6): 6-8.

[16] Shih Y T, Chen P S, Wu C H, et al. Arecoline, a major alkaloid of the areca nut, causes neurotoxicity through enhancement of oxidative stress and suppression of the antioxidant protective system[J]. Free Rad Biol Med, 2010, 49(10): 1471-1479.

[17] Yuan J, Yang D, Liang Y, et al. Alkaloids from areca(betel)nuts and their effects on human sperm motility in vitro[J]. J Food Sci, 2012, 77(4): T70-T78.

[18] Liu S T, Young G C, Lee Y C, et al. A preliminary report on the toxicity of arecoline on early pregnancy in mice[J]. Food Chem Toxicol, 2011, 49(1): 144-148.

[19] Chang L Y, Wan H C, Lai Y L, et al. Areca nut extracts increased the expression of cyclooxy-genase-2, prostaglandin E2 and interleukin-1a in human immune cells via oxidative stress[J]. Arch Oral Biol, 2013, 58(10): 1523-1531.

第六章
化痰祛湿药

入地金牛

【来源】 芸香科花椒属植物两面针 *Zanthoxylum nitidum*（Roxb.）DC.［*Fagara nitidum Roxb.*］的根或枝叶[1]。别名两面针。

【性味与归经】 味辛、苦，性平。归肝、胃经。有小毒。

【功能与主治】 祛风通络，胜湿止痛，消肿解毒。主治风寒湿痹、筋骨疼痛、跌打损伤、疝痛、咽喉肿痛、胃疼、蛔厥腹痛、牙痛、疮痈瘰疬，烫伤。

【药理作用】

1. 抗肿瘤作用

氯化两面针碱浓度在 6.25mol/L 时，对拓扑异构酶（Topo）Ⅰ的催化活性具有抑制作用，浓度在 25mol/L 时，对 TopoⅡ的催化活性也具有抑制作用，表明其具有较强的抗肝癌活性，而对 DNATopo 活性的抑制可能是其作用机制之一[2]。氯化两面针碱能够促进两种鼻咽癌 7111 细胞和 Ecv2 细胞凋亡，具有抗肿瘤活性[3]。氯化两面针碱对人口腔鳞癌细胞 KB 及其耐药株 KBV200 细胞的生长具有抑制作用，其具体机制可能是抑制细胞周期蛋白（cyclin）B1 的转录与表达，导致细胞在 G_2/M 期发生阻滞，抑制细胞增殖[4]。有研究表明，两面针氯仿提取物可以抑制人宫颈癌细胞株[5]和人胃腺癌细胞[6]的细胞增殖。氯化两面针碱有促进肺癌细胞、舌癌细胞、人骨肉瘤细胞凋亡的作用[7,8]。

2. 抗炎作用

两面针根的提取物（S-O）对二甲苯所致小鼠耳郭肿胀有明显抑制作用[9,10]。两面针根挥发油也具有显著的抗炎活性[11]。动物实验证实，高剂量两面针总碱可以治疗大鼠溃疡性结肠炎，主要原因可能是炎症介质和抗氧化自由基的减少[12]。两面针可使溃疡指数降低，对胃液胃蛋白酶活性起到抑制作用，降低胃黏膜丙二醛含量，超氧化物歧化酶活性和一氧化氮含量升高，体现了两面针总碱良好的抗溃疡作用[13]。

3. 抗菌作用

两面针根和茎皮水提物及乙醇提取物在高浓度下对葡萄糖球菌、链球菌、芽孢杆菌、肺炎杆菌和大肠杆菌均有不同程度的抑菌活性，根和乙醇提取物对八叠球菌和枯草杆菌有抑菌活性[14]。

4. 镇痛作用

两面针中木脂素化合物结晶-8 具有显著的镇痛作用[15]。

【毒理作用】

1. 心脏毒性

氯化两面针碱可导致斑马鱼心率值降低，对斑马鱼心脏具有毒性作用[16]。

2. 肝毒性

氯化两面针碱对正常肝细胞有毒性作用[17]。研究证实氯化两面针碱对人胚肝细胞和人胚肾细胞有一定的毒性作用，且其抑制细胞生长随药物浓度的增加而增加，加入人酸性成纤维细胞生长因子后，可明显减轻氯化两面针碱对人胚肝细胞和人胚肾细胞的毒性作用[18]。

3. 肾毒性

两面针中的活性成分氯化两面针碱能显著降低 HEK-293 细胞上清液中的 SOD，升高 MDA 和 LDH，MTT 法测得其 24h 的 IC_{50} 为 15.19μg/mL，显微镜下可观察到肾细胞萎缩与大量的凋亡、死亡小体[19,20]。

4. 发育毒性

两面针发育毒性实验中，高浓度暴露处理时，引起斑马鱼胚胎发育畸形，表现为头尾部发育迟缓、自主运动缺失、心率降低、色素减少、心包肿大、卵黄囊肿大等，甚至出现心跳停止或死亡。在一定浓度范围内，随着两面针水提取物浓度的增加，斑马鱼胚胎心率和孵化率不断降低，体长不断变短，畸形率和死亡率不断增加[21]。

【参考文献】

[1] 中科院“中国植物志”编辑委员会. 《中国植物志》[M]. 北京: 科学出版社, 2013.

[2] 刘丽敏, 刘华钢. 氯化两面针碱的抗肝癌活性及对DNA拓扑异构酶的影响[J]. 中国药理学通报, 2010, 26(4): 497.

[3] 刘华钢, 秦三海, 王博龙, 等. 氯化两面针碱体外诱导两种鼻咽癌株的细胞凋亡[J]. 华西药学杂志, 2007, 22(5): 514.

[4] 王博龙, 刘华钢, 秦三海, 等. 氯化两面针碱对 KB 及 KBV200 细胞周期的影响及其机制[J]. 广西医科大学学报, 2007, 24(2): 220.

[5] 王宏虹, 刘华钢, 黄慧学, 等. 两面针抗宫颈癌谱-效关系研究[J]. 中药药理与临床, 2011, 27(5): 84.

[6] 申庆荣，黄慧学，王宏虹，等. 两面针提取物抗胃癌谱-效关系研究[J]. 中国中药杂志, 2011, 36(19): 2693.
[7] 秦三海，刘华钢，王博龙，等. 氯化两面针碱体外诱导肺癌 SPC-A-1、舌癌 Tca8113 两种肿瘤细胞株凋亡的研究[J]. 中国药理学通报, 2007, 23(2): 279.
[8] 徐强，李朝旭，叶招明. 氯化两面针碱对人骨肉瘤细胞的诱导凋亡作用及其机制[J]. 南方医科大学学报, 2011, 31(2): 361.
[9] 刘绍华，覃青云，方堃，等. 两面针提取物(S-O)对小鼠镇痛、抗炎和止血作用的研究[J]. 天然产物研究与开发, 2005, 17(6): 758.
[10] 冯洁，周劲帆，覃富景，等. 两面针根和茎抗炎镇痛不同部位活性比较研究[J]. 中药药理与临床, 2011, 27(6): 60.
[11] 周劲帆，覃富景，冯洁，等. 两面针根挥发油的抗炎镇痛作用研究[J]. 时珍国医国药, 2012, 23(1): 19.
[12] 徐露，黄彦，董志，等. 两面针总碱对溃疡性结肠炎大鼠抗炎作用的实验研究[J]. 中国中医急症, 2010, 19(3): 480.
[13] 庞辉，何惠，简丽娟，等. 两面针总碱抗胃溃疡作用研究[J]. 中药药理与临床, 2007, 23(1): 38-39.
[14] Bhattacharya S, Zaman M K, Haldar P K. Antibacterial ac-tivity of stem bark and root of Indian Zanthoxylum nitidum[J]. Asian J Pharm Clin Res, 2009, 2 (1) : 30.
[15] 王希斌，刘华钢，杨斌，等. 两面针中木脂素化合物结晶-8 的镇痛作用[J]. 广西医科大学学报, 2010, 27(3): 363-365.
[16] 黄惠琳，刘华钢，蒙怡，等. 氯化两面针碱对斑马鱼胚胎心脏影响的初步研究[J]. 广西医学，2011，33(5): 546.
[17] 黄巨恩，徐雅玲，刘华钢. 氯化两面针碱、白花丹素、紫杉醇的体外肝细胞毒性研究[J]. 广西医科大学学报, 2011, 28(02): 192-195.
[18] 韦敏，刘丽敏，李丹妮. 氯化两面针碱对肝、肾的毒性及酸性成纤维细胞生长因子对其的保护作用研究[J]. 中成药, 2009, 31(9): 1338.
[19] 韦敏，刘丽敏，李丹妮. 氯化两面针碱对肝、肾的毒性及酸性成纤维细胞生长因子对其的保护作用研究[J]. 中成药, 2009, 31(9): 1338.
[20] 韦敏，刘华钢，刘丽敏. 氯化两面针碱的体外肾毒性研究[J]. 时珍国医国药, 2009, 20(9): 2295.
[21] 倪媛媛. 两面针质量控制及基于斑马鱼模型评价两面针和苍耳子初步毒性研究[D]. 北京：北京中医药大学, 2018.

八角枫

【来源】八角枫科八角枫属植物八角枫 *Alangium chinense*（Lour.）Harms。

【性味与归经】味辛、苦，性微温。归心、肝经。有小毒。

【功能与主治】祛风除湿，舒筋活络，散瘀止痛。主治风湿痹痛，肢体麻木，跌打损伤。

【药理作用】

1. 抗肿瘤作用

研究发现，八角枫中含有丰富的水杨苷，而且水杨苷在茎的部位含量最高[1]。

埃及柳树树皮的乙醇提取物（EBB）中儿茶素、儿茶酚和水杨苷的含量很高。实验结果发现，富含水杨苷的 EEB 能抑制直肠癌细胞的增殖，也可以抑制 1,2-二甲基肼（DMH）诱导结肠致癌的进程。表明富含水杨苷的植物可以抑制肿瘤细胞的生长，降低癌症的发生[2]。

2. 抗炎作用

用八角枫细根提取的八角枫醇提物、八角枫总碱可以有效地改善佐剂性关节炎大鼠关节的红肿和肿胀，而且可以有效降低炎症指数[3]。有研究证实 EA 确具有良好的抗炎止痛的效果[4]。用八角枫根煎液熏洗配合腰腿痹通胶囊口服可以有效降低类风湿关节炎患者血清中白细胞介素 6（IL-6）水平，抑制炎症的发生[5]。体内实验表明八角枫水提液可有效降低大鼠的炎症反应[6]。八角枫中所含的八角枫苷 A、龙胆酸-5-*O*-*β*-D-吡喃葡萄糖苷、异它乔糖苷具有较强的抗炎活性[7]。八角枫中的水杨酸能够有效抑制 IL-1β 诱导类风湿关节炎关节成纤维样滑膜细胞中基质金属蛋白酶-1，基质金属蛋白酶-3 的表达，具有抗炎的作用[8]。

3. 对心血管系统的作用

研究发现，八角枫具有一定强心作用，这与临床观察基本吻合[9]。观察呼吸麻痹量之八角枫碱对兔心脏的影响，发现其主要表现为短时间的窦性心动过缓，其他心电图无明显改变[10]。快速静注八角枫碱时即使没有达到肌松量，也会出现血压剧升、室性早搏、窦性静止、房室阻滞以及室性心动过速等心律失常等现象[11]。

4. 对呼吸系统的作用

对家兔静脉注射八角枫须根煎剂或八角枫总生物碱，均出现呼吸兴奋反应，将其剂量加大时，则会导致呼吸停止[12,13]。动物实验证实，八角枫碱可通过颈动脉体化学感受器的烟碱型受体和延髓浅表化学感受装置的作用引起呼吸兴奋[14]。此外，八角枫碱具有一定的中枢抑制作用[15]。

5. 其他作用

《中药大辞典》记述八角枫乙醇提取液口服对小鼠有明显的抗早孕和抗着床作用。含八角枫的复方七叶莲液可以有效地抑杀金黄色葡萄球菌和绿脓假单胞菌等致病菌[16]。八角枫的花和叶对大肠埃希菌、金黄色葡萄球菌、沙门氏菌和铜绿假单胞菌有杀菌作用[17]。

【毒理作用】

1. 急性毒性

根据《中药大辞典》[18]记载，小鼠予以腹腔注射八角枫须根煎剂的半数致死量（LD_{50}）为 9.98g/kg，家兔和犬分别静脉注射 1.25g/kg 和 4.00g/kg 八角枫须根煎剂后均出现中毒现象。在静脉注射八角枫总碱后，发现家兔和犬最小肌肉松弛量与最小致死量分别为 2.47mg/kg、0.17mg/kg 与 5.65mg/kg、0.58mg/kg。在使用消旋毒藜碱对家兔和犬进行静脉注射后，结果发现家兔和犬的最小肌肉松弛量分别为 1.18×10^{-2}mg/kg 和 9.20×10^{-2}mg/kg，最小呼吸麻痹量分别为 1.47mg/kg 和 0.13mg/kg。

2. 肝肾毒性

研究显示，家兔连续静脉注射 1.9mg/kg 八角枫总碱 15d，肾器官可出现有轻微灶性炎症或坏死的症状，肝器官出现轻度脂肪变性，轻度炎症或坏死的症状。给家兔灌胃 10g/kg 八角枫总碱连续 15d，磺溴酞钠潴留率似有升高，对肝功能有一定影响[19]。

3. 胃急性毒性

用八角枫须根水煎液对小鼠进行灌胃急性染毒，结果发现，八角枫须根水煎液组小鼠脏器肝、肺、血管平滑肌的出现不同程度的病理现象，浓度越大，毒性越大[20]。

4. 细胞毒性

8-羟基-3-羟甲基-6,9-二甲基-7*H*-苯并异喹啉-7-酮对人源肿瘤细胞株（NB-4，A-549，SHSY5Y，PC-3，MCF-7）的增殖具有一定的细胞毒活性作用[21]。

【参考文献】

[1] 段红，翟科峰，高贵珍，等. RP-HPLC 测定八角枫药材中的水杨苷[J]. 光谱实验室, 2012, 29(2): 1065-1068.

[2] Bounaama A, Enayat S, Ceyhan M S, et al. Ethanolic extract of bark from salix aegyptiaca ameliorates 1,2-dimethylhydrazine-induced colon carcinogenesis in mice by reducing oxidative stress[J]. Nutr Cancer, 2016, 68(3): 495-506.

[3] 张威，徐红梅，任娜，等. 八角枫对佐剂性关节炎大鼠的治疗作用及毒性[J]. 合肥工业大学学报(自然科学版), 2012, 35(6): 832-836.

[4] 张威. 八角枫治疗类风湿性关节炎有效部位的筛选[D]. 合肥：合肥工业大学, 2012.

[5] 苏仁强，蒲明，王丽，等. 八角枫根煎液熏洗配合腰腿痹通胶囊口服对类风湿关节炎患者血清中白介素-6水平的影响[J]. 湖北中医杂志, 2016, 38(6): 10-12.

[6] 江勇，梁子聪，陈其宽，等. 苗药八角枫水提液对 CIA 模型大鼠血清 IL-1β、TNF-α 水平及滑膜 OPG/RANKL/RANK 系统的影响[J]. 中国药房, 2018, 29(24): 3401-3406.

[7] 岳跃栋. 双斑獐牙菜和八角枫的化学成分与生物活性研究[D]. 武汉：华中科技大学, 2016.

[8] Zhai K F, Xu H, Duan H, et al. Salicin from Alangium chinense ameliorates rheumatoid arthritis by modulating the Nrf2-HO-1-ROS pathways[J]. J Agric Food Chem, 2018, 66(24): 6073-6082.

[9] 安徽医学院八角枫基础研究组. 八角枫(瓜木)中酸性成分的实验研究[J]. 新医药学杂志, 1974, 8: 46.

[10] 浙江医科大学. 八角枫碱肌肉松弛作用的研究[J]. 新医药学杂志, 1974, 10: 45.

[11] 章元沛，杨秋火. 关子八角枫碱心血管系统作用的若干实验观察[J]. 浙江医科大学学报, 1981, 10(6): 262.

[12] 八角讽临床研究协作组. 肌松剂盐酸八角枫碱的临床观察[J]. 中华医学杂志, 1978, 58: 345.

[13] 浙江医科大学. 肌肉松弛剂八角枫的药理研究与临床观察[J]. 中华医学杂志, 1972(1): 44.

[14] 余应年. 八角枫碱对外围和中枢性化学感受装置的作用[J]. 浙江医科大学学报, 1981, 10(6): 267.

[15] 薛开先. 蟾力苏、新斯的明对抗八角枫碱引起的呼吸麻痹的实验研究[J]. 药学学报, 1979, 14(12): 738.

[16] 万照宇，郭小平，韩烨，等. 复方七叶莲液对小鼠局部炎症的作用[J]. 贵州医药, 2004, 28(4): 368-369.

[17] 舒刚，唐婵，林居纯，等. 八角枫花、叶体外抑菌活性的初步研究[J]. 江苏农业科学, 2012, 40(6): 286-288.
[18] 南京中医药大学全编. 中药大辞典 2 版[M]. 上海: 上海科学技术出版社, 2006: 32.
[19] 国家中医药管理局中华本草委员会. 中华本草苗药卷[S]. 上海: 上海科学技术出版社, 1999. 26-28.
[20] 张长银，张礼俊，胡永良，等. 小鼠急性八角枫中毒的病理学观察[J]. 法医学杂志, 2009, 25(5): 329-331.
[21] 邢欢欢，周堃，杨艳，等. 八角枫根中 1 个新的生物碱及其细胞毒活性研究[J]. 中国中药杂志, 2017, 42(2): 303-306.

大风子

【来源】 大风子科植物大风子 *Hydnocarpus anthelmintica* Pierre、海南大风子 *Hydnocarpus hainanensis*（Merr.）Sleum 的成熟种子。

【性味与归经】 味辛，性热。归肝、脾经。

【功能与主治】 祛风燥湿，攻毒杀虫。主治麻风、杨梅疮、疥癣、酒皶鼻、痤疮。

【药理作用】

1. 抗肿瘤作用

从印度大风子 *H. wightiana* 的种子中分离的 3 个黄酮木脂素化合物均可抗鼠 L-1210 白血病细胞生长，抗人类鼻咽癌 KB、结肠癌、骨癌、HeLaS3 子宫肉瘤的生长[1]。*C. sylvestris* 中的二萜类成分具有抗肿瘤活性，可以显著抑制 V-79 细胞生长。克罗烷二萜化合物 casearvestrins A～C 均能够抑制肺癌、结肠癌和卵巢癌等肿瘤细胞的生长。从脚骨脆属植物 *C. membranacea* 中分离得到的 casealactone，具有良好的抗肿瘤活性[2]。

2. 抗菌、抗病毒作用

在 *C. sylvestris* 活性测试中发现，叶的粗提物具有预防性的抗溃疡活性。有研究报道，从 *H. longifolium* 提取物中分离到一物质具有良好的抗菌作用，如抗产朊假丝酵母、根瘤农杆菌和变形杆菌[3]。从天料木 *H. cochinchinensis* 根皮中分离到两个 γ-烷叉双环丁烯内酯类成分能够抑制 HSV-1 和 HSV-2 活性。另外，从脚骨脆属植物 *C. sylvestris* 枝叶中分离得到的克罗烷二萜化合物 casearvestrins A～C 具有抗真菌活性[4]。从天料木 *H. cochinchinensis* 中筛选出来的水杨苷类衍生物能较弱地抵抗 HSV-1 和 HSV-2 病毒，其中特里杨苷（tremulacin）亦能显示抗 HIV-1 的微弱活性[5]。

3. 其他作用

从印度大风子的种子中分离出三个黄酮木脂素类成分，并具有明显降脂作用，每天给小鼠体内腹腔注射分离出的三个黄酮木脂素能显著降低血清胆固醇及三酰甘油[6]。给小鼠连续灌胃大风子根的提取物，可以明显将由链脲霉素诱导的糖尿病小鼠的血液中的葡萄糖含量[7]。连续服用大风子根的提取物 45d，小鼠体内的血浆硫代巴比妥酸活性物质、过氧化物、血浆铜蓝蛋白均明显降低，而体内的谷胱甘肽、抗坏血酸和生育酚等有显著性的升高，表明其具有较好的抗氧化能力[8]。

【毒理作用】

细胞毒性

海南大风子枝条的乙醇提取物细胞毒测试结果表明，化合物松柏醛（coniferal-dehyde）对人肝癌细胞和人胃癌细胞有弱活性；化合物桑根皮素（morusin）具有明显的抑制胃癌细胞增殖的作用[9]。

【参考文献】

[1] Sharma D K. Hypolipidemic, anti-inflammatory, and anrineoplastic activ-ity and cytotoxicity of flavonolignans isolated from Hydnocarpus wightianaseeds[J]. J Nat Prod, 1991, 54 (5): 1298.

[2] 柴兴云，陆亚男，任宏燕，等. 大风子科植物的化学和生物活性研究进展[J]. 中国中药杂志，2006(04): 269-279.

[3] Mahyudin N A, Mohamed Z, Zakaria M. Phototoxicity of 3-phenyl-isocoumarin isolated from Homalium longi-foliumBenth wood[J]. Proc Malays Biochem Soc Conf, 1994, 19th: 194.

[4] Oberlies N H, Burgess J P, Navarro H A, et al. Novel bioactive clerodane diterpenoids from the leaves and twigs of Casearia sylvestris[J]. J Nat Prod, 2002, 65 (2): 95.

[5] Ishikawa T, Nishigaya K, Takami K, et al. Isolation of salicinderivatives from Homalium cochinchinensisand their antiviral activi-ties[J]. J Nat Prod, 2004, 67 (4): 659.

[6] Sharma D K. Hypolipidemic, anti-inflammatory, and anrineoplastic activ-ity and cytotoxicity of flavonolignans isolated from Hydnocarpus wightianaseeds[J]. J Nat Prod, 1991, 54(5): 1298.

[7] Prakasam A, Sethupathy S, Pugalendi K V. Hypolipidaemic effect of Casearia esculentaroot extracts in streptozotocin-induced diabetic rats[J]. Pharmazie, 2003, 58 (11): 828.

[8] Prakasam A, Sethupathy S, Pugalendi K V. Erythrocyte redox statusin streptozotocin diabetic rats: effect of Casearia esculentaroot ex-tract[J]. Pharmazie, 2003, 58 (12): 920.

[9] 梅文莉，李辉，钟惠民，等. 海南大风子活性成分研究[J]. 热带亚热带植物学报, 2011, 19(04): 351-354.

千金子

【来源】大戟科植物续随子 *Euphorbia lathyris* L. 的干燥成熟种子。

【性味与归经】味辛，性温。归肝、肾、大肠经。有毒。

【功能与主治】逐水消肿，破血消癥。用于治疗水肿、痰饮、积滞胀满、二便不通、血瘀经闭，外治顽癣、疣赘。

【药理作用】

1. 抗肿瘤作用

研究表明，千金子甲醇提取物能够明显地抑制小鼠移植性肿瘤细胞株 S180 和小鼠艾氏腹水癌细胞的增殖[1]。千金子三氯甲烷提取物均能够明显抑制 HepG2、K562、U937 细胞的生长，而丙酮提取物只明显抑制 K562、U937 细胞[2]。L_5 可抑制 EAC 的生长。L_3 对多种肿瘤细胞都具有显著的抑制作用，如人卵巢透明癌细胞、子宫颈癌细胞、人子宫内膜癌细胞、人脑神经胶质瘤细胞[3]、卵巢囊腺癌细胞（HAC-2）和肺癌 A549 细胞，而 L_1 仅对 Hela 细胞有明显的抑制作用[4]。L_1 和 L_9 可以明显抑制 A549 和 HepG2 细胞的增殖，而 L_2、L_8 仅对 A549 细胞有明显的细胞毒活性作用，对 HepG2 细胞则无[5]。近年体外研究发现，续随子可通过增强对肾癌特异抗原 G250 的表达，抑制人肾癌细胞的生长，对肾癌细胞的增殖起到抑制作用[6]。续随子种子通过降低肾癌裸鼠癌症组织 Livin 蛋白及肿瘤坏死因子 α（TNF-α）表达水平，抑制裸鼠肿瘤增长[7]。

2. 抗炎、抗菌作用

在 LPS 诱导的 RAW264. 7 巨噬细胞炎症模型试验中，发现续随子二萜能够有效抑制一氧化氮（NO）产生，具有良好的抗炎作用。续随子中二萜化合物 L_2 通过抑制 IκB/IKKα/β 磷酸化，阻断 NF-κB p65 信号通路传导，来阻挡 LPS 诱导的 RAW264.7 细胞核内 DNA 的结合活性，有效抑制炎症介质的产生[8]。

3. 其他作用

（1）对骨疾病的作用　近年来研究发现，续随子可以减少破骨细胞的形成，能够在破骨细胞过度骨吸收中起到预防和治疗作用续随子甲醇提取物可通过下调 p38/c-Fos/NFATc1 信号通路的表达来抑制破骨细胞的分化和骨吸收，具体作用机制是阻断 NF-κB 受体活化因子配体（RANKL）诱导的 p38 丝裂原活化蛋白激酶（MAPK）磷酸化，下调活化 T 细胞核因子 c1（NFATc1）和 c-Fos 的表达[9]。续随子中二萜化合物 L_1 可通过调节细胞氧化还原状态抑制破骨细胞分化，并可通过激活 Fas/FasL 通路诱导破骨细胞凋亡。

（2）泻下逐水　千金子甾醇（L_1）和千金二萜醇二乙酸苯甲酸酯（L_2）均促能够进肠胃蠕动，产生峻泻，具有泻下作用[10]。有关研究表明，续随子经加工炮制后毒性会显著降低，通过炮制加工的方式除去部分脂肪油，减小其毒性及峻泻作用。此外，续随子中香豆素类成分秦皮甲素和秦皮乙素亦有逐水消肿的作用[11]。

【毒理作用】

1. 急性毒性

应用急性毒性实验方法考察千金子的急性毒性，得千金子的 LD_{50} 为 1.7950g/kg[12]。

2. 细胞毒性

高浓度提取液对大鼠肺成纤维细胞的生长增殖有较强的抑制作用，形态学观察发现，肺成纤维细胞数目显著减少、形状不规则、突起变短、排列混乱，具有一定的毒性，强度与提取液浓度呈正相关[13]。

【参考文献】

[1] 黄晓桃，黄光英，薛存宽，等. 千金子甲醇提取物抗肿瘤作用的实验研究[J]. 肿瘤防治研究，2004，31(9): 556-558.

[2] 薛存宽，孔彩霞，黄晓桃，等. 千金子提取物抗肿瘤作用的实验研究[J]. 中国中西医结合杂志，2004，24(增刊): 166-169.

[3] 苏晓会. 续随子种子和旋覆花的化学成分研究[D]. 石家庄: 河北医科大学, 2008.

[4] 王思明，王溪，苏晓会，等. 续随子中千金二萜烷化合物抑制人妇科肿瘤细胞增殖活性的研究[J]. 中国药理学通报, 2011, 27(6): 774-776.

[5] Yang S, Sun J, Lu H, et al. Bioactivity-guided isolation of anticancer compounds from *Euphorbia lathyris*[J]. Anal Methods-UK, 2015, 7(22): 9568-9576.

[6] 赵俊峰，郑少斌，杨旭凯，等. 千金子对表达人 *G250* 基因小鼠 renca 细胞增殖的影响[J]. 中国老年学杂志，2017, 37(5): 1065-1067.

[7] 董建设，赵俊峰，陈瑞廷，等. 千金子对肾癌模型裸鼠癌症组织 Livin 蛋白及 TNF-α 表达的影响研究[J]. 癌症进展, 2017, 15(6): 631-633.

[8] Zhang Q P, Zhu S, Cheng X L, et al. Euphorbia factor L_2 alleviates lipopolysaccharide-induced acute lung injury and inflammation in mice through the suppression of NF-κB activation[J]. Biochem Pharmacol, 2018, 155: 444-454.

[9] Kang J H, Lim H, Jeong J E, et al. Attenuation of RANKL-induced Osteoclast Formation via p38-mediated NFATc1 Signaling Pathways by Extract of *Euphorbia lathyris* L[J]. J Bone Miner Metab, 2016, 23(4): 207-214.

[10] 宋卫国，孙付军，张敏，等. 千金子和千金子霜及其主要成分泻下作用研究[J]. 中药药理与临床，2010, 26(4): 40-42.

[11] Hou X R, Wan L L, Zhan Z J, et al. Analysis and determination of diterpenoids in unprocessed and processed *Euphorbia lathyris* seeds by HPLC-ESI-MS[J]. J Pharm Anal, 2011, 1(3): 197-202.

[12] 李滨，刘石磊，邹存珍，等. 千金子急性毒性实验研究[J]. 黑龙江医药, 2006, 19(2): 96

[13] 杨珺，王世岭，付桂英，等. 千金子提取液对大鼠肺成纤维细胞增殖的影响及细胞毒性作用[J]. 中国组织工程研究, 2005, 9(27): 101-103.

川乌

【来源】 川乌是毛茛科植物乌头 *Aconitum carmichaelii* Debx. 的干燥母根[1]。

【性味与归经】 性热，味苦、辛，略有麻舌感。主归心、肝、肾、脾经。有大毒。

【功能与主治】 祛风除湿，温经止痛。常用于治疗风寒湿痹、关节疼痛、寒疝作痛等[2]。

【药理作用】

1. 抗肿瘤作用

研究乌头碱对食管癌 EC-1 细胞增殖、侵袭和凋亡的影响发现：乌头碱具有明显的抗肿瘤作用，其机制可能与其抑制肿瘤细胞增殖、侵袭及促凋亡相关[3]。此外有研究表明，次乌头碱可抑制转化生长因子 β1 诱导的上皮-间充质转化，抑制肺癌 A549 细胞的黏附、迁移和侵袭[4]。

2. 抗炎作用

川乌总碱在致炎前处理大鼠可明显减少角叉菜引起的炎症渗出物中 PGE 水平，并且对类风湿关节炎也有明显抑制作用[5,6]。新乌头碱对角叉菜胶引起的足肿胀，乙酸、琼脂促使的血管通透性均产生剂量依赖性抗炎作用，其抗炎机制涉及中枢神经系统。川乌通过影响前列腺素代谢过程中趋化因子介导的白细胞趋化来发挥抗炎作用[7]。苯甲酰乌头原碱通过丝裂原活化蛋白激酶、AKT 和核因子 κB（NF-κB）途径来发挥抗炎作用。

3. 镇痛作用

川乌对慢性炎症性疼痛、神经病理性疼痛、急性疼痛、癌症疼痛有良好的抑制作用，而且不易耐受。给雄性 ICR 小鼠灌胃制川乌水煎液发现可呈剂量依赖性地减弱慢性炎症疼痛，并且无耐受性。乌头碱、苯甲酰乌头原碱可显著减轻脊髓神经结扎所致神经病变的机械性痛觉过敏和热痛觉过敏，但乌头原碱无此作用[8]。乌头碱注射液对中晚期消化系统癌疼痛患者止疼效果最好[9]。小乌头碱的镇痛作用呈剂量依赖性增加，并且达到一定剂量时会出现“平台期”[10]。

4. 保护心血管作用

川乌可通过抑制血管内皮细胞凋亡和心肌肥大因子来保护心血管。次乌头碱能抑制 oxLDL 诱导内的皮细胞凋亡，其机制可能是促进 HDAC3 表达，减少 HMGB1 胞质迁移和胞外释放。乌头碱能通过抑制血管紧张素Ⅱ（AngⅡ）所引起的心肌肥大因子 ANP、BNP、β-MHC 和 F-actin 上调来缓解心肌肥大和保护心血管[11]。

5. 其他作用

乌头碱可通过降低原先升高的白细胞数、血清抗双链 DNA 抗体水平和 PGE2、IL-17a、IL-6 水平，以及减少 IgG 在肾小球组织中的沉积，从而改善肾组织病理损害，最终达到缓解系统性红斑狼疮的病理损害的效果，并能通过激活 P-gp 在 LS174T、Caco-2 细胞中的转运活性来降低化疗药物对细胞的毒性[12]。次乌头碱可能通过影响大鼠纤溶系统以及 VCAM-1、ICAM-1 表达，改善脑梗死的神经功能缺损状态[13]。苯甲酰乌头原碱可增加心肌、肝脏、肌肉中线粒体 DNA 拷贝数和

OXPHOS 相关蛋白表达，激活 AMPK 信号转导通路，可能对某些与线粒体功能障碍相关的疾病有治疗作用[14]。

【毒理作用】

1. 神经毒性

乌头碱、苯甲酰乌头原碱、乌头原碱均有神经毒性，能引起运动阻滞相关的弛缓性麻痹和死亡。乌头碱、新乌头碱、次乌头碱的摄取是由质膜上表达的一种质子偶联逆向转运蛋白转运的，并呈温度、时间、浓度依赖性，且该逆向转运蛋白不是已知的有机阳离子转运载体，还需进一步对该逆向转运蛋白进行探究[15]。

2. 心脏毒性

目前，已有研究证明川乌中的乌头碱、次乌头碱、新乌头碱等常见的双酯型生物碱可造成心律失常、室性心动过速、心房颤动等问题[16]。乌头碱能够导致心肌细胞的死亡，增加细胞中的丙二醛含量，破坏心肌细胞膜，使细胞通透性增加，心肌细胞活力降低[17]；除此之外，乌头碱能够导致细胞内出现空泡，使钙离子浓度显著增高，诱发钙超载，并且能够显著上调促凋亡蛋白的表达[18]。

3. 肝毒性

乌头碱可抑制 p-PI3K、p-Akt、p-mTOR 的磷酸化，mTOR 下游的 p-p70S6K、p-4EBP1 同时降低，最终诱导小鼠肝脏自噬。川乌还可引起中毒性肝炎，继发为肝硬化腹水[19]。

4. 胚胎毒性

川乌对器官发生期胚胎的直接毒性表现为：孕鼠子宫内膜厚度减少，子宫胎盘质量、子宫胎儿胎盘总重降低，活胎数减少，吸收胎数增加[20]。川乌的胚胎毒性与乌头碱含量相关，当质量浓度高于 5mg/L 时，会抑制颗粒细胞的增殖并造成细胞的氧化损伤，对雌性大鼠卵巢颗粒细胞产生毒性作用，引起胚胎严重畸形[21]。

5. 生殖和遗传毒性

川乌生殖毒性表现为：高剂量乌头碱抑制大鼠睾丸支持细胞的增殖，降低对乳酸分泌的刺激作用，同时对 Sertoli 细胞产生毒性[22]。乌头碱可通过下调相关蛋白的表达来阻断雄激素的合成，其浓度在 50μmol/L 时还能诱导间质细胞产生 ROS，增加细胞凋亡率[23]。此外，川乌对细胞 DNA 具有损伤作用，可能具有遗传毒性[24]。研究发现，其毒效作用的重要因素可能与乌头碱具有促进 *bcl-2* 基因表达的作用有关[25]。

6. 配伍毒性

芍药苷可有效降低乌头碱的毒性[26,27]。川乌与甘草配伍也可减弱其毒性。临床上川乌与半夏配伍在治疗骨伤疾病上取得了较好的疗效[28]。此外，半夏可显著降低川乌对肝药酶活性的抑制作用，从而减轻川乌对肝脏的毒性，并且减轻川乌对其他药物代谢特征的影响。干姜可通过影响川乌在体内的毒性代谢物水平来减弱川乌的毒性；川乌与蜂蜜配伍也可达到减毒目的[29]。

【参考文献】

[1] 石达理，许亮，谢明，等. 乌头属六种有毒中药的本草考证[J]. 中华中医药学刊, 2018, 36(1): 158-162.

[2] 国家药典委员会. 中华人民共和国药典: 2015 年版一部[M]. 北京: 中国医药科技出版社, 2015: 39.

[3] 周小剑，李玉华，唐湘，等. 乌头碱抑制食管癌 EC-1 细胞增殖与侵袭并诱导其凋亡作用研究[J]. 中国医药生物技术, 2019, 14(04): 335-340.

[4] Feng H T, Zhao W W, Lu J J, et al. Hypaconitine inhibits TGF-β1-induced epithelial-mesenchymal transition and suppresses adhesion, migration, and invasion of lung cancer A549 cells[J]. Chin J Nat Med, 2017, 15(6): 427-435.

[5] 师海波，周重楚，李延忠，等. 川乌总碱的抗炎作用[J]. 中国中药杂志, 1990, 15(3): 46-49, 64.

[6] 邵鑫，刘福. 苯甲酰乌头原碱在类风湿关节炎中作用的进展[J]. 中国药理学与毒理学杂志，2019，33(10): 917.

[7] 郑世超，严小英，陈菊，等. 基于蛋白互作网络分析祛风湿药川乌的抗炎机制[J]. 中国中药杂志，2017, 42(9): 1747-1751.

[8] Li T F, Gong N, Wang Y X. Ester hydrolysis differentially reduces aconitine-induced anti-hypersensitivity and acute neurotoxicity: involvement of spinal microglial dynorphin expression and implications for Aconitum processing[J]. Front Pharmacol, 2016, 7: 367.

[9] 王华灵，韩培秀，徐世明，等. 乌头碱对癌症疼痛的治疗效果[J]. 中国中西医结合杂志, 1994, 14(4): 219.

[10] 孙虎，王平. 乌头碱经皮给药的急性毒性及相关的镇痛作用研究[J]. 中成药, 2012, 34(11): 2064-2067.

[11] 王宁宁，王佳，谭洪玲，等. 乌头碱抑制血管紧张素Ⅱ诱导的心肌细胞肥大[J]. 中国中药杂志, 2019, 44(8): 1642-1647.

[12] Wu J J, Lin N, Li F Y, et al. Induction of P-glycoprotein expression and activity by Aconitum alkaloids: Implication for clinical drug-drug interactions[J]. Sci Rep, 2016, 6: 25343.

[13] 梁华峰，谢靖，申婧，等. 次乌头碱对脑梗死大鼠神经功能与血清中 t-PA，PAI-I 含量水平的影响[J]. 中风与神经疾病杂志, 2017, 34(7): 625-627.

[14] Deng X H, Liu J J, Sun X J, et al. Benzoylaconine induces mitochondrial biogenesis in mice via activating AMPK signaling cascade[J]. Acta Pharmacol Sin, 2019, 40(5): 658-665.

[15] Cong J J, Ruan Y L, Lyu Q L, et al. A proton-coupled organic cation antiporter is involved in the blood-brain barrier transport of Aconitum alkaloids[J]. J Ethnopharmacol, 2020, 252: 112581.

[16] 刘帅，李妍，李卫飞，等. 乌头类中药毒性及现代毒理学研究进展[J]. 中草药, 2016, 47(22): 4095-4102.

[17] Wang Y T, Li H X. Toxicity effects of aconitine on neonatal rat cardiomyocytes[J]. West China J Pharm Sci, 2007, 22 (1): 4-6.

[18] Sun G B, Sun H, Meng X B, et al. Aconitine-induced Ca^{2+} overload causes arrhythmia and triggers apoptosis through p38 MAPK signaling pathway in rats[J]. Toxicol Appl Pharmacol, 2014, 279 (1): 8-22.

[19] Liu Y, Zhang S W, Zhou L, et al. The toxicity of aconitum alkaloids on cardiocytes and the progress of its research using the methods of molecular toxicology[J]. Chin J Forensic Med, 2009, 24 (6): 398-401.

[20] 黄韧. 中药生川乌对小鼠卵巢和子宫发育的影响试验研究[J]. 临床和实验医学杂志, 2009, 8(10): 3.

[21] 刘强强，何晓娟，严光焰，等. 乌头碱对大鼠卵巢颗粒细胞毒性研究[J]. 现代预防医学, 2010, 37(2): 299.

[22] 张建军，王衍堂，王金勇，等. 乌头碱对大鼠睾丸支持细胞的毒性研究[J]. 现代预防医学，2007，34(7): 1221.

[23] 李志勇，孙建宁，张硕峰，等. 近 10 年乌头碱类中药中毒临床文献分析[J]. 中国中医药信息杂志，2008, 15(3): 100.
[24] 饶朝龙，彭成. 应用彗星试验检测乌头类生物碱致细胞 DNA 损伤作用[J]. 中药与临床，2010, 1(2): 36.
[25] 饶朝龙，彭成. 乌头碱对 *bcl-2* 基因表达影响作用的定量研究[J]. 中药与临床，2015, 6(4): 14.
[26] 郑琴，周欢，熊文海，等. 芍药苷对乌头碱在 Caco-2 细胞模型上转运行为的影响研究[J]. 世界中医药，2015, 10(3): 322-326.
[27] 张舒涵. 芍药苷减轻乌头碱心脏毒性的机制研究[D]. 成都：电子科技大学，2018.
[28] 侯苏琳，黄引红. 川乌与半夏的配伍及临床应用[J]. 中国药物与临床，2005, 5(5): 379.
[29] 唐迎雪. 谈乌头之合理应用[J]. 中国中药杂志，2003, 8(9): 891-892.

马兜铃

【来源】马兜铃科植物北马兜铃 *Aristolochia contorta* Bge. 或马兜铃 *Aristolochia debilis* Sieb. et Zucc. 的干燥成熟果实。

【性味与归经】味苦，性微寒。归肺、大肠经。

【功能与主治】清肺降气，止咳平喘，清肠消痔。用于肺热咳喘、痰中带血、肠热痔血、痔疮肿痛。

【药理作用】

1. 抗肿瘤作用

马兜铃酸Ⅰ、马兜铃内酰胺Ⅰa 对 P-388 淋巴细胞白血病和 NSCLCN6 肺癌细胞有细胞毒作用，并有一定的抗菌作用。马兜铃内酰胺Ⅱ对三种人体癌细胞（A-549，SK-MEL-2，SK-OV-3）均表现出显著的细胞毒活性。从变色马兜铃中分出的豆甾-4-烯-3,6-二酮具有抗肿瘤作用。从管花马兜铃中分到的奥伦胺乙酰化物对 A-549 肺癌细胞、MCF-7 乳腺癌细胞、HT-29 结肠癌细胞均有细胞毒活性[1]。异叶马兜铃在增强免疫功能、增强吞噬细胞功能及抗肿瘤治疗方面有一定的疗效[2]。

2. 抗炎作用

一定浓度的青木香、北马兜铃煎剂腹腔注射，能显著抑制二甲苯所致的小鼠耳壳肿胀， 抗炎作用随剂量增加而增强[3]。绵毛马兜铃对蛋白性、甲醛性关节肿以及二甲苯引起的小鼠耳壳炎症均有明显的抑制作用。绵毛马兜铃挥发油不仅对炎症早期毛细血管通透性增加、渗出和水肿具有明显抑制作用，对炎症增殖期肉芽组织增生亦有抑制作用[4]。

3. 镇痛作用

北马兜铃醇提物能明显减少小鼠冰醋酸刺激所致的扭体反应次数，提高小鼠热板法和辐射热照射法痛阈值。此外，北马兜铃茎叶也有止痛作用[5]。从青木香、北马兜铃根煎剂及圆叶马兜铃块根中提取得到的总生物碱均具有明显的镇痛作用[6]。

4. 抑菌作用

体外试验表明马兜铃水浸剂对许兰氏黄癣菌、奥枚盎氏小芽孢癣菌、羊毛状小芽孢癣菌等常见皮肤真菌有一定抑制作用。马兜铃煎剂对铜绿假单胞无效，但对史氏痢疾杆菌有抑制作用。马兜铃酸在体外对多种细菌、真菌和酵母菌均有抑制作用[7]。

5. 对血管的作用

昆明马兜铃地上部分的二氯甲烷提取物具有抑制血小板活化因子的作用。从穆坪马兜铃中提取得到的马兜铃内酰胺体外有抑制血小板聚集和影响血小板内前列腺素合成的作用。马兜铃内酯对血小板活化因子（PAF）引起的血小板聚集有中等强度的抑制活性。

6. 其他作用

从印度马兜铃中提取的马兜铃酸及其甲酯具有较好的抗着床和引产作用。随后合成一系列马兜铃次酸开环衍生物也发现具有显著的抗早孕作用[8]。另有报道绵毛马兜铃醇提物对小鼠和大鼠具有显著的抗着床作用，其中马兜铃酸 A 对小鼠具有抗着床和抗早孕活性，对大鼠则无此作用。马兜铃酸 A 无雌激素和抗雌激素作用，外源性孕酮不能对抗其抗早孕作用。此药经羊膜囊注射，可终止犬和大鼠的中期妊娠。同时在血象、临床生化和主要脏器的形态学等方面均无明显异常[9]。动物实验表明，马兜铃酸Ⅰ、马兜铃次酸Ⅰ、马兜铃次酸Ⅳ甲酯及棕榈酮均有明显的抗早孕和终止中期妊娠的作用。

【毒理作用】

1. 急性毒性

当大鼠口服马兜铃酸Ⅰ剂量达 40mL/kg 时，有 90%动物死亡；当剂量达 12.Smg/kg 时，有 40%仓鼠死亡[10]。雄性大鼠口服马兜铃酸的 LD_{50} 为 203.4mg/kg，雌性大鼠为 183.9mg/kg；雄性小鼠口服马兜铃酸的 LD_{50} 为 55.9mg/kg，雌性小鼠为 106.1mg/kg。

2. 肾毒性

马兜铃酸可以引起猪肾小管上皮细胞系 LLC-PK1 细胞发生凋亡，且凋亡细胞的比例随马兜铃酸的浓度增高而增高[11]。马兜铃酸还可诱导人肾小管上皮细胞中 α-SMA 和波形蛋白表达增强，从而发生转分化，转变为肌成纤维细胞，参与肾间质纤维化。肾间质血管损伤后的狭窄可以引起肾间质的慢性缺氧、缺血，是马兜铃酸肾病患者发生肾小管萎缩及严重肾间质纤维化的重要原因。马兜铃酸的 DNA 加合物不仅可以导致癌变，而且可以促发肾间质的纤维化，在马兜铃酸肾病患者的肾间质纤维化区域及其附近炎性细胞浸润现象最为显著[12]。

3. 致癌性

雄性大鼠连续灌胃给药 6 个月可观察到肾腺瘤、肾盂肾癌、膀胱乳头状瘤和膀胱癌。雌性大鼠连续给药 3 个月，可观察膀胱乳头状瘤；连续给药 6 个月，可观察到肾癌、膀胱乳头状瘤和膀胱癌[13]。连续 10～15 周给予大鼠关木通提取物，当剂量相当于或超过 AA 5.0mg/kg 时，胃癌前病变发生率达 100%；给药时间达到 20 周时，多数动物可发生胃癌[14]。

4. 致突变性

关木通的致突变作用与其 AA 含量相关。铁线马兜铃和欧洲细辛，研究显示含有上述植物的酊剂可呈剂量依赖性抑制人体肝癌 HepG2 细胞 DNA 的合成，并使细胞增殖停滞在 S 期，AA 致突变活性高、持续性时间长[15]。gpt delta 转基因小鼠单次给药后，AAⅡ在肾脏和血浆的浓度明显高于 AAⅠ，AAⅡ诱导的突变频次约为 AAⅠ的 2 倍，AAⅡ的致癌性可能大于 AAⅠ[16]。

【参考文献】

[1] 彭国平，楼凤昌，赵守训. 管花马兜铃化学成分的研究[J]. 中草药, 1995, 26(12): 623.

[2] 赵辉，刘绣华. 马兜铃属药用植物研究概况[J]. 河南大学学报(自然科学版), 2003, 33(4): 73.

[3] 张宏. 北马兜铃根与青木香镇痛抗炎作用比较[J]. 中药材, 1990, 13(9): 35.

[4] 李国贤. 绵毛马兜铃油抗炎作用的研究[J]. 中药通报, 1985, 10(6): 39.

[5] 睢大员，吕忠智. 北马兜铃镇痛作用的研究[J]. 白求恩医科大学学报, 1995, 21(5): 500.

[6] 洪一辛. 圆叶马兜铃总生物碱镇痛作用机制的研究[J]. 中药通报, 1985, 10(1): 38.

[7] 黎克湖，李灵芝. 马兜铃属植物的药理学研究[J]. 武警医学院学报, 2000, 9(3): 230.

[8] 张亦华，朱崇泉. 非甾体抗生育药的研究Ⅲ. 马兜铃次酸开环衍生物的合成及抗生育活性[J]. 南京药学院学报, 1983, 1 (1): 67.

[9] 王文华，郑锦海. 中药骨寻风及其成分马兜铃酸 A 终止妊娠作用和毒性作用研究[J]. 药学学报, 1984, 19 (6): 405.

[10] Che C T, Ahmed M S, Kang S S, et al. Studies on Aristolochia Ⅲ. Isolation and biological evaluation of constituents of Aristolochia indica roots for fertility-regulating activity[J]. J Nat Prod, 1984, 47(2):331-41.

[11] Zhang Q, et al. Compatibility with Panax notoginseng and Rehmannia glutinosa alleviates the hepatotoxicity and nephrotoxicity of Tripterygium wilfordii via modulating the pharmacokinetics of triptolide[J]. Int J Mol Sci, 2018, 19(1): 11-14.

[12] Xie L, Tang H L, Song J W, et al. Chrysophanol: a review of its pharmacology, toxicity and pharmacokinetics[J]. J Pharm Pharmacol, 2019, 71(10): 1475-1487.

[13] National T P. Final report on carcinogens background document for aristolochic acids[J]. Rep Carcinog Backgr Doc, 2008, 21: 3126.

[14] 李春英，梁爱华，高双荣，等. 大鼠胃癌前病变模型的建立[J]. 中国中药杂志, 2012, 37(1): 89.

[15] 商朴，王璇，李晓玫，等. 马兜铃内酰胺-Ⅰ进入人肾小管上皮细胞及细胞内分布和蓄积的观察[J]. 中国中药杂志, 2008, 33(7): 793.

[16] Xing G, Qi X, Chen M, et al. Comparison of the mutagenicity of aristolochic acid Ⅰ and aristolochic acid Ⅱ in the gpt delta transgenic mouse kidney[J]. Mutat Res, 2012, 743 (1/2): 52.

天南星

【来源】 天南星科植物天南星 *Arisaema erubescens*（Wall.）Schott、异叶天南星 *Arisaema heterophyllum*，Bl. 或东北天南星 *Arisaema amurense* Maxim. 的干燥块茎[1]。

【性味与归经】 性温，味苦、辛。有毒。归肺、肝、脾经。

【功能与主治】 燥湿化痰，祛风止痉，消结散肿。

【药理作用】

1. 抗肿瘤作用

天南星作为一种有毒中药在抗肿瘤方面已有广泛报道，其水提物、醇提物和氯仿萃取物等对呼吸系统[2,3]、消化系统[4-8]、生殖系统[9,10]等多种肿瘤细胞表现出明显的抑制作用。此外，天南星醇提液可能通过诱导人慢性髓系白血病细胞 K562 的凋亡来抑制其体外增殖[11]。天南星多糖可能通过增强机体免疫力抑制 S180 荷瘤小鼠的肿瘤生长[12]。

2. 抗菌作用

天南星醇提物对革兰氏阳性菌/阴性菌都有明显的抑制作用，具有广谱抑菌效果[13,14]。伞南星醇提物、乙酸乙酯提取物和水提物对金黄色葡萄球菌、大肠杆菌等 11 种菌均有抑菌活性[15]。天南星的抑菌活性不仅体现在提取物的效果，从不同部位分离的内生菌也表现出明显的抑菌活性[16]。一把伞南星块茎醇提取物、乙酸乙酯提取物和天南星果实石油醚提取物均能明显抑制二甲苯致小鼠耳郭的肿胀度、减轻小鼠的棉球肉芽肿，且能明显降低小鼠毛细血管的通透性，具有明显的抗炎作用[17]。天南星可能通过纠正其氧化-抗氧化失衡、改善大鼠气道功能、减轻炎症反应等方式在一定程度上抑制间质性肺病的形成[18]。

3. 抗凝血作用

观察不同来源的天南星外用对大鼠外伤性血瘀状况的影响，结果表明，酒糊或醋糊天南星、异叶天南星、东北天南星对外伤性模型大鼠血瘀有很好的治疗作用，可明显降低大鼠血瘀模型症状积分[19]。马宏宇[20]报道，东北天南星重组凝激素蛋白能以不依赖二价阳离子的方式凝集兔红细胞。刘先琼[21]研究揭示，一把伞南星凝集素蛋白能凝集兔、鼠、狗的红细胞，但不能凝集鸡及人的红细胞。

4. 抗黑色素活性

天南星中的黄酮类化合物夏佛塔苷可抑制α-黑色素细胞刺激素刺激的 B16F1 细

胞黑色素生成增加，下调酪氨酸酶（TYR）和酪氨酸酶相关蛋白 1（TRP1）的表达，并通过激活黑素细胞的自噬抑制黑色素生成[22]。

5. 促炎作用

凝集素是中药天南星的主要促炎成分。一把伞南星凝集素（AEL）可引起明显的大鼠爪水肿，并在大鼠腹膜腔中以剂量依赖性显著诱导中性粒细胞迁移，AEL 可显著增加腹膜液中一氧化氮（NO）、前列腺素 E_2（PGE_2）、肿瘤坏死因子 α（TNF-α）的浓度[23]。东北天南星凝集素刺激小鼠单核巨噬细胞白血病细胞 RAW264.7 可诱导氧化应激，生成过量活性氧类（ROS），进而激活核因子 κB（NF-κB）炎性信号通路，并导致 TNF-α、白细胞介素 1β（IL-1β）等炎性因子的大量释放[24]。

【毒理作用】

1. 急性毒性研究

研究虎掌南星生、制品混悬液对小鼠死亡率的影响发现：制品毒性比生品明显降低[25]。小鼠分三次灌胃给予虎掌南星生、制品水煎剂，总剂量达 120g/(kg・d)，观察 7d。结果未见有小鼠死亡和异常表现，体重均较给药前增加 9～10g。表明煎剂的毒性比混悬液毒性大大降低[26]。

2. 其他毒性

天南星的毒性反应主要表现对口腔、咽喉及皮肤黏膜有很强的刺激性。误食可致咽喉烧灼感、口舌麻木、黏膜糜烂、水肿、流涎、张口困难等症状，严重者窒息[27]；继则中枢神经系统受到影响，出现头晕心慌、肢麻木，甚至昏迷、窒息、呼吸停止，有的可能引起智力发育障碍等[28]。天南星及虎掌南星生品混悬液对家兔眼均有明显的刺激性[29]。有学者认为生物碱或苷类成分为天南星的麻辣刺激性的主要成分[30]；也有人认为草酸钙针晶为其主要刺激性成分[31]，产生刺激性毒性的机制与其特殊的针形晶型、针上所附蛋白酶类物质及植物中黏液细胞有关[32]。

【参考文献】

[1] 国家药典委员会. 中华人民共和国药典[M]. 北京：中国医药科技出版社, 2020: 58.

[2] 刘天竹，王帅，李天娇，等. 基于均匀设计法东北天南星治疗肺癌药效组分配伍优化研究[J]. 时珍国医国药, 2017, 28(8): 2023-2025.

[3] 黄维琳，梁枫，汪荣斌，等. 天南星总黄酮对肺癌 A549 细胞增殖及凋亡作用的影响[J]. 齐齐哈尔医学院学报, 2017, 38(12): 1382-1383.

[4] 杨宗辉，尹建元，魏征人，等. 天南星提取物诱导人肝癌 SMMC-7721 细胞凋亡及其机制的实验研究[J]. 中国老年学杂志, 2007(2): 142-144.

[5] 张蕻，李燕玲，任连生，等. 马钱子 天南星对小鼠移植性肿瘤 H22 的抑瘤作用[J]. 中国药物与临床, 2005(4): 272-274.

[6] 张志林，汤建华，陈勇，等. 中药天南星醇提物抗肿瘤活性的研究[J]. 陕西中医, 2010, 31(2): 242-243.

[7] 汤建华, 张鹤鸣, 董运成, 等. 天南星醇提取液诱导人胃癌 BGC823 细胞凋亡的实验研究[J]. 陕西中医, 2011, 32(10): 1421-1422.
[8] 李凤, 孔建飞. 天南星水提取物对胃癌大鼠细胞中 *PKM2*、*mTOR* 基因表达的影响[J]. 现代食品科技, 2019, 35(12): 41-46.
[9] 唐化勇, 张万生, 于航, 等. 天南星多糖对人肾癌细胞系 GRC-1 增殖及凋亡作用的影响[J]. 中国实验方剂学杂志, 2016, 22(14): 155-158.
[10] 董微, 张博, 邵超. 鲜天南星水提取物对小鼠子宫纤维瘤的抑制作用和对小鼠雌激素的影响[J]. 西部医学, 2019, 31(5): 679-682, 688.
[11] 张鹤鸣, 汤建华, 杨仲红, 等. 天南星醇提取液诱导人 K562 细胞凋亡的实验研究[J]. 中国药物应用与监测, 2011, 8(4): 214-215, 234.
[12] 姜爽, 李建睿, 苑广信, 等. 天南星多糖对荷瘤小鼠的抗肿瘤活性[J]. 中国老年学杂志, 2014, 34(18): 5183-5184.
[13] 蒋丹. 天南星等中草药的抑菌活性筛选、机理研究及其对鸡大肠杆菌病的治疗观察[D]. 大连: 辽宁师范大学, 2003.
[14] 王关林, 蒋丹, 方宏筠. 天南星的抑菌作用及其机理研究[J]. 畜牧兽医学报, 2004(3): 280-285.
[15] 李杨, 罗廷顺, 代欣桃, 等. 天南星提取物的抑菌作用研究[J]. 大理学院学报, 2014, 13(2): 9-11.
[16] 袁建军. 一把伞南星拮抗性内生细菌筛选[J]. 江苏农业科学, 2013, 41(12): 373-374.
[17] 李杨, 陆倩, 钱金栿. 天南星提取物的抗炎作用及机制研究[J]. 大理学院学报, 2013, 12(9): 14-16.
[18] 王思元. 天南星调节 BLM 所致间质性肺病大鼠作用机制研究[D]. 济南: 山东中医药大学, 2016.
[19] 王凤杰, 杨玉华, 王婷, 等. 不同来源天南星外用对大鼠外伤性血瘀模型的影响[J]. 中医学报, 2017, 32(12): 2408-2414.
[20] 马宏宇. 东北天南星凝集素基因的克隆及对蚜虫和褐飞虱的抗性研究[D]. 武汉: 华中农业大学, 2009.
[21] 刘先琼. 天南星科有毒中药凝集素蛋白与毒性的相关性研究[D]. 南京: 南京中医药大学, 2012.
[22] Kim P S, Shin J H, Jo D S, et al. Anti-melanogenic activity of schaftoside in Rhizoma Arisaematis by increasing autophagy in B16F1 cells[J]. Biochem Biophys Res Commun, 2018, 503(1): 309-315.
[23] Liu XQ, Wu H, Yu H L, et al. Purification of a lectin from *Arisaema erubescens* (Wall.) Schott and its pro-inflammatory effects[J]. Molecules, 2011, 16(11): 9480-9494.
[24] 王卫, 毛善虎, 单雪莲, 等. 基于 ROS/NF-κB 信号通路的天南星凝集素致炎机制及炮制对蛋白的影响. 中华中医药杂志, 2018, 33(5): 1740-1746.
[25] 秦彩玲, 胡世林, 刘君英, 等. 有毒中药天南星的安全性和药理活性的研究[J]. 中草药, 1994, 25(10): 527-530.
[26] 吴连英, 程丽萍, 毛淑杰, 等. 天南星(虎掌南星)生、制品毒性比较研究[J]. 中国中药杂志, 1997, 22(2): 90-92.
[27] 夏丽英. 中药毒性手册[M]. 赤峰: 内蒙古科学技术出版社, 2006: 72.
[28] 于智敏, 王克林, 李玉海, 等. 常用有毒中药的毒性分析与配伍宜忌[M]. 北京: 科学技术文献出版社, 2005: 200.
[29] 杨中林, 韦英杰, 杜慧, 等. 东北南星不同炮制品的毒性及刺激性研究[J]. 中成药, 2001, 23(2): 101-103.
[30] 毛维伦, 陈曙, 许腊英, 等. 天南星饮片质量标准初探[J]. 中草药, 1988, 19(12): 16-18.
[31] 赫炎, 冯雪峰, 孙洁, 等. 天南星中草酸钙针晶形态炮制前后变化比较[J]. 中国中药杂志, 2003, 28(11): 1015-1017.
[32] 钟凌云, 吴皓. 天南星科植物中黏膜刺激性成分的研究现状与分析[J]. 中国中药杂志, 2006, 31(18): 1561-1563.

长春花

【来源】夹竹桃科长春花属植物长春花 *Catharanthus roseus*（L.）G. Don、黄长春花 *C. roseus*（L.）G. Don cv. Flavus 的全草。

【性味与归经】味苦，性寒。归肝、肾经。有毒。

【功能与主治】解毒抗癌，清热平肝。主治多种癌肿，高血压病，痈肿疮毒，烫伤。

【药理作用】

1. 抗肿瘤作用

抗肿瘤作用是长春花生物碱的主要作用，国内外发表了大量的关于其抗肿瘤应用的报道。长春碱可以使人急性淋巴细胞性白血病 MOLT-4 细胞线粒体膜电位下降，诱导凋亡蛋白的表达，促发细胞凋亡[1]。其中长春碱主要用于治疗何杰金氏病和绒毛上皮癌，对淋巴肉瘤、黑色素瘤、卵巢癌等也有一定疗效。长春新碱主要用于治疗急性淋巴细胞白血病，同时也可用于治疗食管癌、睾丸内胚窦瘤、血小板减少性紫癜及难治性多发性骨髓瘤等。研究表明从长春花中分离出的总生物碱的一部分 AC-875 对小鼠艾氏腹水癌和腹水型肝癌均有明显的抑制作用，对大鼠腹水型吉田肉瘤有较好的疗效但对动物实体肿瘤则无抑制作用[2]。

2. 对心血管的作用

长春花茎叶石油醚和乙酸乙酯提取物对正常大鼠和糖尿病大鼠都有明显降低血糖水平的作用，以乙酸乙酯提取物的效果最明显，降血糖和降血脂活性最强[3]。长春花叶提取物可防止血脂参数的上升及降低在高脂饮食的组织中脂肪的变化，还可降低血清中 LDL-c 水平、总胆固醇的比率及高密度脂蛋白胆固醇的比值[4]。长春花总碱有降血压并且扩张冠状血管的作用[5]。对长春花的叶子提取物进行研究发现长春花叶提取物具有降压作用。

3. 预防脑梗死

小蔓长春花提取物能改善大脑中动脉阻塞大鼠的神经缺损和认知功能，缩小脑梗死范围，对大鼠局灶性脑缺血损伤起预防作用[6]，还可以改善脑缺血大鼠血液流变学及抗氧化能力[7]。

4. 愈合伤口作用

长春花在伤口愈合中，可以在加快伤口愈合的同时增加的拉伸强度和羟脯氨酸含量。长春花提取物可显著增加切口创伤模型伤口断裂强度，使上皮形成更快，伤口收缩率显著增加，并使一个死腔伤口模型羟脯氨酸含量显著增加[8]。

【毒理作用】

神经毒性

长春新碱的主要副作用是神经毒性，表现有无深部腱反射，指（趾）麻木和麻刺感，并引起腹痛、便秘、可逆性脱发等症[9]。

【参考文献】

[1] 董如男. 长春新碱诱导白血病 MOLT-4 细胞凋亡及其机制研究[J]. 西南国防医药, 2016, 26(03): 278-281.

[2] Yin J, Guo L G. Modern research and clinical application of traditional Chinese medicine [J]. Beijing: Academic Press, 1994, 127-133.

[3] Islam M A, Afia A M, Khan M R, et al. Antidiabetic and hypolipidemic effects of different fractions of *Catharanthus roseus* (Linn.) on normal and streptozotocin-induced diabetic rats [J]. J Sci Res, 2009, 1(2): 334-344.

[4] Patel Y, Vadgama V, Baxi S, et al. Evaluation of hypolipidemic activity of leaf juice of *Catharanthus roseus* (Linn.) in guinea pigs[J]. Acta Pol Pharm, 2011, 68(6): 927-935.

[5] 丁亚芳. 长春花总碱的开发及脱水长春碱合成新工艺[D]. 大连: 大连理工大学, 2005.

[6] 靳萍奎，姜相明，顾平，等. 小蔓长春花提取物对大鼠脑梗死的保护作用[J]. 江苏中医药，2012，38(23): 2780-2783.

[7] 靳萍奎，姜相明，顾平，等. 小蔓长春花提取物对脑梗死大鼠抗氧化能力的作用[J]. 实用医学杂志，2012，28(16): 2699-2701.

[8] Nayak B S, Pinto L M. *Catharanthus roseus* flower extract has wound-healing activity in sprague dawley rats[J]. BMC Complement Altern Med, 2006, 21(6): 41.

[9] 郑虎占，等. 中药现代研究与应用第二卷[M]. 北京：学苑出版社, 1991: 1020-1035.

白附子

【来源】为天南星科植物独角莲 *Typhonium giganteum* Engl. 的干燥块茎。

【性味归经】性大温，味辛、甘，有毒。入胃、肝二经。

【功能与主治】祛风湿，定惊，止痛。

【药理作用】

1. 抗肿瘤作用

以独角莲根茎水煎液给小鼠灌胃进行抗肿瘤实验，结果显示该药对小鼠 S180 实体瘤的生长有明显的抑制作用，抑瘤率在 30%以上；能延长艾氏腹水癌荷瘤小鼠的生存期，生命延长率达 40%以上，还能明显增加荷瘤小鼠淋巴细胞转化率，增强免疫功能[1]。

2. 抗炎作用

白附子生品混悬液和煎剂对大鼠蛋清性、酵母性及甲醛性关节肿有明显或不同程度的抑制作用，对炎症末期的棉球肉芽肿增生和渗出亦有明显的抑制作用，其抗炎作用同免疫器官胸腺、脾脏关系不大。新法、老法制品与生品有相近的抗炎作用，新老法制品比较亦无差异[2]。

3. 对心血管的作用

关白附中关白附甲素可降低心房肌的收缩力，但不能翻转正阶梯现象，可降低心肌耗氧量，改善血液供应。采用体外抗血小板聚集活性测得关白附中 5 种成分均有抑制血小板聚集活性作用[3]。

4. 对中枢的作用

白附子水浸液腹腔注射则表现出明显的镇静作用，且有明显的协同戊巴比妥钠催眠的作用[4]。关白附小鼠协同催眠药实验表明，关白附甲素能显著地协同戊巴比妥发挥催眠作用，但不能延长硫喷妥钠的催眠时间，对小鼠自发活动也无明显的抑制作用，说明关白附甲素无镇静作用[3]。

5. 其他作用

白附子水浸液可明显减少小鼠扭体反应次数，且生、老制品之间无明显差异性[5]。生、制品白附子对胰蛋白酶均有不同程度的抑制作用。炮制后抑制胰蛋白酶活性作用增强，可能会降低其化痰功效，这与临床上制白附子多用于止痛是一致的[6]。白附子水提取物可显著刺激小鼠脾和人淋巴细胞增殖，增强其功能如 T 细胞的细胞毒活性和 NK 细胞活性，刺激单核细胞产生细胞因子如肿瘤坏死因子和 IL-1 等，并增强单核细胞对肿瘤细胞的吞噬功能，其有效成分为糖蛋白，说明其临床可用于调节免疫功能和治疗肿瘤等疾病[7]。白附子水溶性多糖能刺激小鼠产生特异性 IgG 类抗体及非特异性交叉抗体，说明白附子多糖是非特异广谱免疫调节剂[8]。

【毒理作用】

1. 急性毒性

小鼠灌胃给予制白附子 70%乙醇提取物 1 次，测得 LD_{50} 为 250.04（原生药 g/kg）；小鼠灌胃给予制白附子水提物 2 次，测得最大给药量为 114.4（原生药 g/kg）≥最大耐受量；小鼠灌胃给予生白附子 70%乙醇提取物 1 次，测得 LD_{50}>364.0（原生药 g/kg）。故制白附子 70%乙醇提取物的急性毒性作用最明显[9]。

2. 肝肾毒性

白附子混悬液给小鼠灌胃一次用量达成人用量 100 倍以上时，未见明显的毒性反应。连续用药 21d 后，对小鼠的红细胞、白细胞、血红蛋白含量、肝功能及肾功能均未见明显影响。生品冷浸液腹腔注射 15g/(kg・d)（相当口服剂量的 125 倍），结果呈明显的毒性反应，有半数以上小鼠死亡。

3. 其他毒性

白附子生品混悬液对兔眼结膜、家鸽胃黏膜具有明显的刺激作用，可引起兔眼结膜水肿，其冷浸液涂兔耳可引起耳壳明显肿胀[10]。

【参考文献】

[1] 孙淑芬, 曾艳, 赵维诚. 白附子抑制恶性肿瘤的实验研究[J]. 中医研究, 1998, 11(6): 8.

[2] 吴连英, 仝燕, 毛淑杰, 等. 白附子不同炮制品抗炎作用比较研究[J]. 中国中药杂志, 1992, 17(6): 339.

[3] 韩进庭. 关白附药理作用及临床应用[J]. 现代医药卫生, 2008, 24(21): 3268.

[4] 吴连英, 毛淑杰, 程丽萍, 等. 白附子不同炮制品镇静、抗惊厥作用比较研究[J]. 中国中药杂志, 1992, 17(5): 275.

[5] 秦平. 白附子临床应用辨误[J]. 中国中医药信息杂志, 2009, 16(4): 109.

[6] 刘洁, 卢长庆, 王钥琦. 白附子炮制前后显微与化学比较[J]. 中成药, 1990, 12(2): 18.

[7] 单保恩, 张金艳, 李巧霞, 等. 白附子对人 T 细胞和单核细胞的调节活性[J]. 中国中西医结合杂志, 2001, 21(10): 768-772.

[8] 孙文平, 李发胜, 侯殿东, 等. 当归、白术、制白附子多糖对小鼠免疫调节作用的影响[J]. 中国中医药信息杂志, 2008, 15(7): 37-38.

[9] 熊静悦, 牟道华, 唐大轩, 等. 白附子急性毒性作用研究[J]. 四川生理科学杂志, 2010, 32(03): 101-103.

[10] 吴连英, 仝燕, 程丽萍, 等. 白附子不同炮制品毒性比较研究[J]. 中国医药学报, 1992, 7(11): 13.

白果

【来源】银杏科植物银杏 *Ginkgo biloba* L. 的干燥成熟种子。

【性味与归经】味甘、苦、涩，性平。归肺、肾经。有小毒[1]。

【功能与主治】敛肺定喘，止带缩尿。主治哮喘痰嗽，白带白浊，遗精尿频，无名肿痛，癣疮[1]。

【药理作用】

1. 抗肿瘤作用

银杏酸对肺癌细胞、人白血病细胞和喉癌细胞有抑制作用[2-4]。银杏酸（GA）具有部分逆转耐药细胞耐受化疗药物作用，在维持化疗药物原剂量的情况下，再与银杏酸联用则明显提高了对肿瘤细胞的抑制率，而且耐药细胞的多药耐药（MDR）水平有所下降[5]。

银杏叶多糖（PGBL）能抑制 S180 腹水瘤[6]、人急性早幼粒细胞白血病 HL-60 细胞[7]、人恶性黑色素瘤 A375 细胞[8]鼻咽癌 CNE-2 细胞、宫颈癌 HeLa 细胞[9]的生长。研究发现银杏种皮多糖对人胃癌 SGC-7901 细胞有很好的临床治疗效果，其治疗机制可能是银杏种皮多糖诱导肿瘤细胞凋亡。白果外种皮多糖能抑制 HL-60 细胞增殖和促进细胞增殖的基因 *c-myc* 的表达，并且可以诱导 HL-60 细胞凋亡以及细胞凋亡抑制基因 *bcl-2* 的表达[10]。

银杏黄酮可拮抗环磷酰胺的致畸作用，对体内外肿瘤细胞的增殖均具抑制作用[11]。银杏叶总黄酮对人肝癌 HepG2 细胞增殖有抑制作用，并能下调癌基因 *Bcl-2* 的表达，从而起到抗肿瘤的治疗作用[12,13]。此外，银杏叶提取物能有效抑制人乳腺癌 MCF-7 细胞 caspases-3 蛋白表达，诱导人乳腺癌 MCF-7 细胞凋亡，抑制肿瘤细胞增殖[14]。

2. 抗炎作用

胞内多糖和银杏叶多糖对缺氧小鼠具有保护作用，胞外多糖和银杏叶多糖对致炎小鼠具有抗炎作用。研究发现白果糊剂外用对耳郭肿胀模型小鼠、足趾肿胀模型大鼠急性炎症具有良好的抗炎作用[15]。银杏酸不仅能抑制二甲苯所致的小鼠耳肿胀及角叉菜胶所致的足趾肿胀，还能显著抑制二甲苯所致的小鼠腹部皮肤毛细血管通透性增加，减轻小鼠变应性接触性皮炎[16]。

3. 对心脑血管的作用

银杏叶中的黄酮类化合物有明显的抗氧化作用，并具有 SOD 活性，对心肌缺血性损伤具有保护作用[17-20]。银杏叶总黄酮对糖尿病大鼠心肌损伤的保护作用，可能与抑制心肌组织氧化应激、抗自由基损伤、防止 NO 的降低及减轻心肌组织损伤等过程有关[19]。总黄酮可部分或显著逆转缺氧所致的内皮功能障碍，对缺氧所致的内皮功能障碍有一定的保护作用[20]。

4. 对呼吸系统的作用

银杏叶总黄酮能通过诱导嗜酸性粒细胞的凋亡来减少哮喘小鼠模型支气管肺泡灌洗液的 EOS 数目[21]。

5. 对消化系统的作用

银杏叶总黄酮对四氯化碳及乙醇所致肝损伤有保护作用，其机理可能与减轻谷胱甘肽耗竭、抑制肝脏脂质过氧化作用有关[22]。

6. 其他作用

白果中多糖成分还具有降血糖、抗衰老、免疫调节等多种生物活性[23]。

【毒理作用】

1. 急性毒性

白果中主要毒性成分为银杏酸、吡哆醇类物质 4-*O*-甲基吡哆醇（MPN）、4′-*O*-甲基吡哆醇-5′-葡萄糖以及致敏蛋白等。银杏酸杀灭钉螺效果良好[24]。银杏酸混合物药液对红鲤鱼的致死浓度（LC_{50}）为 1.805mg/L，对鲫鱼苗的 LC_{50} 为 1.930mg/L，依据 48h 的 LC_{50} 毒性分级，银杏酸的毒性为中等，银杏酸对鱼类的急性毒性比化药氯硝柳胺低，与植物灭螺剂麻风树籽提取物、黄姜灭钉螺剂对鱼类的毒性类似[25]。

白果及白果仁中的白果酸等成分对皮肤和黏膜可产生刺激作用，使中枢神经先兴奋后抑制，可引起末梢神经障碍，导致急性中毒[26]。

2. 神经毒性

白果毒被吸收后能够损害神经系统，出现先兴奋后抑制症状，而且能损害末梢神经，导致功能障碍[27]。

3. 过敏反应

过敏反应的本质为炎症，炎症的发生与淋巴细胞的活化和过度增殖密切相关，淋巴细胞过度增殖就会导致淋巴器官肿大，在小鼠腘窝淋巴结实验中将总银杏酸注射到小鼠足垫，7d 后取足垫附近的腘窝淋巴结观察，发现银杏酸可导致淋巴结肿大，摘取淋巴结，分离淋巴细胞并计数，发现注射银杏酸可导致淋巴结中淋巴细胞数目显著增多；在接触性过敏反应中发现小鼠接触银杏酸后可导致脾脏质量增加并肿大[28]。

4. 损伤线粒体功能

银杏酸对心脏线粒体呼吸功能具有明显的抑制作用，并可降低线粒体的膜电位，增强 MPTP 的开放，从而诱发心肌细胞凋亡[29]。银杏酸对肝脏线粒体的呼吸功能抑制作用呈剂量依赖性，并对氧化磷酸化有解偶联作用[30]。

【参考文献】

[1] 南京中医药大学. 中药大辞典第二版(上册) [M]. 上海: 上海科学技术出版社, 2005: 956-958.

[2] 许素琴, 吉民. 银杏酸单体的抗肿瘤活性研究[J]. 中国中药杂志, 2007, 32(13): 1365-1366.

[3] 杨小明, 钱之玉, 陈钧, 等. 银杏外种皮中银杏酸的体外抗肿瘤活性研究[J]. 中药材, 2004, 27(1): 40-42.

[4] 周陈晨, 杜玮, 文宗, 等. 天然植物银杏酸诱导喉癌 Hep-2 细胞凋亡的初步研究[J]. 四川大学学报(医学版), 2009, 40(3): 459-461.

[5] 王辉, 周陈晨, 冯云, 等. 银杏酸对口腔鳞癌多药耐药的影响[J]. 华西口腔医学杂志, 2010(28): 668-671.

[6] 方静, 谭卫红. 来自银杏提取物的抗肿瘤化合物的研究进展[J]. 生物质化学工程, 2008, 42(5): 56-60.

[7] 张丽娇, 佟巨慧, 费瑞. 银杏叶多糖抑制人白血病细胞增殖的试验研究[J]. 安徽农业科学, 2009, 37(10): 4501-4502.

[8] 张丽娇, 佟巨慧, 高立宏, 等. 银杏叶多糖对人恶性黑色素瘤细胞增殖的影响[J]. 长春师范学院学报, 2008, 27(6): 57-58.

[9] 侯华新, 黎丹戎, 黄桂宽, 等. 银杏叶多糖在肿瘤放射、化学治疗中的增敏作用研究[J]. 广西医科大学学报, 2005, 22(1): 29-31.

[10] 许爱华, 陈华圣, 孙步蟾. 银杏外种皮多糖对 HL-60 细胞的体外实验研究[J]. 中药材, 2004, 27(5): 361-363.

[11] 厉锋, 杨利丽, 潘智芳, 等. 银杏叶总黄酮对人肝癌 HepG2 细胞凋亡的影响及其机制研究[J]. 潍坊医学院学报, 2009, 31(2): 116-118.

[12] 刘红英, 杨利丽, 潘智芳, 等. 银杏叶总黄酮对人肝癌 HepG2 细胞增殖的影响及其分子机理的研究[J]. 现代肿瘤医学, 2009, 17(6): 1032-1034.

[13] 耿秀芳, 杨利丽, 潘智芳, 等. 银杏叶总黄酮对人肝癌 HepG2 细胞增殖和凋亡的影响[J]. 医学研究生学报, 2010, 23(6): 601-603.

[14] 赵晶丽, 史琳. 银杏叶提取物对乳腺癌 MCF-7 细胞增殖、凋亡及 Caspase-3 表达的影响[J]. 中国实验方剂学杂志, 2013, 19(17): 262-265.
[15] 陈敏, 李艳, 刘保松, 等. 白果糊剂外用抗炎作用[J]. 中医学报, 2016, 31(8): 1142-1145.
[16] 祝娟娟. 银杏酸的纯化工艺及抗炎活性研究[D]. 合肥: 合肥工业大学, 2015.
[17] 刘赛, 王春波, 孙家钧, 等. 银杏叶总黄酮对实验性心肌缺血的影响[J]. 中山医科大学学报, 1999, 20(2): 121-123.
[18] 杨义芳, 吴国有. 银杏叶药理研究概况(Ⅰ)[J]. 现代应用药学, 1995, 12(5): 12.
[19] 宋洁, 胡金兰, 柯道平, 等. 银杏叶总黄酮对糖尿病大鼠心肌损伤的保护作用[J]. 安徽医科大学学报, 2006, 41(2): 153-156.
[20] 沈建颖, 孙爱军, 张庆华, 等. 银杏叶提取物主成分总黄酮对缺氧致内皮功能障碍的保护作用[J]. 中国临床医学, 2008, 15(1): 5-7.
[21] 翁晓静, 陈莉莉, 张洪泉. 银杏叶总黄酮对哮喘小鼠模型支气管肺泡灌洗液中嗜酸性粒细胞凋亡的影响[J]. 药学学报, 2008, 43(5): 480-483.
[22] 吴东方, 周本宏, 罗顺德, 等. 银杏叶总黄酮对化学性肝损伤的影响[J]. 中草药, 1997, 28(6): 348-350.
[23] 李转梅, 张学兰, 李慧芬, 等. 白果不同部位及不同炮制品中白果酸和总银杏酸定量比较[J]. 中成药, 2015, 37(1): 164-168.
[24] 吴向阳, 仰榴青, 陈钧, 等. 银杏外种皮不同提取部位灭螺活性的研究[J]. 中国中药杂志, 2007(8): 740-741.
[25] 张联恒, 吴向阳, 仰榴青, 等. 植物灭螺剂银杏酸对鱼的急性毒性研究[J]. 中国血吸虫病防治杂志, 2008(2): 133-134.
[26] 廖洪, 唐红. 急性白果中毒 1 例报告[J]. 儿科药学杂志, 2001, 7(3): 37.
[27] 杨晓敏. 实用急性中毒手册[M]. 成都: 四川科学技术出版社, 1997.
[28] 房仙颖, 谢莹莹, 章祎唯, 等. 银杏酸毒副作用及朴树提取物对其减毒效果研究[J]. 林产化学与工业, 2020, 40(06): 99-106.
[29] 孙凯, 梁珽, 潘小海, 等. 银杏酸对心脏线粒体功能的影响[J]. 中国药理通讯, 2007(3): 27.
[30] 孙凯, 潘小海, 黄诗颖, 等. 银杏酸对大鼠肝脏线粒体的损伤作用[J]. 中国药理通讯, 2009(2): 56.

白花丹

【来源】白花丹科白花丹属植物白花丹 *Plumbago zaylanica* L. 的全草或根[1]。

【性味与归经】性温，味苦。无毒。

【功能与主治】祛风除湿，行气活血，解毒消肿。主治风湿痹痛、血瘀经闭、跌打损伤、痈肿瘰疬、疥癣瘙痒、毒蛇咬伤。

【药理作用】

1. 抗肿瘤作用

白花丹类植物中提取的九种萘醌化合物对细胞生长有明显的抑制作用，表明其可有效阻碍肿瘤细胞的增殖、活化，对肿瘤细胞的生长具有强烈抑制作用。白花丹素可以促进肝癌索拉菲尼耐药细胞 HepG2R 凋亡，增强耐药细胞对索拉菲尼的敏感性[2]。白花丹醌可以通过调控 VEGF/VEGFR2 信号通路，下调裸鼠结肠癌移植瘤中 VEGF 和 VEGFR2 的表达水平，抑制结肠癌血管生成，并呈现剂量依赖性关系[3]。白花丹素可有效阻断舌鳞状细胞癌细胞的侵袭和迁移的作用[4]。白花丹素具有抑制 *FoxM1* 基因启动子的作用，可以抑制食管鳞癌细胞增殖，并促进肿瘤细胞凋亡，正是这种调控作用发挥了抗肿瘤作用[5]。白花丹素在体内外均具有抑制 Lewis 肺癌细胞的作用，并且能够改善肺癌小鼠的生存状况[6]。白花丹素能够通过 TGF-β1/Smads 信号通路抑制上皮间质转化，进而抑制卵巢癌细胞的侵袭和迁移能力[7]。白花丹素对黑素瘤癌细胞具有抗侵袭和抗转移的作用。另有研究发现，白花丹素通过下调 MMP-2/-9 蛋白的表达以及抑制 PI3K/Akt 信号通路的激活，阻碍了神经胶质瘤细胞的迁移和侵袭，可能是治疗神经胶质瘤的潜在抗侵袭剂[8]。并且白花丹素是 FOXM1 的天然下调剂，可显著抑制人类神经胶质瘤细胞的生长，具有治疗神经胶质瘤的潜在疗效。

2. 抗炎作用

白花丹素可显著下调 IL-1α、G-CSF、IL-12、MCP-5、MCP-1 和 IL-6 等多种细胞因子的表达，对巨噬细胞具有较强的抗炎作用[9]。白花丹醌可以抑制关节炎模型大鼠成纤维样滑膜细胞增殖[10]。白花丹素可以通过下调细胞因子 MCP-1、IL-6、IL-8 以及 TNF-α 来发挥其抗炎作用[11]。白花丹素不仅通过抑制炎症减轻免疫诱导的关节炎，还通过直接抑制破骨细胞的形成和活动来保护骨质侵蚀，表明白花丹素是治疗炎性关节疾病的有效药物。研究显示，白花丹素对高迁移率族蛋白 1（HMGB1）的表达有显著的抑制作用，并降低炎症因子 TNF-α 及 NF-κB 的活性，平息炎症级联反应，同时白花丹素可以通过修改抗凋亡基因和促凋亡基因的 mRNA 表达来显著改善凋亡，对肝脏具有显著的保护作用[12]。

3. 对心血管系统的作用

白花丹醌具有降低低密度脂蛋白胆固醇和升高高密度脂蛋白胆固醇的双向调脂作用，并可通过舒张动脉、扩张末梢血管引起血压下降[13]。白花丹醌具有抗氧化能力，可抑制脂质过氧化反应。白花丹醌具有抗血小板活性，早期的白花丹急性实验发现死亡大鼠内脏有广泛出血，进一步实验发现白花丹醌具有抗凝血活性，对大鼠出血时间、凝血时间、凝血酶原时间有影响[14]。药理研究显示它可缓解急性、慢性溃疡性结肠炎小鼠的症状，改善溃疡性结肠炎小鼠的组织学变化，降低慢性溃疡性结肠炎小鼠促炎症因子水平，降低急性溃疡性结肠炎小鼠外周血中炎性单核细胞（$CD14^+/CD16^+$）的百分比，恢复结肠的大小[15]。

4. 抗肝纤维化作用

白花丹醋酸乙酯部位能明显减少大鼠血清中 PCⅢ、LN、HA 和 TNF-α 的含量，促进 IFN-γ 的含量增加，表明白花丹具有较好的抗肝纤维化作用[16]。白花丹含药血清可以抑制大鼠肝星状细胞增殖并诱导其凋亡，阻断大鼠肝纤维化的进程，其作用机制可能是白花丹含药血清阻断大鼠肝星状细胞 G_0/G_1 期向 S 期、G_2/M 期转变，抑制细胞的 DNA 合成和细胞分裂，使细胞周期进程减缓阻止其增殖[17,18]。

5. 抗氧化应激作用

白花丹素可通过抑制 NF-κB、Nrf-2、COX-2、HO-1 和 Caspase-3 蛋白表达，抑制氧化应激损伤从而减少视网膜神经节细胞凋亡[19]。

【毒理作用】

1. 急性毒性

急性毒性试验（冠氏法）：口服半数致死量为 164mg/kg。亚急性毒性试验：大剂量组肝汇管区周围可见个别肝细胞小灶性坏死。刺激性试验：家兔经 3 个月滴眼未发现病变[20,21]。

2. 肝毒性与肾毒性

白花丹醌是优良的抗肿瘤药物，对肿瘤细胞有明显毒性作用，同时具有一定肝、肾毒性，使用时应注意监测肝肾功能[22,23]。白花丹素的 IC_{50} 为（13.2891±1.165）mg/L，且最高抑制率超过 80%，说明白花丹素对正常肝细胞有毒性作用[24]。

【参考文献】

[1] 南京中医药大学. 中药大辞典第二版[M]. 上海: 科学技术出版社, 2005: 980-982.

[2] 朱德强, 陈学军. 白花丹素对肝癌索拉菲尼耐药细胞 HepG2R 增殖和凋亡的影响及其机制[J]. 吉林大学学报(医学版), 2018, 44(6): 1223-1229.

[3] 李奕璇. 中药单体白花丹醌通过调控 VEGF/VEGFR2 信号通路抑制结肠癌血管生成的实验研究[J]. 实用药物与临床, 2018, 21(7): 745-749.

[4] 周雄明, 那思家, 潘淑婷, 等. 白花丹素对舌鳞状细胞癌细胞的侵袭和迁移的作用及机制研究[J]. 口腔医学研究, 2018(1): 39-43.

[5] 刘正端, 赵智伟, 陈亚娟. 白花丹素下调 *FoxM1* 对食管鳞癌细胞增殖、凋亡的影响[J]. 药学学报, 2017, 52(4): 563-568.

[6] 刘方方, 谢军平, 历风元, 等. 白花丹素体内外抗 Lewis 肺癌的效果及机制研究[J]. 中国药学杂志, 2017, 52(7): 581-586.

[7] 曾慧, 梅劼. 白花丹素通过抑制上皮间质转化对卵巢癌细胞 SKOV3 侵袭和迁移能力的影响[J]. 中国临床药理学杂志, 2020, 36(3): 301-304, 308.

[8] Chen G, Yue Y, Qin J, et al. Plumbagin suppresses the migration and invasion of glioma cells via downregulation of MMP-2/9 expression and inaction of PI3K/Akt signaling pathway in vitro[J]. J Pharmacol Sci, 2017, 134(1): 59-67.

[9] 温彩燕. 白花丹素减少 LPS 激活的 BV-2 小胶质细胞中促炎细胞因子的表达[J]. 中国病理生理杂志, 2018(5): 831.

[10] 钟毓娟, 李丽, 李勇文, 等. 白花丹醌对 CIA 大鼠滑膜细胞增殖及 TNF-α、IL-1β 和 MMP-3 表达的影响[J].

安徽医科大学学报, 2018, 53(3): 343-347.
[11] 郑心怡，茅传圆，张翕，等. 白花丹素对 TNF-α 诱导的人牙周膜干细胞成骨分化的影响[J]. 口腔材料器械杂志, 2017, 26(3): 118-123.
[12] Zaki A, Eltanbouly D M, Abdelsalam R M, et al. Plumbagin ameliorates hepatic ischemia-reperfusion injury in rats: Role of high mobility group box 1 in inflammation, oxidative stress and apoptosis[J]. Biomed Pharmacoth, 2018: 785-793.
[13] 郭晓庄主编. 有毒中药大辞典[M]. 天津：天津科技翻译出版社, 1991, 177-178.
[14] Shen Z Q, Dong Z J, Cheng P, et al. Effects of plumbagin on platelet aggregation andplatelet neutrophil interactions[J]. Planta Medica, 2003, 69(7): 605-609.
[15] Pile J E, Navalta J W, Davis C D, et al. Interventional Effects of Plumbagin on Experimental Ulcerative Colitis in Mice[J]. J Nat Prod, 2013, 76(6): 1001-1006.
[16] 陈少锋，黄琳芸，钟鸣，等. 瑶药"猛老虎"对大鼠免疫性肝纤维化影响的实验研究[J]. 时珍国医国药, 2008, 19(8): 1813-1815.
[17] 李荣华，彭岳，赵铁建，等. 白花丹对大鼠肝星状细胞增殖、凋亡及细胞周期的影响[J]. 世界华人消化杂志, 2009, 17(12): 1171-1177.
[18] 韦燕飞，李景强，张志伟，等. 白花丹醌对瘦素刺激的人肝星状细胞周期及其相关蛋白表达的影响[J]. 中草药, 2012, 43(9): 1776-1780.
[19] 叶莹. 白花丹素对视网膜神经节细胞凋亡的影响[J]. 中国医师杂志, 2019, 21(07): 1073-1075.
[20] 曾颖，邓燕明，彭健，等. 白花丹的药理研究及在眼科中的应用[J]. 中国药房, 1997, 8(4): 161.
[21] 黄慧学，梁秋云，刘华钢，等. 白花丹素在小鼠体内的药代动力学和组织分布特性[J]. 广西中医学院学报, 2008, 11(1): 38-41.
[22] 韦敏，刘华钢，刘丽敏. 白花丹素的体外肝毒性研究[J]. 时珍国医国药, 2010, 21(6): 1312-1314.
[23] 韦敏，刘华钢，丽敏，等. 白花丹素的体外肾毒性及酸性成纤维细胞生长因子对白花丹素所致肾损伤的保护作用[J]. 药物服务与研究, 2009, 9(4): 272-274.
[24] 黄巨恩，徐雅玲，刘华钢. 氯化两面针碱、白花丹素、紫杉醇的体外肝细胞毒性研究[J]. 广西医科大学学报, 2011, 28(2): 192-195.

白屈菜

【来源】 罂粟科白屈菜属植物白屈菜 *Chelidonium majus* L. 的全草[1]。

【性味与归经】 味苦、辛，性微温。归胃、大肠、肺经。有毒[2]。

【功能与主治】 镇痛止咳，利尿解毒。主治胃痛腹痛、肠炎痢疾、久咳、黄疸、水肿腹水、疥癣疮肿、蛇虫咬伤[1]。

【药理作用】

1．抗肿瘤作用

白屈菜红碱能抑制人胃癌细胞、人肝癌细胞的增殖，选择性抑制蛋白激酶 C（PKC）α、β 亚型[3]。白屈菜红碱诱导肿瘤细胞凋亡的机制主要包括：对 Bcl-xL（Bcl-2

家族的抗凋亡成员）的作用。体外实验证实白屈菜红碱具有抗肿瘤活性。白屈菜红碱还能够阻止 BAX 与 Bcl-2 的结合，而 Bcl-xL 与 BAX 的结合是 Bcl-xL 发挥作用的前提，当 BAX 在细胞内过表达并形成同源二聚体时，细胞对死亡信号的反应增强；引起线粒体细胞色素 C（Cyt C）的释放；对蛋白激酶（PKC）作用；抑制微管蛋白的聚合（影响有丝分裂和其他微管有关的功能）；促进活性氧（ROS）的产生[4]。

白屈菜碱对人鼻咽癌 KB 细胞株、人白血病 HL-60 细胞株、白血病 L1210、P388 细胞株及 Walker 癌肉瘤细胞的增殖有一定程度的抑制作用，还可诱导黑色素瘤 OCM-1 凋亡[5]。还有研究指出白屈菜碱对人宫颈癌 Hela 细胞株、人食管癌 WHC05 细胞株的微管蛋白的聚合有阻滞作用，并且对细胞周期有影响。白屈菜碱能微弱抑制细胞生长，将细胞阻滞于 G_2/M 期，促进细胞周期调节蛋白 B1 水平升高，增强细胞周期依赖性蛋白激酶的活性，但并未发现其具有选择性细胞毒性[6]。研究证实白屈菜碱能抑制微管蛋白聚合，破坏细胞内微管蛋白的结构。白屈菜碱对小鼠脾细胞和白血病细胞株 L1210 没有明显的 DNA 损害和细胞毒性，但是完全阻止了 L1210 细胞株的再生。白屈菜碱能增强人包皮成纤维细胞和猴肾细胞的酪氨酸激酶 TK 活性，但是抑制人胚肾细胞和非洲绿猴肾细胞，以及人宫颈癌细胞和鳞状食管癌细胞的 TK 活性[7]。白屈菜的其他活性成分原鸦片碱、黄连碱和白屈菜默碱具有细胞毒活性，小檗碱、黄连碱对艾氏腹水癌及实体淋巴瘤具有抑制作用[8]。

2. 抗炎作用

白屈菜红碱对变形链球菌的生长具有明显的抑制作用，可显著降低变形链球菌的产酸作用；降低变形链球菌细胞表面疏水性，并显著抑制变形链球菌在玻璃表面的黏附作用；对变形链球菌、菌液中葡萄基转移酶具有一定抑制作用，降低了变形链球菌细胞外水不溶性多糖的合成，在龋病防治领域，白屈菜红碱具有一定应用前景[9]。

3. 对心血管的作用

白屈菜碱可兴奋心脏、扩张冠状动脉、升高血压。用肾上腺素预先处理血管，再以白屈菜碱灌注，则引起比单纯用任氏液更大的血管扩张[10]。白屈菜红碱具有保护高糖环境中的心肌细胞的作用，抑制 PKC-α、PKC-β2、NF-κB 和 C-Fos 的表达和活性，从而抑制高糖诱导的乳鼠心肌细胞形态和功能的改变[11]。血根碱可浓度依赖性地诱导心肌收缩，机制主要是通过诱导细胞外钙离子的内流[12]。

4. 对呼吸系统的作用

白屈菜总生物碱能增加小鼠气管段酚红排泌量，明显地延长小鼠和豚鼠引咳潜伏期，减少咳嗽次数，明显提高猫致咳阈电压，并持续 3h 以上。此外，白屈菜总生物碱还可明显延长引喘潜伏期，减少抽搐跌倒动物数，明显增加肺支气管的灌流量，松弛离体完整气管平滑肌，并可抑制组胺收缩气管平滑肌效应[13,14]。

5. 对肝脏的保护作用

白屈菜碱 PLGA 纳米胶囊可以降低由氯化镉诱导产生的小鼠肝毒性，对镉中毒小鼠的肝脏具有很好的保护作用。通过炎症反应和凋亡信号蛋白的表达也表明白屈菜碱 PLGA 纳米胶囊有肝脏保护能力，可以作为保护镉中毒小鼠的合理药物[15]。

6. 对肾脏的保护作用

白屈菜碱可以通过增加尿排泄而潴留钠离子的作用降低模型大鼠的肾毒性，从而保护镉中毒大鼠肾脏[16]。

7. 其他作用

白屈菜碱能够抑制人类角质细胞的增长[17]。另外有研究证实，4～10mg/kg 白屈菜碱能阻止或延缓豚鼠过敏性休克的出现。

【毒理作用】

1. 急性毒性

白屈菜提取物的急性毒性试验结果显示：白屈菜提取物对小鼠的 LD_{50}＞2000mg/kg，无严重急性中毒的危险性，对哺乳动物毒性较低[18]。白屈菜总碱的毒性作用：白屈菜总碱小鼠肌注最小致死量在 640～800mg/kg 之间，LD_{50} 为 1222.55mg/kg，急性毒性实验观察，小鼠一次肌注表现为匍匐少动，反应迟缓，部分小鼠呼吸受到抑制，以上反应随注射剂量的减少而减轻。严重中毒小鼠 4h 后开始出现死亡。未死亡小鼠症状逐渐减轻，12h 后没有再发现小鼠死亡，停药后，小鼠能很快恢复[19]。

2. 神经毒性

白屈菜红碱的毒性作用：白屈菜红碱对神经、心脏等有毒害，可引起麻痹、心脏抑制，甚至导致死亡[20]。

3. 肝毒性

血根碱对肝脏的毒性作用试验表明，血根碱不仅增加了谷丙转氨酶和谷草转氨酶的活力，同时造成了微粒体氧化酶细胞色素 P450 及苄甲苯丙胺脱甲基酶活性的丢失，造成鼠肝脏及体重的下降，随之出现腹膜性水肿及轻微肝脏肿大。血根碱可降低肝内谷胱甘肽及 P450 酶系的活性，但应用 3-甲基胆蒽（P450 酶系的诱导物）可解除血根碱造成的 P450 酶的损伤[12]。

4. 长期毒性

连续注射白屈菜赤碱对大鼠肺组织造成一定的损害，表现为肺充血和血性腹水。高剂量白屈菜赤碱组大鼠肺组织损伤程度加重，停止染毒后不能完全恢复。表明随着白屈菜赤碱剂量的增加，其对肺组织存在长期毒性作用，随着剂量增加，其可引起与药物毒性有关的肺损伤，尤其在高剂量白屈菜赤碱组[21]。

【参考文献】

[1] 南京中医药大学. 中药大辞典[M]. 上册. 2 版. 上海: 上海科学技术出版社, 2005: 1000-1002.

[2] 宋立人, 洪恂, 丁绪亮, 等. 现代中药学大辞典[M]. 北京: 人民卫生出版社, 2001: 697-699.

[3] 乔俏, 李光, 陈延治, 等. PKC 抑制剂对人胰腺癌细胞的放射增殖效应[J]. 中华放射医学与防护杂志, 2005, 25(5): 435-436.

[4] Oyhenart, Benichou S, Rai C N. Putative homeodomain transcription factor 1 interacts with the feminization factor homolog Fem 1b in male Germ cells[J]. Biol Reprod, 2005, 72(4): 780-781.

[5] 杨秀伟, 冉福香, 王瑞卿. 44 种生物碱类化合物对人鼻咽癌细胞株 KB 和人白血病细胞株 HL-60 细胞增殖抑制活性的筛选[J]. 中国现代中药, 2007, 9(1): 8-13.

[6] Panzer A, Joubert A M, Bianchi P C, et al. The effects of chelidonine on tubulin polymerisation, cell cycle progression and selected signal transmission pathways[J]. Eur J Cell Biol, 2001, 80(1): 111-118.

[7] Joubert A, Lottering M L. Influence of chelidonine, an inhibitor of tubulin polymerisation on tyrosine kinase activity in normal, transformed and malignant cell lines[J]. Biomed Res, 2004, 25(1): 27 -33.

[8] 牛长群, 何丽一. 中药白屈菜的研究概况[J]. 中药学杂志, 1994, 29(3): 138-140.

[9] 程睿波. 白屈菜红碱对变形链球菌抑制作用的体外实验研究[D]. 沈阳: 中国医科大学, 2007.

[10] 季宇彬. 天然药物有效成分药理与应用[M]. 北京: 科学出版社, 2007: 119-120.

[11] 陈炬, 张文斌, 王敏, 等. 白屈菜红碱对高糖培养的乳鼠心肌细胞形态和功能的影响[J]. 浙江医学, 2009, 31(8): 1099-1104.

[12] 张乙涛, 王慧. 血根碱药理及毒理作用的研究进展[J]. 中国畜牧兽医, 2012, 39(7): 214-217.

[13] 佟继铭, 石艳华, 袁亚非. 白屈菜总生物碱祛痰止咳作用实验研究[J]. 承德医学院学报, 2003, 20(4): 285-287.

[14] 刘翠哲, 佟继铭, 张丽敏. 白屈菜总生物碱对豚鼠的平喘作用[J]. 中国医院药学杂志, 2006, 26(1): 27-29.

[15] Paul A, Das J, Das S, et al. Poly (lactide-co-glycolide) nano-encapsulation of chelidonine, an active bioingredient of greater celandine (*Chelidonium majus*), enhances its ameliorative potential against cadmium induced oxidative stress and hepatic injury in mice [J]. Environ Toxicol Pharmacol, 2013, 36(3): 937-947.

[16] Koriem K M, Arbid M S, Asaad G F. *Chelidonium majus* leaves methanol extract and its chelidonine alkaloid ingredient reduce cadmium-induced nephrotoxicity in rats [J]. J Nat Med, 2013, 67(1): 159-167.

[17] Vavrecková C, Gawlik I, Müller K. Benzophenanthridine alkaloids of *Chelidonium majus*; Ⅱ. Potent inhibitory action against the growth of human keratinocytes [J]. Planta Med, 1996, 62(6): 491-494.

[18] 张宏浩. 白屈菜活性物质提取工艺及杀虫活性的研究[D]. 哈尔滨: 东北林业大学, 2007.

[19] 曲桂娟, 董晓庆, 王延卓, 等. 白屈菜总生物碱对小白鼠急性毒性试验的研究[J]. 中国兽药杂志, 2010, 44(9): 17-18.

[20] 宗永立, 刘艳平. 白屈菜红碱诱导细胞凋亡的机理综述[J]. 时珍国医国药, 2006, 17(10): 2068-2071.

[21] 刘建明, 刘宸辰, 刘新民, 等. 白屈菜赤碱对大鼠肺组织的长期毒性作用及其对肺组织中 NF-κB 表达的影响[J]. 吉林大学学报(医学版), 2019, 45(03): 518-523.

半夏

【来源】天南星科半夏属植物半夏 Pinellia ternata（Thunb.）Breit. 的块茎[1]。

【性味与归经】味辛，性温。归脾、胃、肺经。有毒。

【功能与主治】燥湿化痰，降逆止呕，消痞散结。主治咳喘痰多、呕吐反胃、胸脘痞满、头痛眩晕、夜卧不安、瘿瘤痰核、痈疽肿毒。

【药理作用】

1. 抗肿瘤作用

研究发现，半夏可用于治疗多种癌症，包括胃癌、食管癌、恶性淋巴癌等，而半夏生物碱、有机酸、多糖、蛋白质等多种成分都表现出对癌细胞的抑制作用。生半夏及法半夏水提液可通过诱导细胞凋亡，延长肿瘤细胞 G_0/G_1 期，干扰 DNA 的合成，使进入 DNA 合成期（即 S 期）的细胞减少，导致细胞增殖周期延长，从而抑制 K562 细胞增殖[2]。半夏多糖对小鼠 S180 瘤、小鼠肝癌 H22 瘤、小鼠艾氏腹水瘤均有抑制作用，并在体外试验发现半夏多糖能诱导人神经母瘤细胞 SH-SY5Y 和鼠肾上腺嗜铬细胞 PC12 凋亡，推测半夏具有抗肿瘤作用机制[3]。半夏多糖不仅可以增强机体的免疫功能，提高免疫器官脾的质量，还能直接对肿瘤细胞进行杀伤，同时也可提高机体内酶的活力，清除多余的自由基[4]。

2. 抗炎作用

半夏酒糊外用能够显著抑制蛋清致大鼠足跖肿胀和二甲苯致小鼠耳郭肿胀[5]。半夏生物碱对于二甲苯所致的耳郭肿胀、腹腔注射醋酸所致的小鼠毛细血管通透性增加以及大鼠棉肉芽肿的形成均有明显的抑制作用，推测其机制可能与抑制炎症因子前列腺素 E_2 的产生和释放有关[6]。

3. 对心脑血管的作用

附子与半夏配伍可能通过抗自由基和减少细胞凋亡，对心肌缺血再灌注损伤产生保护作用。大鼠心肌缺血再灌注模型试验发现：附子+半夏组的 MDA 释放量比其他各组均有所减少，SOD 含量明显增加；附子+半夏组较其他各组凋亡指数均降低；附子组、半夏组与模型对照组相比，附子+半夏组与模型对照组相比，Bcl-2 mRNA 表达水平上升，Bax mRNA 表达水平下降，Bcl-2/Bax 比值升高[7]。

4. 对呼吸系统的作用

据实验研究半夏具有良好的镇咳化痰作用[8]。半夏中的有机酸也具有镇咳、祛痰的作用[9]；后又有研究者发现有机酸的含量与镇咳作用具有相关性，证实了有机酸是半夏镇咳祛痰的活性成分之一[10]。

5. 对消化系统的作用

降逆止呕是半夏的传统功效，目前研究显示，半夏中所含的生物碱、水溶性有机酸类成分以及半夏蛋白质、多糖都具有止呕的活性，且半夏生物碱对化疗性呕吐有一定的防治作用。半夏生物碱对豚鼠回肠的收缩张力有明显的抑制作用，并呈现一定的剂量依赖性，表明半夏生物碱对回肠上的5-羟色胺受体3与自然杀伤细胞受体均具有一定的阻断作用，推测可能是其防治化疗性呕吐的作用机制之一[11]。半夏健胃滴丸对大鼠胃黏膜具有保护作用，故半夏有抗胃溃疡的作用[12]。

6. 凝血作用

半夏凝集素是一种对甘露糖具有专一性结合能力的蛋白质，具有凝血作用，并且与已知的多种凝集素一样存在动物种属的专一性。研究发现，其对兔血红蛋白有专一的血凝活力，同时对羊、狗、猫、豚鼠、大鼠、小鼠和鸽的红细胞也具有凝集作用，但对人、猴、猪、鸡、鸭、鹅、龟、蟾蜍、鳝的红细胞不产生上述凝集作用[13]。

7. 抗菌、抗氧化作用

在许多体外抑菌试验中，半夏都表现出良好的抑菌作用。例如有研究表明，半夏水煎液对多种真菌都具有抑制作用，并推测半夏中的3,4-二羟基甲醛可能是产生抗菌作用的有效成分[14]。半夏还具有抗氧化的作用，例如对半夏多糖的体外抗氧化实验显示，其对氧自由基和DPPH均有清除作用[15]。

8. 其他作用

（1）抗癫痫作用　临床上也有半夏粉治疗癫痫的成功案例[16,17]。

（2）抗腹泻作用　对腹泻模型小鼠给予清半夏制剂进行治疗可显著降低其排便频率，表明半夏具有抗腹泻的作用[18]。

【毒理作用】

1. 急性毒性

小鼠急性毒性实验研究表明，半夏全组分的最大给药量最小致死量（MLD）为34.8g/kg，水提组分的MLD为300.0g/kg，醇提组分的最大耐受量（MTD）为99.2g/kg[19]。半夏醇提组分小鼠给药后出现腹泻、抽搐、呼吸麻痹等症状，且出现小鼠死亡现象；全组分小鼠于灌胃后5min内出现烦躁现象；水提组分给药后出现腹泻现象。

2. 神经毒性

有研究采用蛋白组学检测小鼠胚胎中与神经系统发育有关的蛋白变化，结果发现半夏给药组有37种蛋白与对照组比较具有显著差异，如扭转原肠胚形成同源物1、脑富含膜附着信号蛋白1和抑丝蛋白1等，这些蛋白可能与半夏产生的神经毒性有关[20]。

3. 肝毒性

据《雷公炮炙论》记载：“半夏，上有隙涎，令人气逆，肝气怒满”，表明半夏具有一定的肝毒性。毒理学研究显示，不同剂量的半夏酸水渗漉液或不同剂量的半夏水提物可导致小鼠急性肝毒性，显著升高血清天冬氨酸转氨酶、丙氨酸转氨酶值，并呈时间-剂量依赖性[21]。有研究发现，半夏凝集素能够激活NF-κB信号通路，促进炎症因子如 TNF-α、IL-1β 和 IL-6 的释放，进而导致炎症；同时，半夏可引起细胞产生大量活性氧，即含有氧气的一类性质活泼的化学物质，主要包括羟基自由基、氧自由基、过氧化氢和单线态氧等，导致氧化应激损伤，产生肝毒性[22]。

4. 肾毒性

有研究表明生半夏可引起小鼠肾脏代偿性增大，甚至死亡。此外，有文献报道半夏水煎液可引起小鼠肾脏实质内散在的淋巴细胞灶性浸润，肾小管内管型形成。但也有研究报道，生半夏混悬液对大鼠血液中 CK、尿素氮和肾脏组织结构无明显影响，提示此剂量的半夏对肾没有产生明显毒性[23]。

5. 对心脑血管毒性作用

有研究表明，半夏的水提物可显著升高 SD 大鼠血清肌酸激酶（CK）、肌酐激酶同工酶（CK-MB）、乳酸脱氢酶（LDH）含量[24]。

6. 对消化系统毒性作用

有研究发现未经处理的生半夏对皮肤、口腔和胃肠黏膜有强烈的刺激性，导致口舌麻木，刺激声带导致失声，刺激消化道黏膜导致呕吐或腹泻等常见不良反应[25]。姜矾煮半夏和姜汁煮半夏可减弱大鼠肠胃运动但对大鼠胃液中胃蛋白酶的活性和前列腺素 E_2（PGE2）的含量无明显影响。而生半夏可显著促进大鼠胃肠的运动并降低胃液中 PGE_2 的含量、胃酸的分泌和胃蛋白酶的活性，从而导致胃黏膜的损伤[26]。

7. 配伍毒性

急性毒性显示与单用草乌相比，草乌与生半夏配伍后 LD_{50} 减小，毒性增大；草乌与法半夏配伍后 LD_{50} 增大，毒性减小[27]。半夏与川乌二者均有毒，配伍联合使用违反“十八反”原则，会使毒性增强。有研究证实乌头与半夏配伍时毒性可能有协同作用[28]。此外，具有心脏毒性的附子，与不具有心脏毒性的半夏、瓜蒌、贝母配伍合用，心脏毒性均有所增加[29]。

【参考文献】

[1] 李经纬，区永欣，邓铁涛，等. 中药大辞典[M]. 北京：人民卫生出版社，1995: 1071-1075.

[2] 郭萌. 半夏水提取液诱导人白血病 K562 细胞凋亡的初步研究[D]. 武汉：湖北中医药大学，2015.

[3] 赵永娟，王蕾，侯琳，等. 半夏多糖抗肿瘤作用研究[J]. 中国药理学通报，2006, 22(3): 368-371.

[4] 陈益. 半夏多糖的结构与抗肿瘤活性研究[D]. 西安：陕西师范大学，2007.

[5] 史晶晶，苗明三，时博. 半夏外用的抗炎镇痛作用[J]. 河南中医，2011, 31(9): 991-993.

[6] 杨有林，齐武强. 半夏多糖提取工艺优化及其抗氧作用研究[J]. 西部中医药，2016, 29(7): 37-41.

[7] 陈文强，黄小波，王宁群，等. 陈皮半夏对颈动脉硬化家兔血管细胞黏附分子-1 及基质金属蛋白酶-9 表达的影响[J]. 中国中医药信息杂志，2013, 20(11): 34-36.

[8] 柯昌毅. 半夏 5 种不同溶剂提取物对小鼠祛痰镇咳作用的研究[J]. 中国药房，2012, 3(39): 3652-3653.

[9] 张科卫，吴皓，沈绣红. 半夏中总游离有机酸的作用研究[J]. 南京中医药大学学报(自然科学版)，2001, 43(3): 159-161.

[10] 杨冰月. 基于物质基础和生物活性对半夏及其炮制品功效的相关性研究[D]. 成都: 成都中医药大学, 2014.
[11] 张启龙, 巩丽丽, 李贵生, 等. 半夏生物碱对豚鼠离体回肠 5-HT3 受体与 NK1 受体的影响[J]. 山东中医药大学学报, 2017, 41(5): 466-468.
[12] 时艳, 高钦. 半夏健胃滴丸抗大鼠幽门结扎型胃溃疡实验研究[J]. 亚太传统医药, 2013, 9(12): 14-15.
[13] 徐陶, 杜娟, 谢丽霞, 等. 半夏蛋白及其基因研究进展[J]. 时珍国医国药, 2009, 20(10): 2557-2559.
[14] 王桂芳. 半夏有效部位提取物对常见细菌及酵母样真菌的体外抑菌实验的研究[J]. 临床医药实践, 2009, 18(11): 1588-1589.
[15] 杨有林, 齐武强. 半夏多糖提取工艺优化及其抗氧作用研究[J]. 西部中医药, 2016, 29(7): 37-41.
[16] 王玉平, 郭杰. 半夏粉治癫痫[J]. 中医杂志, 2001, 42(2): 73.
[17] 曾莲英, 李文炜. 半夏胶囊治疗小儿癫痫 58 例[J]. 齐齐哈尔医学院学报, 2004, 25(4): 408.
[18] 张明发, 沈雅琴. 半夏提取物对呼吸和消化系统药理作用的研究进展[J]. 抗感染药学, 2017, 14(8): 1457-1462.
[19] 陆永辉, 王丽, 黄幼异, 等. 半夏不同组分小鼠急性毒性的比较研究[J]. 中国药物警戒, 2010, 7(11): 646-648.
[20] Xu J Y, Dai C, Shan J J, et al. Determination of the effect of *Pinellia ternata* (Thunb.) Breit. on nervous system development by proteomics[J]. J Ethnopharmacol, 2018, 213: 221-229.
[21] 张丽美, 鲍志烨, 黄幼异, 等. 半夏水提组分对小鼠肝毒性“量-时-毒”关系研究[J]. 中国药物警戒, 2011, 8(01): 11-15.
[22] 毛善虎. 基于 ROS-MAPK/NLRP3-IL-1β 信号通路研究半夏、掌叶半夏致炎毒性机制及生姜解毒机理[D]. 南京: 南京中医药大学, 2018.
[23] 徐男, 王亮, 时海燕, 等. 基于整合药理学平台探究半夏白术天麻汤治疗高血压的分子机制[J]. 中国实验方剂学杂志, 2019, 25(02): 109-117.
[24] Zhang Z H, et al. Metabonomic study of biochemical changes in the rat urine induced by *Pinellia ternata*(Thunb.) Berit[J]. J Pharm Biomed Anal, 2013, 85: 186-193.
[25] 靳晓琪, 黄传奇, 张耕. 半夏的毒性物质基础及其炮制解毒机制[J]. 时珍国医国药, 2019, 30(07): 1717-1720.
[26] 吴皓, 蔡宝昌, 荣根新, 等. 半夏姜制对动物胃肠道功能的影响[J]. 中国中药杂志, 1994(09): 535-537,574.
[27] 翟兴英, 金晨, 张凌, 等. 草乌与生半夏、法半夏配伍的急性毒性及其毒性成分分析[J]. 中药新药与临床药理, 2019, 30(2): 210-215.
[28] 杨言军. 乌头配半夏致中毒 1 例分析[J]. 甘肃中医, 1999, 12(4): 12.
[29] 李遇伯, 局亮, 邓皓月, 等. 于毒性整体早期评价的“十八反”中药配伍禁忌毒性表征的研究思路及方法[J]. 中国药理学与毒理学杂志, 2015, 29(6): 960-966.

石蒜

【来源】石蒜科植物石蒜 *Lycoris radiata*（L. Her）Herb. 的鳞茎。

【性味与归经】味辛，性温，有小毒。

【功能与主治】祛痰，利尿，解毒，催吐。主治喉风、水肿、瘰疬、疔疮、痈疽肿毒。

【药理作用】

1. 抗肿瘤作用

石蒜碱能使肿瘤细胞在 G_2 期发生阻滞，抑制肿瘤细胞快速增殖，同时影响与细胞正常凋亡相关的酶类，控制细胞凋亡，从而达到抑制肿瘤细胞增殖的效果[1]。石蒜碱对肿瘤细胞的抑制活性是正常细胞的 15 倍，主要通过抑制肿瘤细胞生长发挥抗肿瘤作用。石蒜碱能显著降低多种类型血液肿瘤细胞的存活率，如 ARH-77、K562、HL-60 等，显示出广谱抗白血病作用[2]。石蒜碱对人白血病细胞 K562 细胞有一定的细胞毒作用，能降低膜电位并诱导 K562 细胞发生凋亡，进而抑制 K562 细胞的增殖[3]。伪石蒜碱也具有抗肿瘤作用，可干扰 DNA 的模板功能，影响转录过程，抑制 RNA 的合成。

2. 对中枢神经系统的作用

加兰他敏是石蒜属植物中的一种菲啶类生物碱，目前研究认为其具有中枢抗胆碱酯酶作用，可抑制乙酰胆碱酯酶（AchE）的活性，且作用持久、毒性低，用于治疗神经肌肉阻滞、脊髓灰质炎后遗症和重症肌无力等，临床治疗阿尔茨海默病（AD）、血管性痴呆疗效明显[4]。有研究表明石蒜科生物碱可通过抑制 AchE 活性和减少 Aβ 的生成发挥抗 AD 作用，这为多靶点抗 AD 药物的开发研究提供依据[5]。而石蒜碱及其衍生物抑制 AchE 的活性与分子中的两个游离羟基有关。力可他敏是加兰他敏的二氢衍生物，与加兰他敏的化学结构极为相似，研究证明力可他敏也有抗 AchE 活性[6]。

3. 抗炎作用

石蒜碱对正常大鼠蛋白性关节炎有显著的预防作用，对佐剂性关节炎大鼠的关节肿胀度有明显的抑制作用，其抗炎作用可能与肾上腺有密切关系[7]。石蒜碱对角叉菜胶诱导产生大鼠足部水肿有明显的抑制作用，且作用呈剂量相关性。石蒜碱能提高内毒素休克模型小鼠存活率，且作用呈剂量依赖性。石蒜碱抗炎活性与其抑制多种炎症介质的释放和阻碍诱导炎症发生的相关酶类合成有关，还与抑制巨噬细胞肿瘤坏死因子（TNF-α）的生成有关[8]。

4. 对心血管系统作用

二氢石蒜碱有 α 受体阻断作用，可减弱肾上腺素的升压作用[9]，也可减轻 Wistar 乳鼠心肌细胞缺氧/复氧的损伤，其作用在一定范围内呈剂量依赖性，其机制可能与其阻断 α、β 受体，抑制心肌细胞脂质过氧化有关。相关研究指出二氢石蒜碱对 α、β 受体的阻断作用与其浓度有关，高浓度对 β 受体比较敏感而低浓度对 α 受体的阻断作用较强。二氢石蒜碱可能通过减少活性氧簇的产生和稳定线粒体膜电位减少 H_2O_2 对 PC12 细胞的氧化损伤[10]。

5. 其他作用

石蒜碱及其衍生物能镇静、解热和催吐，此外还能用于阿米巴痢疾的治疗。二氢石蒜碱有改善小鼠缺氧所致的学习和记忆障碍的作用[11]。石蒜碱能兴奋豚鼠、猫、兔、犬的在体或离体子宫，大剂量时还能使离体子宫出现强直性收缩。更有研究表明石蒜科多种生物碱，如坡危灵、车瑞灵、布蕃明、表布蕃素等与血清素转运蛋白（SERT）有较好的亲和力，因此在治疗抑郁症方面有着良好的应用前景。

【毒理作用】

急性毒性

石蒜伦碱（石蒜来宁）小鼠皮下注射 LD_{50} 为 270mg/kg；石蒜胺碱对各种动物（鼠、猫、兔）急性毒性试验表明，毒性较加兰他敏小；石蒜碱小鼠腹腔注射 LD_{50} 为 112.2mg/kg，口服为 344mg/kg，皮下注射为 145mg/kg。给犬口服或皮下注射均可引起呕吐，连续给石蒜碱的大鼠，还可引起外周血液中红细胞及白细胞减少，主要是中性白细胞的减少；兔灌服或皮下注射可引起不同程度的腹泻、衰竭，最后死亡。伪石蒜碱大鼠腹腔注射的 LD_{50} 为 110mg/kg，犬腹腔注射可引起恶心、呕吐，但对骨髓造血功能无明显抑制作用，对心、肝、脾、肺、肾、肠等未见有明显病变；石蒜裂碱小鼠静脉注射或口服，LD_{50} 分别为（105.9±2.4）mg/kg 和（765±31.6）mg/kg，给药后小鼠活动明显减少，甚至死亡。含有石蒜粉 1～6g 的烟雾炮，在玻璃池及人造洞中，对小鼠均有肯定的毒杀作用，致死率 99%，死亡时间 3～10min。

【参考文献】

[1] 刘希宇, 贺小英, 王凤梅, 等. 石蒜碱对人胃癌细胞体外增殖的影响[J]. 信阳师范学院学报(自然科学版), 2015, (2): 173-176.

[2] Liu J, Li Y, Tang L J, et al. Treatment of lycorine on SCID micemodel with human APL cells[J]. Biomed Pharmacother, 2007, 61(4): 229-234.

[3] 于淼, 于洋, 刘林涛. 石蒜碱对人白血病细胞 K562 凋亡作用的研究[J]. 哈尔滨商业大学学报(自然科学版), 2014, (2): 157-160.

[4] 朱奇, 李振涛, 纪宇, 等. 加兰他敏治疗阿尔茨海默病作用机制的研究进展[J]. 天津药学, 2005, 17(3): 38-40.

[5] 宋德芳, 石子琪, 辛贵忠, 等. 石蒜科生物碱的药理作用研究进展[J]. 中国新药杂志, 2013, 13: 1519-1524.

[6] 唐希灿, 金国章, 胥彬. 石蒜科生物碱的药理研究Ⅰ. 力可拉敏与加兰他敏的神经药理作用[J]. 药学学报, 1963, (8): 466-473.

[7] 贾献慧, 周钢水, 郑颖, 等. 石蒜科植物生物碱成分的药理学研究[J]. 中医药学刊, 2001, 19(6): 573-574.

[8] 抗晶晶, 王辉. 石蒜碱抗炎作用研究进展[J]. 中国野生植物资源, 2013, 32(6): 1-3, 13.

[9] 吴志平, 陈雨, 冯煦, 等. 石蒜科药用植物生物碱的药理学研究[J]. 中国野生植物资源, 2008, 27(5): 26-30.

[10] 张秋芳, 汪选斌, 戢艳琼, 等. 二氢石蒜碱对过氧化氢损伤的 PC12 细胞的保护作用[J]. 中国新药杂志, 2012, 21(11): 1288-1290.

[11] 邓春江, 赵国举, 任世兰, 等. 二氢石蒜碱与加兰他敏对小鼠学习记忆损伤的影响[J]. 郧阳医学院学报, 1996, 15(2): 61-63.

辽东楤木

【来源】五加科楤木属植物辽东楤木 *Aralia elata*（Miq.）Seam.。

【性味与归经】味苦、辛，性平。有小毒。

【功能与主治】补气安神，强精滋肾，祛风活血，除湿止痛。治疗肺癌、胃癌、肝癌、乳腺癌、结肠癌、卵巢癌等多种恶性肿瘤，还可用于治疗肝炎、神经衰弱、肾炎水肿、糖尿病、便秘、胃痛、风湿关节痛、腰腿痛、跌打损伤、外伤出血等。

【药理作用】

1. 抗肿瘤作用

辽东楤木叶总皂苷体外对人肺癌、胃癌、肝癌细胞增殖有明显的抑制作用[1]。龙牙楤木多糖具有显著的抗肿瘤活性，作用机制可能与提高荷瘤小鼠脾脏和胸腺重量及血液中淋巴细胞数量、促进淋巴细胞增殖、增加 NK 细胞杀伤活性和巨噬细胞活性有关[2]。龙牙楤木叶总皂苷通过促进荷瘤小鼠分泌 IL-2、TNF-α 和抑制 *ras* 癌基因蛋白 P21、突变型 P53 蛋白的过度表达而达到抗肿瘤作用[3]。辽东楤木叶总皂苷可明显抑制乳腺癌（MCF-7）和结肠癌（HT-29）细胞在体内的生长，其作用机制与诱导肿瘤细胞凋亡和改变细胞周期分布有关[4,5]。

2. 抗炎、镇痛作用

楤木皂苷可抑制二甲苯致小鼠耳肿胀和蛋清致大鼠足趾肿胀，减少乙酸致小鼠扭体反应次数[6]。

3. 保护心肌作用

辽东楤木根的水溶性多糖成分可通过提高心肌缺血再灌注大鼠抗氧化能力、调节炎症反应和抑制心肌细胞凋亡达到保护心肌的作用。龙牙楤木总皂苷对糖尿病所引起的心功能障碍有一定的保护作用，其机制与上调心肌细胞内 Ca^{2+}含量和下调 CTGF 的表达有关[7]。龙牙楤木总皂苷对缺氧再给氧心肌细胞的损伤有保护作用，其机制与增强细胞抗氧化能力，减少自由基及脂质过氧化物导致的细胞膜损伤有关[8]。

4. 降血糖作用

辽东楤木总皂苷可抑制由四氧嘧啶所诱导的家兔血糖的升高，并呈现出明显的时效和量效关系[9]。辽东楤木根和果实中的单体成分 elatoside E、elatoside G、elatoside H 和 elatoside I 均具有降糖的作用[10]。

5. 其他作用

辽东楤木皂苷类成分还具有保肝、抗衰老[11]、抗病毒[12]和抗应激[13]、提高缺氧能力[14]和治疗青光眼[15]等药理作用。楤木皂苷对大鼠肝纤维化有防治作用，其机制与保护肝功能、降低血清中LN、COI-Ⅲ、CON-Ⅳ的含量有关[16]。龙牙楤木皂苷对乙醇所致的小鼠急性肝损伤有保护作用[17]。辽东楤木乙醇提取物可通过激活Akt/GLUT4通路来抑制胰岛素抵抗，从而达到治疗非酒精性脂肪肝的目的[18]。

【毒理作用】

急性毒性

通过大鼠口服给药方式对辽东楤木叶皂苷提取物进行急性毒性及长期毒性实验研究。急毒实验结果表明因用药不良反应所造成的发病率及死亡率都随剂量的增加而增大。长毒实验结果表明，在整个期间大鼠饮食没有明显变化，但高剂量雄性大鼠有逐渐增重现象。服药期间，大鼠血红蛋白和红细胞平均容量会明显升高，恢复期总蛋白和球蛋白又明显降低。服药期大鼠的胸腺、肾上腺及脑的重量会有变化，但各器官没有组织病理学变化。说明大鼠以 540mg/kg 的剂量每天口服给药不会产生明显的毒性作用。可见辽东楤木叶总皂苷口服有一定的急性毒性，但控制一定的量不会产生明显慢性中毒现象[19]。

【参考文献】

[1] 张秀萍，尹丽颖，牛雯颖，等. 辽东楤木叶总皂苷体外抗肿瘤作用的研究[J]. 中国临床医学，2012，23(12): 966.

[2] 王丽君，姜虹. 龙牙楤木多糖抗肿瘤活性及对荷瘤小鼠免疫功能的影响[J]. 中国免疫学杂志, 2011, 27: 130.

[3] 吴勃岩，韩玉英，梁颖，等. 龙牙楤木叶总皂苷抗肿瘤作用机理研究[J]. 辽宁中医杂志, 2010, 37(1): 175.

[4] 李凤金，毕明刚，武爽，等. 辽东楤木叶总皂苷抗人乳腺癌作用的研究[J]. 中国药理学通报，2013，29(12): 1663-1666.

[5] 尹丽颖，李凤金，边晓燕，等. 辽东楤木叶总皂苷对结肠癌 HT-29 细胞生长抑制作用及机制研究[J]. 中国药理学通报, 2013, 29(11): 1545-1548.

[6] 任美萍，刘艳，李蓉，等. 楤木皂苷抗炎、镇痛作用的实验研究[J]. 泸州医学院学报, 2012, 35(2): 133.

[7] Xi S, Zhou G, Zhang X, et al. Protective effect of total aralosides of *Aralia elata*(Miq.) Seem. (TASAES) against diabetic cardiomyopathy in rats during the early stage, and possible mechanisma[J]. Exp Mol Med, 2009, 41(8): 538.

[8] 孙桂波，徐惠波，温富春，等. 龙牙楤木总皂苷对缺氧/再给氧心肌细胞损伤的保护作用[J]. 中国药理学通报, 2006, 22(9): 1092.

[9] 宋少江，徐绥绪，曹颖林. 辽东楤木总皂苷降血糖作用研究[J]. 中药研究与信息, 2005, 7(5): 7.

[10] 赵博，王华东，王一峰，等. 楤木主要化学成分及药理活性研究进展[J]. 中兽医医药杂志, 2015, 2: 77-80.

[11] 王丽君，苏小明，孙戈新. 龙芽楤木皂苷抗衰老的实验研究[J]. 中国老年学杂志, 2007, 11: 1043.

[12] 李凡，田同春，石艳春，等. 龙芽楤木总甙抗病毒作用研究[J]. 中国中药杂志, 1994, 19(9): 564.

[13] 方明，丛巍，王晓松. 辽东楤木抗应激作用的研究[J]. 湖北中医学院学报, 2006, 8(4): 5.

[14] 黄立成，姜平，王晓松. 龙芽楤木总甙对缺氧耐力的影响[J]. 西北药学杂志, 1988, 3(1): 13.

[15] 寿凌飞，周礼萍，周丹，等. 益气通络活血中药在治疗乳腺癌后早期的运用[J]. 中国中西医结合外科杂志, 2011: 17(3): 316-317.

[16] 任美萍，张红，刘艳，等. 楤木皂苷对大鼠纤维化的影响及机制研究[J]. 中药药理与临床, 2012, 29(1): 80.
[17] 杜施霖，张亚平，姚晨玲，等. 龙芽楤木皂甙对急性乙醇性肝损伤小鼠的保护作用[J]. 中国临床医学, 2010, 17(6): 847.
[18] Hwang K A, Hwang Y J, Kim G R, et al. Extacts from *Aralia elata*(Miq) Seem. alleviate hepatosteatosis via improving hepatic insulin sensitivity[J]. BMC Complementary and Alternaive Medicne, 2015, 15(1): 347.
[19] Li F J, He X L , Niu We Y, et al. Sub-chronic safety evaluation of the ethanol extract of *Aralia elata* leaves in Beagle dogs[J]. Regul Toxicol Pharmacol, 2016 (79) : 1-11.

芫花

【来源】 瑞香科植物芫花 *Daphne genkwa* Sieb. et Zucc. 的干燥花蕾，其根白皮（二层皮）也供药用。

【性味与归经】 花：味苦、辛，性寒；归肺、脾、肾经；有毒。根皮：味辛、苦，性平；归肺、脾、肾、膀胱经；有毒。

【功能与主治】 具有镇咳祛痰、引产、抗肿瘤、抗炎、杀虫、调节免疫功能等作用。用于水肿胀满、胸腹积水、痰饮积聚、气逆喘咳、二便不利；外治疥癣秃疮、冻疮。

【药理作用】

1. 抗肿瘤作用

姚晶萍等[1]在人卵巢浆液性上皮癌细胞株 HO8910 皮下种植瘤裸鼠模型，设置了 3 个剂量的芫花根总黄酮，对小鼠进行灌胃处理并用 MTT 法检测芫花根总黄酮对体外培养的肿瘤细胞的毒性、给药后种植瘤裸鼠脾淋巴细胞增殖和 NK 细胞的杀伤活性。结果显示，3 个剂量的芫花根总黄酮对小鼠种植瘤的生长都表现出显著的抑制作用，对种植瘤裸鼠的淋巴细胞增殖、NK 细胞的杀伤活性都有明显的提升作用，对体外培养的肿瘤细胞的细胞毒活性明显大于对正常细胞 K293-T 的细胞毒活性。张玉静[2]采用四氮唑盐（MTT）法，计算西瑞香素对神经母细胞瘤细胞不同给药浓度下的存活率，评价西瑞香素对肿瘤细胞的增殖抑制作用，结果发现西瑞香素对神经母细胞瘤细胞具有一定的增殖抑制作用，可诱导细胞凋亡，并影响细胞周期和迁移。李思蒙等[3]通过 MTT 法对芫花提取物和分离得到的 13 个单体化合物进行了抗肿瘤筛选，发现芫花抗肿瘤物质主要为二萜内酯类、香豆素类和黄酮类化合物，且发现西瑞香素、芫花素、羟基芫花素表现出明显的抗肿瘤作用。

2. 抗炎作用

王琰等[4]从大鼠体内外试验中，证实了从芫花中提取的黄酮类物质具有显著的抗炎和抗氧化活性作用，可治疗类风湿性关节炎等慢性炎症疾病。研究者基于网络药理学和分子对接法，发现芫花中的芫花素、木犀草素、槲皮素等成分通过调节相关的抗炎靶标蛋白，发挥抗炎作用[5]。在组胺诱导大鼠足部急性炎症模型中发现，芫花根部黄酮类化合物可以显著抑制组胺诱导的血管通透性增加、减轻大鼠足部肿胀炎症，促进内皮网状系统的吞噬作用，并可减少炎症组织中丙二醛、前列腺素 E_2（PGE_2）、一氧化氮（NO）、白细胞介素-1β和肿瘤坏死因子α（TNF-α）等炎症因子的产生，抑制催化合成过量 NO 产生的诱导型一氧化氮合酶（iNOS）的活力，提升具有清除氧自由基能力的超氧化物歧化酶、过氧化氢酶（CAT）的活力。在由福氏完全佐剂所诱导的肉芽肿慢性炎症模型中也发现黄酮类成分可以通过抑制早期炎症因子的分泌，提升超氧化物歧化酶（SOD）、CAT 的活力从而清除氧自由基，以抑制脂质过氧化作用。通过抑制 iNOS 的活力防止过量的 NO 产生；通过抑制环加氧酶 2（COX-2）来减少 PGE_2 的产生；通过 RES 的吞噬作用促进损伤组织的复原。通过以上这几种途径来发挥其抗炎的药理功效。也有研究证明，在芫花中分离的双萜类化合物可显著下调由脂多糖诱导的 RAW264.7 巨噬细胞炎症，下调促炎细胞因子的分泌[6-8]。

3. 镇痛作用

芫花乙醇提取物对热、电及化学刺激致痛都有显著镇痛作用，且吗啡受体特异性阻断剂纳洛酮能阻断其镇痛作用[9]。其中的芫花黄酮是镇痛的有效成分，镇痛的机制可能是通过抑制 COX-2 的活力来减少 PGE_2 的生成，通过抑制 NOS 的活力来减少脑组织中 NO 的含量，通过提升外周血 NOS 的活力来促进 NO 的生成，通过提升 SOD 和 CAT 的活力来阻碍过氧化作用，通过增加中枢神经系统中的内源性片肽含量，以最终达到镇痛的目的。

4. 免疫调节作用

西瑞香素、芫花素、芫根苷、毛瑞香素 B 和毛瑞香素 G 均能促进小鼠巨噬细胞生成 IL-1β，但促进的程度不同。毛瑞香素 B 和毛瑞香素 G 对小鼠 T 淋巴细胞增殖具有显著的促进作用，中高质量浓度的西瑞香素、芫花素、芫根苷也能显著促进小鼠 T 淋巴细胞增殖[10]。

5. 引产抗生育作用

芫花酯甲和芫花酯乙具有中期引产、抗早孕等药效，应用芫花对早孕离体子宫平滑肌可以起到兴奋作用，振幅和频率增加，可以保持节律收缩，起到流产的作用[11]。

6. 利尿作用

芫花经不同方法炮制后，利尿效果表现为醋炙芫花＞生芫花＞高压蒸芫花＞水煮芫花＞清蒸芫花＞醋煮芫花。比较生品和醋炙品各组的尿液总重，醋炙品各组均明显高于生品各组，芫花醋炙后利尿作用增强[12]。

【毒理作用】

1. 肝毒性

芫花乙醇提取物的氯仿萃取物具有肝毒性，可能通过抑制斑马鱼体内SOD、CAT的活力，导致斑马鱼肝脏的氧化损伤[13]。

2. 消化系统

芫花对胃肠黏膜有强烈刺激性，内服对口腔黏膜，咽喉部及胃肠黏膜能引起肿胀、充血；严重时可引起上消化道出血、急性胃扩张，表现为腹痛、腹胀、腹泻、恶心、呕吐，呕吐物及泻出物均为棕黑色液体，血压下降等。

3. 心血管系统

芫花能抑制心脏，临床上使用芫花引产可发生心律失常，表现为心率缓慢、有间歇，心电图出现文氏房室传导阻滞，频发结性逸搏等改变。

4. 神经系统

芫花中毒者会头痛、头晕、耳鸣及四肢疼痛、发热，严重者导致痉挛、抽搐及昏迷，可因惊厥、呼吸中枢麻痹而死亡。

【参考文献】

[1] 姚晶萍，倪延群，王莹威，等. 芫花根总黄酮抗肿瘤活性的研究[J]. 首都医药, 2011, 18(14): 19-22.

[2] 张玉静. 西瑞香素对神经母细胞瘤细胞的增殖抑制作用和在细胞中的代谢研究[D]. 郑州：郑州大学, 2017.

[3] 李思蒙，俞桂新. 芫花提取物及单体化合物体外抗肿瘤活性的初步筛选研究[A]. 中国药学会中药和天然药专业委员会. 中药与天然药高峰论坛暨第十二届全国中药和天然药物学术研讨会论文集[C]. 中国药学会中药和天然药专业委员会：中国药学会, 2012: 3.

[4] 王琰，邓玲玲，黄胜阳. 瑞香属植物化学成分及药理活性研究进展[J]. 中国实验方剂学杂志, 2016, 22(10): 221-228.

[5] 宗明月，张庆然，王璐琼，等. 基于网络药理学和分子对接法研究芫花抗炎作用机制[J]. 烟台大学学报(自然科学与工程版), 2021, 34(02): 178-185.

[6] 涂苑青，黄丰，朱苗苗，等. 瑞香素对脂多糖诱导的小鼠小胶质细胞炎症反应的保护作用[J]. 时珍国医国药, 2013, 24(5): 1169-1172.

[7] 张立，喻文进，刘慧琼，等. 西瑞香素抗炎抑菌作用的初步实验研究[J]. 中医药导报, 2012, 18(6): 72-73.

[8] 郑维发，王莉，石枫，等. 盐藻水提物对小鼠细胞免疫功能的影响(英)[J]. 中成药, 2004, 26(12): 53-58.

[9] 潘琳琳，史仁杰. 芫花根水提物镇痛机制的研究[J]. 东南大学学报(医学版), 2018, 37(1): 27-30.

[10] 石枫，郑维发. 芫花根的酚类成分及其免疫调节活性[J]. 徐州师范大学学报(自然科学版), 2004, 22(4): 34-40.

[11] 祝江渤. 中期妊娠引产方法的临床研究进展[J]. 中国处方药, 2018, 16(6): 15-16.

[12] 赵一，原思通，李爱媛，等. 炮制对芫花毒性和药效的影响[J]. 中国中药杂志, 1998, 23(6): 344-347.

[13] 袁杨，耿璐璐，庄贺飞，等. 芫花致肝毒性部位筛选及其肝毒性部位 UPLC 指纹图谱研究. 中国中药杂志, 2013, 38(1): 70-74.

防己（广防己）

【来源】马兜铃科马兜铃属植物广防己 *Aristolochia fangchi* 的根[1]。

【性味与归经】味苦、辛，性大寒。归肺、膀胱经。

【功能与主治】祛风清热，利水消肿，解蛇毒，活血止痛，抗癌。主治小便不利，肾炎水肿，膀胱炎，泌尿系统感染，结石，关节肿胀，蛇咬伤，高血压，肋间神经痛及各种神经痛，肺结核胸痛，肌肉痛，肩凝，闪挫。

【药理作用】

1. 抗肿瘤作用

防己中所含的汉防己甲素对肿瘤有明显的抑制作用。汉防己甲素对人肝癌细胞、乳腺癌细胞、宫颈癌细胞以及胃癌细胞等多种肿瘤细胞具有明显的抑制增殖和诱导凋亡的作用，抑制率、凋亡率与时间、浓度呈正相关[2]。抑制肿瘤细胞的生长，作用机制为抑制肿瘤血管再生、抑制肿瘤细胞增殖和影响细胞信号传导通路。汉防己甲素能够显著减缓动物模型中移植肿瘤生长速度从而增加生存率[2]，对人视网膜母细胞瘤、人膀胱癌细胞、人卵巢癌细胞[3]有明显的抑制作用；有效抑制肿瘤细胞的生长，并具有抗肿瘤细胞多药耐药性和减轻放化疗毒性和不良反应的作用，作用机制与下调多药耐药蛋白表达、提高细胞凋亡敏感水平、过表达药物外排泵和火花生存信号途径相关[4,5]。

2. 抗炎作用

TET 发挥抗炎作用的机制与抑制脂多糖诱导的巨噬细胞和软骨细胞 IκBα 和 NF-κB-p65 磷酸化、促进 ATDC5 细胞产生有关，而 ATDC5 细胞可作为抗炎药物的作用靶点。另有研究发现，TET 通过抑制破骨细胞 NF-κB-p651 易位，从而减轻胶原诱导的大鼠关节炎性疾病[6]。

3. 对心血管作用

含有粉防己碱的防己科植物对 Ba^{2+}、圭巴因、大量 Ca^{2+}以及心肌缺血再灌流损伤等所致心律失常均有保护作用，与普萘洛尔或慢心率合用抗室性心律失常作用更佳；临床观察对阵发性室上性心动过速有效率与异搏定相似[7]。克班宁能明显减少豚鼠离体心房的自律性活动，明显抑制肾上腺诱发豚鼠左心房的自律性和兴奋性，左心房心肌不应期也能明显延长[8]。北豆根、钩藤等防己科植物也有抗心律失常的药理作用[9,10]。

4. 其他作用

防己科植物中提取的生物碱可用于抗成瘾性药物依赖、缓解戒断症状。通过试验研究发现，左旋四氢巴马汀及左旋千金藤啶碱具有抗戒断症状的潜能[11]；千金藤素可逆转 MRP7 转染的 HEK-293 细胞对紫杉醇的耐药性。

【毒理作用】

1. 肾毒性

通过对人类近端肾小管上皮细胞系 HK-2 细胞的研究，证实了外源性马兜铃酸在人体内的主要代谢产物马兜铃内酰胺与马兜铃酸同样具有直接细胞损害作用，其作用具有浓度依赖性，在同等浓度情况下，马兜铃内酰胺的致细胞损伤作用较马兜铃酸更强[12]。这一结果为确认马兜铃内酰胺的致肾损伤毒性作用提供了直接证据，同时在体外证实了马兜铃酸确实可刺激细胞因子 TGF-β 和 FN 的蛋白表达增加，而且发现马兜铃内酰胺也具有与马兜铃酸相同的作用，在一定浓度条件下可刺激 TGF-β 的分泌，从而促进细胞外基质 ECM 成分 FN 的合成，而 ECM 合成的增加是导致肾间质纤维化的主要原因。并推论马兜铃内酰胺可能介导了肾脏损伤的持续性。

2. 配伍减毒

黄芪对广防己急性肾毒性均有不同程度减轻，黄芪对广防己所致各组均有解毒效应，其中黄芪∶防己＝5∶2 解毒效果最明显。

【参考文献】

[1] 徐萌，周蓓. 汉防己甲素逆转肺癌化疗耐药和凋亡抗性的实验研究[J]. 新中医, 2006, 38(6): 90.

[2] 孙瑜，贺克俭，龚梅金. 汉防己甲素逆转人肝癌耐药细胞株多药耐药性的研究[J]. 中国医药，2008, 3(2): 790-791.

[3] 韩晓兵，柳友清，卢运萍. 粉防己碱对人卵巢癌细胞株 2780 增殖与凋亡的影响[J]. 中国肿瘤临床，2006, 33(4): 190.

[4] 顾建华，王毅，郭仁德. 汉防己甲素抗肿瘤作用及其机制研究进展[J]. 医学综述, 2012, 18(1): 53-55.

[5] 殷华芳，钱晓萍，刘宝瑞. 汉防己甲素抗肿瘤机制研究进展[J]. 现代肿瘤医学, 2011, 19(3): 582-584.

[6] Jia Y, Miao Y, Yue M, et al. Tetrandrine attenuates the bone erosion in collagen-induced arthritis rats by inhibiting osteoclastogenesis via spleen tyrosine kinase[J]. FASEB J, 2018, 32(6): 3398-3410.

[7] 开丽. 粉防己碱的药理作用[J]. 四川生理科学杂志, 1996, 18(1): 29-32.

[8] 李卫林，淤泽溥，罗秋燕，等. 克班宁对豚鼠心肌生理特性的影响[J]. 云南中医学院学报, 2008, 28(3): 5-7.

[9] 朱孝芹，韩铁刚. 北豆根的研究进展[J]. 承德医学院学报, 2007, 24(4): 418-420.

[10] 雷冰坚，马健雄. 钩藤生物碱类化学成分研究进展[J]. 华西医学, 2014, 39(3): 592-594.

[11] 孟海燕，邸秀珍，毕国华，等. 左旋四氢巴马汀和左旋千金藤啶碱对吗啡处理大鼠相关脑区神经胶质纤维酸性蛋白的影响[J]. 中国新药杂志, 2007, 16(2): 122-125.

[12] 李彪，李晓玫，张翠英. 马兜铃内酰胺 I 对肾小管上皮细胞的损伤作用[J]. 中国药理学通报，2004, 1(1): 78.

泽漆

【来源】大戟科大戟属植物泽漆 *Euphorbia helioscopia* L. 的全草[1]。

【性味与归经】味辛、苦，性微寒。归肺、大肠、小肠经，有毒。

【功能与主治】利水消肿，化痰止咳，解毒杀虫。主治水气肿满，痰饮喘咳，疟疾，菌痢，瘰疬，结核性瘘管，骨髓炎。

【药理作用】

1. 抗肿瘤作用

泽漆中的杨梅素对三种肝癌细胞 BEL-7402[2]、SMMC-7721 和 HepG-2 均有抑制作用，随着药物浓度的升高和作用时间的推移，杨梅素的抑制作用逐渐增强，呈现剂量、时间依赖性关系。泽漆根水提液对 S180 小鼠有明显的抑瘤作用，抑瘤率为 43.2%，对 H22 小鼠亦有明显的抑瘤作用[3]。体外实验证明，泽漆根水提液有直接细胞毒作用，并与时间、剂量呈正相关[4]。泽漆氯仿萃取液对多种肿瘤细胞有较显著的体外增殖抑制作用，其中对肝癌 SMMC-7721 细胞的增殖抑制作用最强，对肺癌 A549 细胞增殖抑制作用最弱。泽漆石油醚萃取液对肝癌、胃癌、肺癌细胞的形态学和超微结构均有显著影响[5]。泽漆乙酸乙酯萃取物对多种肿瘤细胞具有明显的增殖抑制作用，其中对肝癌细胞 SMMC-7721 作用最为显著，泽漆乙酸乙酯萃取物作用 SMMC-7721 细胞后，其凋亡率与对照组相比有明显的增高。泽漆汤在体内具有明显的抗肿瘤作用，这一作用可能与其能下调肿瘤细胞的凋亡抑制蛋白生存素的表达有关[6]。此外，复方泽漆散对小鼠肺癌具有明显疗效，其作用机制与降低 TGF-β_1 的表达有关，且能抑制小鼠体内肺癌[7]。

2. 抗病原微生物作用

从泽漆组织中分离出的内生菌有较好的抗病毒活性[8]。泽漆乙酸乙酯粗提物对常见植物病原菌有抑制作用，泽漆粗提物只对小麦赤霉病菌、番茄早疫病菌、苹果炭疽病菌有较好的抑菌作用[9]。泽漆主要活性成分大戟苷能抑制大鼠骨髓间充质干细胞的成骨分化，并一定程度地抑制其细胞增殖[10]。泽漆中提取的可水解鞣质酸对蘑菇酪氨酸酶有抑制作用。

3. 其他作用

从泽漆中提取的泽漆鞣质 A，可通过抑制白三烯 D_4 诱导的反应而发挥抗变态反应和平喘的作用。槲皮素-3-双半乳糖苷具有止咳作用。泽漆醇提物在体外培养的 INS-1 细胞实验中有促胰岛素分泌作用。

【毒理作用】

1. 急性毒性

泽漆乙酸乙酯萃取物，有较好的杀鼠活性，其灌胃 LD_{50} 为 314.80mg/kg，最低致死剂量估计值 LD_{10} 为 220.53mg/kg。萃取物对灌胃的 KM 小鼠造成了多项生理指标的显著变化，对 KM 小鼠心脏、肝脏、脾脏、肺脏、肾脏均造成了不同程度的损伤，并表现出多种明显的中毒症状[11]。

2. 其他毒性

泽漆中的主要有毒物质为二萜酯类化合物，大戟型二萜酯不仅对皮肤有刺激作用，还有或多或少的肿瘤促进作用。泽漆的乳状汁液对皮肤、黏膜有很强的刺激性[12]。

【参考文献】

[1] 南京中医药大学. 中药大辞典[M]. 上海: 上海科学技术出版社, 2006: 2068-2070

[2] 王哲元. 泽漆抗肿瘤活性部位筛选及主要成分杨梅素的作用[D]. 兰州: 兰州大学, 2012: 28-50.

[3] 蔡鹰, 陆瑜, 梁秉文, 等. 泽漆根体内抗肿瘤作用研究[J]. 中药材, 1999, 22(11): 579-581.

[4] 蔡鹰, 王晶, 梁秉文. 泽漆根体外抗肿瘤实验研究[J]. 中药材, 1999, 22(2): 85-87.

[5] 刘海鹏. 泽漆的体外抗肿瘤作用及其生物活性组分研究[D]. 兰州: 兰州大学, 2011: 3-71.

[6] 张永为, 夏华峰, 范丽萍, 等. 泽漆汤对小鼠 Lewis 肺癌抑制作用及 survivin 蛋白表达的影响[J]. 中华中医药学刊, 2012, 30(11): 2489-2491.

[7] 桑希生, 吴红洁, 曲永彬, 等. 复方泽漆散对肿瘤组织转化生长因子-β_1 表达的影响[J]. 中医药信息, 2004, 21(3): 68-70.

[8] 李文华, 李乐, 吴云锋, 等. 泽漆内生菌的分离及抗病毒活性筛选[J]. 西北农业学报, 2008, 17(2): 285-288.

[9] 陈学. 泽漆粗提物对常见植物病原菌抑菌作用的初步研究[J]. 浙江农业科学, 2005, (3): 218-219.

[10] 杨蕾, 王娟飞, 李晓帆, 等. 大戟苷抑制大鼠骨髓间充质干细胞成骨分化[J]. 现代生物医学进展, 2012, 12(22): 4201-4204.

[11] 孙雪, 李明会, 张庆, 等. 泽漆乙酸乙酯萃取物对小鼠经口急性毒性[J]. 东北林业大学学报, 2015, 43(03): 109-111.

[12] 杨莉, 陈海霞, 高文远. 泽漆化学成分及药理作用研究进展[J]. 中草药, 2007, 38(10): 1585-1589.

相思子

【来源】 豆科植物相思子 *Abrus precatorius* L. 的种子。

【性味与归经】 味辛、甘、苦，性平。入肾、脾、膀胱、心、小肠经。

【功能与主治】 利水消肿、利湿退黄、解毒排脓、化痰、消食、下气、快膈、清热解毒、杀虫、抗癌。主治胃癌、皮肤癌、风湿脚肿、咳嗽、麻疹、烂眼、风痰发疟、闷热头痛、癣疥、痈疮湿疹、脱发、咽喉肿痛[1]。

【药理作用】

1. 抗肿瘤作用

相思子蛋白 P2 对小鼠黑色素瘤 B16 生长有抑制作用[2]。此外，相思子蛋白 P2 体内外均可明显抑制人肝癌 HepG2 细胞的生长，其抗肿瘤作用可能与下调细胞端粒酶活性、改变细胞周期分布，诱导细胞凋亡有关[3]。相思子毒素 P2 对人鼻咽癌细胞、人肺癌细胞、人口腔上皮细胞、人胃癌细胞均有较强的抑制作用[4]。

2. 其他药理作用

研究发现，相思子碱具有抗炎、免疫增强和抗肝损伤作用[5]。

【毒理作用】

急性毒性

相思子毒素是从豆科藤本植物相思子的种子中提取的一种剧毒性高分子蛋白毒素，其含量约占种子 2.8%～3.0%。成年人摄入的致死剂量为 5.0～7.0μg/kg，其毒性强度是蓖麻毒素的 70 多倍，已被列为潜在的重要毒素战剂和生物恐怖病原物质之一[6]。

【参考文献】

[1] 季宇彬. 抗癌中药药理与应用[M]. 哈尔滨: 黑龙江科学技术出版社, 2004: 857-858.

[2] 秦丹丹, 高南南, 季宇彬. 相思子蛋白 P2 对 B16 黑色素瘤的抑制作用及机制研究[J]. 中药药理与临床. 2011, 27(6): 22-26.

[3] 秦丹丹, 高南南, 赵秀云, 等. 相思子蛋白 P2 抗肝癌作用及对端粒酶活性影响[J]. 中国药理学通报, 2010, 27(12): 1666-1671.

[4] 赵秀云, 季宇彬, 高南南. 相思子毒素 P2 的体内外抗肿瘤作用研究[J]. 黑龙江医药, 2012, 25(1): 27-28.

[5] 钟正贤, 李燕婧, 陈学芬. 相思子碱的药理作用研究[J]. 中医药导报, 2009, 15(1): 8-10.

[6] 马惠海, 罗胜军, 王哲, 等. 相思子毒素研究进展[J]. 动物医学进展, 2006, 27(9): 50-54.

香加皮

【来源】萝摩科杠柳属植物杠柳 *Periploca sepium* Bge. 的干燥根皮。

【性味与归经】味苦、辛，性微温。归肝、肾、心经。有毒。

【功能与主治】祛风湿，强筋骨。用于风寒湿痹，腰膝酸软，心悸气短，下肢浮肿，小便不利。

【药理作用】

1. 抗肿瘤作用

香加皮中的杠柳毒苷可通过改变死亡受体的表达和诱导 SW-872 细胞 DNA 双链

断裂，对脂肪肉瘤细胞起到生长抑制作用并诱导其凋亡。杠柳苷元具有显著的细胞毒性，且体外抗肿瘤作用在时间和剂量上具有依赖性[1]。香加皮中宝藿苷-Ⅰ可能是通过调节 CyclinB1 细胞的表达，阻滞细胞周期来抑制 Eca-109 细胞增殖[2]。杠柳苷可能是通过影响基因（*CDK4* 和 *CDK6*）的表达从而影响食管癌细胞的生长，且其抗淋巴瘤机制可能是抑制淋巴瘤细胞系 Jurkat 和 HuT78 细胞在体外的增殖，促进其凋亡，并通过降低 CDK1 和 Cyclin B1 蛋白质的表达从而将细胞周期阻滞在 G_2/M 期[3,4]。香加皮杠柳苷能够通过抑制 IL-6 和 DDK1 表达，阻断 Wnt 信号来达到治疗小鼠骨髓瘤的作用[5]。香加皮乙酸乙酯提取物（CPEAE）诱导人食管癌细胞 TE-13 发生凋亡可能是通过调节 *CDK4* 基因的表达来实现的[6]。CPEAE 可能通过是下调 *Survivin* 基因，上调 *Bax* 基因的 mRNA 水平导致人乳腺癌细胞系 MCF-7 凋亡[7]。香加皮中三萜类化合物能够抑制甲基苄基亚硝胺诱导的大鼠食管癌前病变，且该作用可能与其抑制 PCNA 的表达有关[8]。

2. 对心血管的作用

香加皮具有明显的洋地黄类强心苷样作用，其有效成分杠柳苷的化学结构与药理作用与毒毛旋花苷 K 和毒毛旋花苷 G 具有一定的相似性[9,10]。杠柳毒苷脱去 1 分子葡萄糖生成的杠柳次苷强心作用更好，具体表现为起效快、持续时间短、没有蓄积作用。杠柳毒苷对慢性心衰大鼠左室结构和功能具有一定的改善作用，其抗心力衰竭可能是通过提高模型大鼠 Ca^{2+}-三磷酸腺苷（ATP）mRNA 的表达，降低心肌受磷蛋白 mRNA 表达，进而调节心肌受磷蛋白 Ca^{2+}-ATP 酶比值来实现的[11]。

3. 抗炎作用

研究表明，α-香树脂醇、α-香树脂醇乙酸酯、β-香树脂醇乙酸酯对于实验性关节炎均有一定的抑制作用，并发现该抗炎作用与肾上腺皮质具有相关性[12]。杠柳苷元对体外培养肥大细胞的组胺释放有显著的抑制作用，可使组胺释放浓度降低，且具有明显的剂量依赖性。因此，杠柳苷元应该是香加皮产生抗炎作用的物质基础[13]。

4. 免疫调节作用

杠柳苷 A 能够显著地减轻实验性自身免疫性脑脊髓炎小鼠该病的发生率及严重程度，其作用机制与抑制 IL-17 的生成和 Th17 细胞分化有关[14]。糖链中含有的过氧基团孕甾烷苷类化合物能够抑制 T 淋巴细胞增殖。杠柳苷 A 能够预防刀豆球蛋白 A 诱导的小鼠肝炎，可以改善肝损伤，与抑制自然杀伤 T 细胞有关。香加皮中的羽扇豆烷乙酸酯能够增强人外周血淋巴细胞和巨噬细胞的免疫功能[15]。中药香加皮水提取物可以通过提高小鼠淋巴细胞的免疫功能来发挥其抗肿瘤作用[16]。

【毒理作用】

1. 急性毒性

小鼠灌胃给药杠柳毒苷的 MTD 是 103mg/kg；小鼠腹腔注射给药杠柳毒苷的

LD_{50}是15.2mg/kg；杠柳毒苷对豚鼠心率减慢作用较明显，豚鼠心电图异常的类型主要是P波脱落及主波群脱落。经计算杠柳毒苷引起豚鼠半数出现心电异常的剂量是0.39mg/kg[17]。

2. 心脏毒性

香加皮毒性反应主要为强心苷中毒，治疗剂量下可出现恶心、呕吐、腹泻、心动过缓，剂量过大出现心室颤动、房室传导阻滞等[18]。研究发现香加皮具有一定的心脏毒性[19]。通过检测大鼠心脏血流动力学中左心室收缩压、左心室舒张末期压、左心室压力的最大变化速率和心率等对心功能的监测指标来考察香加皮药材对大鼠心功能的影响，发现香加皮对大鼠心脏功能有显著影响，香加皮中的某些成分可以使心肌收缩强度增加，并且使心肌舒张性能降低，心脏功能异常[20]。杠柳毒苷含量与致死程度具有相关性，剂量过大可致小鼠心动过速、心室颤动、房室传导阻滞等，并最终由于循环衰竭死亡，小鼠灌胃给药杠柳毒苷的最大耐受量（MTD）为103mg/kg；小鼠腹腔注射给药杠柳毒苷的LD_{50}为15.2mg/kg；杠柳毒苷能够致使豚鼠心率减慢[21]。

3. 肝脏毒性

香加皮能够导致大鼠肝脏出现变性，病变情况随剂量升高而加重，且部分病变不可逆[22]。香加皮水提物和醇提物可能引起机体氧化应激，诱导脂质过氧化导致小鼠肝毒性损伤，且醇提物的肝毒性损伤程度更高[23]。香加皮不同组分可导致肝内ALT和AST水平升高，同时出现肝质量和肝体比值增大，血浆白蛋白含量降低等现象，且对剂量具有一定的依赖性[24]。香加皮水提取物可能是通过破坏其体内氧化应激平衡，致使肝脏细胞凋亡进而导致斑马鱼的肝脏毒性[25]。

4. 生殖毒性

心脏是胚胎发育过程中最早发生并发挥功能的器官，对于胚胎的正常发育具有关键作用。香加皮能够抑制斑马鱼的孵化过程，具有明显的发育毒性[26]。

【参考文献】

[1] 韩宇博, 赵爱国. 杠柳苷元的抗肿瘤作用研究[J]. 中国小儿血液与肿瘤杂志, 2008, 13(1): 1.

[2] 刘晓霞, 刘红珍, 陈剑华, 等. 宝藿苷-Ⅰ对人食管癌细胞Eca-109增殖及细胞周期的影响[J]. 中草药, 2009, 40(10): 1590.

[3] 赵日旸, 赵连梅, 韩路娟, 等. 香加皮杠柳苷对食管癌细胞增殖的影响[C]. 天津: 第十二届全国免疫学学术大会, 2017.

[4] 赵日旸, 赵连梅, 戴素丽, 等. 香加皮提取物杠柳苷抗淋巴瘤机制的研究[C]. 上海: 第十三届全国免疫学学术大会, 2018.

[5] 涂少臣, 施毅. 香加皮杠柳苷对小鼠骨髓瘤细胞增殖、凋亡及移植成瘤的影响及作用机制[J]. 福建医药杂志, 2017, 39(3): 71.

[6] 商晓辉，商晓丽，单保恩，等. 香加皮乙酸乙酯提取物诱导人食管癌 TE-13 细胞凋亡的作用机制[J]. 肿瘤，2010, 30(1): 6.
[7] 张静，单保恩，刘刚叁，等. 香加皮乙酸乙酯提取物诱导人乳腺癌 MCF-7 细胞凋亡的研究[J]. 肿瘤，2006, 26(5): 418.
[8] 王丽芳，孟凡茹，周艳，等. 香加皮三萜类化合物对大鼠食管癌增殖细胞核抗原表达的影响[J]. 中国肿瘤生物治疗杂志, 2012, 19(5): 508.
[9] 中医研究院西苑医院. 北五加皮粗甙治疗慢性充血性心力衰竭的疗效观察[J]. 新医药学杂志, 1974(8): 37.
[10] 王利萍，刘建利. 香加皮的化学成分和药理作用研究进展[J]. 中草药, 2009, 40(3): 493.
[11] 马立，王怡. 杠柳毒苷对慢性心力衰竭大鼠心肌 PLB 和 SER-CAmRNA 表达的影响[J]. 江苏中医药, 2009, 41(3): 71.
[12] 王本祥. 现代中药药理学[M]. 天津：天津科学技术出版社, 1997.
[13] 顾卫，赵力建，赵爱国. 杠柳苷元对肥大细胞脱颗粒及释放组胺影响的研究[J]. 中国药房，2008, 19(3): 166.
[14] Zhang J, Ni J, Chen Z, et al. Periplocoside Apreventsex-perimentalau to immuneence phalomyel it is by suppressing IL-1 production and inhibits differentiation of Th17 cells[J]. Acta Pharm Sin, 2009, 30(8): 1144.
[15] 单保恩，赵连梅，艾军，等. 香加皮羽扇豆烷乙酸酯对人外周血淋巴细胞免疫调节功能的影响[J]. 中草药, 2008, 39(7): 1035.
[16] 李俊新，蒋玉红，单保恩. 香加皮水提物对小鼠淋巴细胞免疫节作用的初步研究[J]. 癌变•畸变突变, 2010, 22(4): 292.
[17] 孙达，张静，陈金堂，等. 杠柳毒苷单次给药的毒性研究[J]. 毒理学杂志, 2010, 24(06): 461-463.
[18] 欧明，王宁生. 中药及其制剂不良反应大典[M]. 沈阳：辽宁科学技术出版社, 2005: 135.
[19] 陈金堂，孙达，毕波，等. 香加皮中毒时豚鼠心电图的变化特征[J]. 时珍国医国药, 2010, 21(5): 1094.
[20] 易丽昕. 中药香加皮心脏毒性成分药代动力学和代谢组学研究[D]. 沈阳：沈阳药科大学, 2010.
[21] 徐鑫，马志会，孙达，等. 香加皮急性毒性与其杠柳毒苷含量相关性研究[J]. 中国药物警戒，2015, 12(5): 261.
[22] 黄伟，张勇，钱晓路，等. 香加皮不同组分大鼠长期毒性研究[J]. 中国药物警戒, 2012, 9(1): 9.
[23] 孙蓉，黄伟，鲍志烨，等. 香加皮不同组分致小鼠肝毒性与氧化损伤相关性研究[J]. 中国药物警戒，2012, 9(1): 26.
[24] 张亚囡，黄伟，鲍志烨，等. 香加皮不同组分多次给药对小鼠肝毒性损伤作用研究[J]. 中国药物警戒，2012, 9(1): 20.
[25] 代一航，赵崇军，田敬欢，等. 香加皮水提取物对斑马鱼幼鱼肝脏毒性的初步研究[J]. 环球中医药，2017, 10(10): 1061.
[26] 冯娅茹，赵崇军，倪媛媛，等. 香加皮对斑马鱼发育毒性及心脏毒性的影响[J]. 环球中医药，2017, 10(5): 536.

骆驼蓬子

【来源】蒺藜科植物骆驼蓬 *Peganum harmala* L. 的种子。

【性味与归经】味苦，性温，有毒。

【功能与主治】镇咳，平喘，祛风湿。治疗消化道癌，咳嗽，小便不利，四肢麻木及关节酸痛。

【药理作用】

1. 抗肿瘤作用

骆驼蓬子中含有的抗肿瘤细胞增殖活性蛋白能对 HeLa、Eca-109、MGC-9 和 BEL-7404 细胞的增殖进行抑制，其中对 HeLa 细胞抑制最强，并能诱导 HeLa 细胞发生凋亡[1]。去氢骆驼蓬碱能通过激活 JNK 信号通路来抑制 HepG2 细胞的增殖，并诱导 HepG2 细胞产生凋亡；去氢骆驼蓬碱也可以提高 HepG2 细胞对 5-FU 和顺铀的敏感性[2]。去氢骆驼蓬碱 9-苯丙基取代具有明显的抗肿瘤活性[3]。去氢骆驼蓬碱衍生物 B-9-3 能显著抑制 LLC 细胞迁移能力并提高细胞凋亡率，与紫杉醇、长春新碱、5-氟尿嘧啶、顺铂和表柔比星 5 种不同传统抗肿瘤药联用具有协同体外抑瘤作用，骆驼蓬碱通过 PTEN/Akt/MDM2 信号通路下调 COX-2 表达，从而对胃癌细胞的增殖进行抑制，并诱导胃癌细胞凋亡[4]。去氢骆驼蓬碱可以对很多种人类肿瘤细胞株产生细胞毒性作用，其中对 K5620 和 HL60 细胞株的毒性作用最强[5]。去氢骆驼蓬碱对细胞周期蛋白依赖激酶 CDK2/周期素 A、CDK1/周期素 B 和 CDK5/p25 产生的特异性抑制作用是通过与 ATP-Mg^{2+}竞争来实现的，但是对丝氨酸、酪氨酸激酶、苏氨酸不产生影响[6]。骆驼蓬提取物能通过诱导 MDA-MB-231 乳腺癌细胞凋亡机制，降低癌细胞系的生长速率。骆驼蓬子甲醇提取物对人胃癌细胞 MCG-803 的抗增殖活性表现出中等抑制活性[7]。

2. 对心脑血管系统的作用

骆驼蓬子水提物具有显著的抗糖尿病，降血脂和恢复肝、肾损伤的作用[8]。去氢骆驼蓬碱是骆驼蓬中降血糖的活性成分，去氢骆驼蓬碱能特异性地调节过氧化物酶体增殖物激活受体（PPARγ）表达的细胞，从而导致血糖水平下降[9]。PPARγ 对细胞分化、细胞周期调节、胰岛素敏感性起到重要作用。去氢骆驼蓬碱是骆驼蓬降血糖的活性成分，其作用机制为对 PPARγ 表现的细胞特异性调节作用从而产生降血糖作用[10]。去氢骆驼蓬碱可以在体内或体外诱导人 β 细胞增殖，从而提高胰岛素分泌水平控制血糖值，还可以显著促进 β 细胞增殖且对于 Ki67 的诱导作用不受葡萄糖浓度的影响[11]。骆驼蓬子中的鸭嘴花酮碱具有剂量依赖性地舒张由去氧肾上腺素引起大鼠离体血管的收缩作用，这可能是通过增加内皮细胞释放 NO 而起作用[12]。

3. 对免疫系统的作用

骆驼蓬在国内外很多研究中均表现出很强的杀菌、抑菌作用。去氢骆驼蓬碱在体外对金黄色葡萄球菌、乙型溶血性链球菌、铜绿假单胞菌、大肠杆菌、伤寒沙门菌、福氏志贺菌和白色念珠菌均具有较强的杀菌作用[13]。多裂骆驼蓬中水溶性生物碱、脂溶性生物碱和总生物碱提取液对8种植物病原真菌和2种蚜虫均有不同程度的抑制作用，其中对小麦赤霉病菌、黄瓜霜霉病菌、辣椒疫霉病菌和小麦条锈病菌抑制作用明显。多裂骆驼蓬种子的乙醇提取物对普通变形杆菌、大肠杆菌、浮游球衣菌、金黄色葡萄球菌和植物病菌有较好的杀菌、抑菌活性。还有研究表明，以骆驼蓬为原料制成的胶囊能够安全有效地治疗化脓性食管炎[14]。

4. 对神经系统的作用

小鼠经腹腔注射骆驼蓬生物碱提取物，呈现剂量依赖性地减少舔趾、扭体、跳热板反应，证明了骆驼蓬生物碱提取物具有镇痛作用，并且纳洛酮可以拮抗骆驼蓬生物碱提取物早期的镇痛作用，骆驼蓬生物碱可以通过中枢和外周机制发挥镇痛作用，阿片受体可能与镇痛作用机制有关[15]。骆驼蓬生物碱具有显著的镇痛作用，有效缓解了筋脉软弱、关节骨痛的症状。

5. 其他作用

观察骆驼蓬总生物碱和去氢骆驼蓬碱外用，对小鼠阴道上皮细胞有丝分裂模型和鼠尾鳞片颗粒层模型两种动物模型上皮细胞有丝分裂及表皮细胞分化的影响，发现骆驼蓬总生物碱和去氢骆驼蓬碱对小鼠银屑病有较好的治疗作用[16]。

【毒理作用】

1. 急性毒性

骆驼蓬总碱注射液的半数致死量为173.01mg/kg，并且与中毒剂量90.31mg/kg之间距离较小，说明骆驼蓬总碱注射液的最大安全剂量与中毒剂量接近，大剂量用药时要注意安全[17]。骆驼蓬碱灌胃的LD_{50}为118.9mg/kg，去氢骆驼蓬碱经口灌胃给药的LD_{50}为250.3mg/kg。小鼠经口灌胃给药时，骆驼蓬碱组小鼠死亡时间早于去氢骆驼蓬碱。可得出小鼠经口灌胃给药骆驼蓬碱毒性大于去氢骆驼蓬碱[18]。

2. 生殖毒性

研究骆驼蓬总碱对孕鼠与胎鼠重要内脏、骨骼及体型外观的生长发育未见有致畸作用出现[19]。

3. 细胞毒性

β-咔啉类生物碱对大鼠嗜铬细胞瘤细胞（PC-12）具有毒性作用，通过检测乳酸脱氢酶活性的变化来评价PC-12细胞的死亡率，发现*β*-咔啉类生物碱具有两种细胞毒性机制。骆驼蓬子乙醇提取物对PC-3细胞有一定的细胞毒性[20]。

4. 神经毒性

研究报道病人在食用了主要成分为斤咔啉类生物碱的骆驼蓬种子提取物后，出现了呕吐、头晕、震颤、运动不协调等症状，这从毒理学角度证实了骆驼蓬生物碱具有神经毒性。

【参考文献】

[1] 高简，张亚丽，苗祥贞，等. 基于LTQ-Orbitrap高分辨质谱的骆驼蓬子中生物碱类成分鉴定及裂解途径分析[J]. 质谱学报, 2017, 38(01): 89-96.

[2] 王志雁. 四种新疆特色植物生物碱 AChE 抑制活性及化学成分分析[D]. 阿拉尔：塔里木大学, 2018.

[3] 刘彬. 多裂骆驼蓬化学成分研究[J]. 中药材, 2011, 34(11): 1719-1721.

[4] 陈蕾. 骆驼蒿茎叶化学成分及其杀螨活性研究[D]. 咸阳：西北农林科技大学, 2009.

[5] 杨冉冉. 中药鸡血藤的质量控制及对斑马鱼抗血栓作用的初步研究[D]. 北京：北京中医药大学, 2018.

[6] 邓瑛，马玲，高珊，等. 模式生物线虫在化学品快速高通量毒性筛检评价中的应用[J]. 毒理学杂志，2012, 26(4): 301-304.

[7] 丁克敏，刘力，程雪梅，等. 骆驼蓬总生物碱提取物溶解性能表征方法的探讨[J]. 中国中药杂志，2010, 35(17): 2250-2253.

[8] 史小媛，刘伟，张磊，等. 骆驼蓬总生物碱中骆驼蓬碱、去氢骆驼蓬碱及其代谢产物大鼠体内药代动力学研究[J]. 中成药, 2014, 36(06): 1169-1175.

[9] 许晏，王松，朱明，等. 去氢骆驼蓬碱体外杀菌作用的研究. [J]. 新疆医科大学学报, 2003, 26(3): 252-253.

[10] 陈蔚如，张海丽，张岩. 骆驼蓬生物碱的抗炎、镇痛、止痒作用[C]. 中国抗炎免疫药理学术会议, 2000: 25-26.

[11] 张燕芬，王大勇. 利用模式动物秀丽线虫建立环境毒物毒性的评估研究体系[J]. 生态毒理学报，2008(04): 313-322.

[12] 周雨朦，朱春宝，陈代杰，等. 利用秀丽隐杆线虫初步评价药物急性毒性[J]. 中国药理学与毒理学杂志，2012, 26(01): 99-104.

[13] 杨可欣，李煜，李国君，等. 基于秀丽隐杆线虫的化学品毒性评估技术研究进展[J]. 环境与健康杂志，2013, 30(04): 366-370.

[14] 史资，陈新，刘梁. DPPH 法测定茄叶斑鸠菊不同极性部位的抗氧化活性[J]. 食品研究与开发，2017, 38(09): 19-21.

[15] 田雨. 久效磷对秀丽隐杆线虫（*Caenorhabditis elegans*）多种毒性效应的当量评价[D]. 青岛：中国海洋大学, 2011.

[16] 杨小平，潘启超，潘伟光，等. 骆驼蓬总碱的毒性[J]. 中山医科大学学报, 1998(03): 15-16+23.

[17] 潘启超，杨小平，李春杰，等. 骆驼蓬总碱药理作用的研究[J]. 中山医科大学学报, 1997(03): 9-11.

[18] 徐小平，苏潺潺，杨云云，等. 骆驼蓬总碱体外抗肿瘤实验研究[J]. 西北药学杂志, 2011, 26(02): 116-118.

[19] 孙殿甲，郑立明，刘德玺. 骆驼蓬总碱片的毒性与药效学研究[J]. 中成药, 1989(06): 29-30.

[20] Li S G, Wang K B, Gong C, et al. Cytotoxic quina zolinealka loids from the seeds of *Peganum harmala*[J]. Bioorg Med Chem Lett, 2018, 28(2): 103.

黄药子

【来源】为薯蓣科植物黄独 *Dioscorea bulbifera* L. 的块茎。

【性味与归经】味苦，性平，有毒。归肝、胃、心、肺经。

【功能与主治】清热解毒，凉血止血，散结消瘿，止咳平喘，抗癌。主治甲状腺肿大、淋巴结结核、百日咳、小儿哮喘、慢性气管炎、咽喉肿痛、吐血、咯血、瘤肿；外用可治疖肿。

【药理作用】

1. 抗肿瘤作用

黄药子在抗肿瘤方面临床应用广泛。黄药子醚提取物和醇提取物均具有抑制肿瘤腹腔积液形成的作用，以醚提取物的作用最强。体内研究发现，醚提取物不仅具有杀伤腹腔积液中肿瘤细胞的作用，而且能促进肿瘤细胞退化，增加机体对肿瘤细胞的反应性，使肿瘤细胞表面结构发生变化，出现微绒毛倒伏、减少，甚至消失，而影响程度与剂量相关[1]。黄独提取物能有效抑制小鼠表皮细胞癌、实体瘤、宫颈癌、肝癌和白血病，黄药子（黄独的块茎）提取物以及薯蓣皂苷等，这些成分对于甲状腺肿瘤尤其有效[2]。

2. 免疫系统作用

黄药子乙醇浸膏能杀死DNA病毒，抑制RNA病毒的转录。通过黄药子乙醇浸膏的不同提取部分（丁醇部分，皂苷类）（乙酸乙酯部分，黄酮类）（丙酮部分，酚酸类）（乙醚部分，香豆素类）的抑杀病毒试验，发现D、G提取物对柯萨奇B组Ⅰ～Ⅵ型病毒的抑制效果不如丁醇部分、乙酸乙酯部分好，而对于单纯疱疹Ⅰ型病毒效果基本相同，而且杀灭病毒后，细胞仍能继续传代，起到免疫作用[3]。黄药子有机溶剂提取物对乳腺炎链球菌、鸡沙门菌、牛金黄色葡萄球菌、肺炎克雷白杆菌等均有不同程度的抑制作用，其中黄药子乙酸乙酯和丙酮提取物的抑菌效果较显著[4]。从黄药子中提取分离的二氢薯蓣碱在0.1%浓度时能抑制多种使植物致病的真菌生长。

3. 其他作用

临床药理试验证明黄药子对急性、亚急性的大鼠角叉菜胶性足跖肿胀炎症均有抑制效果[5]。黄药子还可凉血止血、降血糖、治疗老年人前列腺肥大性尿潴留[6]和治疗银屑病等。

【毒性作用】

1. 急性毒性

黄药子急性、亚急性和慢性毒性试验研究的结果显示，小鼠腹腔给药 LD_{50} 为25.49g/kg，口服给药 LD_{50} 为79.98g/kg[7]。也有研究测得口服给药 LD_{50} 为250.3g/kg[8]或544g/kg[9]。据对临床中毒病历资料分析，从开始服用黄药子至黄疸出现时间，最短8d，最长98d，平均32d，多数病人每天服用量10g，最大剂量为20g。服用黄药子的总量最少100g，最大3500g[10]。关于黄药子急性毒性研究有待进一步规范。

2. 肝毒性

研究证实黄药子甲素、乙素、丙素以及鞣质等均能够引起急性中毒，久服对肝有损害，主要原因可能是黄药子能引起肝脏谷氨酸丙酮酸转氨酶、谷氨酸草酰乙酸转氨酶、碱性磷酸酶及总胆红素值增高，谷胱甘肽转移酶（GST）、谷胱甘肽过氧化酶（GSH-PX）及超氧化物歧化酶活力降低，同时诱导细胞色素 P450 酶系细胞色素 P1A2 和细胞色素 P2E1 信使 RNA 的表达，抑制 GST、GSH-PX 及 SOD 等酶的活性，导致肝中毒[12]。久服黄药子常会引起恶心、呕吐、腹痛、厌油腻食物等症状，还会导致黄疸、肝肿大，严重者甚至出现肝昏迷乃至死亡。

3. 肾毒性

黄药子对肾脏的损害是体内长期续积的结果。其组织形态学改变为肾血管扩张充血、肾小管上皮细胞肿胀、在肾小囊内可以见到红细胞等。中毒肾脏病变主要为肾小管上皮细胞肿胀，线粒体嵴肿胀，细胞器悬浮于肿胀的细胞质内，部分肾小管上皮细胞坏死、胞膜破裂、细胞器散落于肾小管管腔[13]。

4. 胃肠毒性

黄药子中毒死亡小鼠胃肠出现高度胀气，胃肠血管充血，胃幽门部有溃疡，胃黏膜上皮浅层坏死[14]。

【参考文献】

[1] 喻泽兰, 刘欣荣. 黄药子抗肿瘤活性组分筛选及作用分析[J]. 中国中药杂志, 2004, 29(6): 564-567.

[2] Komori T. Glycosides from *Dioscorea bulbifera*[J]. Toxicon, 1997, 35(10): 1531-1535.

[3] 徐以珍, 白翠贤, 周琪, 等. 黄药子乙醇浸膏管内抑制灭活病毒的研究[J]. 药学通报, 1988, 23(9): 535-537.

[4] 胡振英, 史彦斌, 罗永红, 等. 黄药子的体外抑菌及毒性实验[J]. 动物医学学报, 2005, 26(10): 86-88.

[5] 谭兴起, 阮金兰, 陈海生, 等. 黄药子抗炎活性成分的研究[J]. 第二军医大学学报, 2003, 24(6): 677-679.

[6] 张信义. 皂矾黄药子敷脐治疗老年人前列腺肥大性尿潴留[J]. 浙江中医杂志, 1993, (2): 57.

[7] 宋崇顺, 刘娴芳, 杜玉堂, 等. 黄药子对肝肾毒性的初步实验[J]. 中药通报. 1983, 8(4): 34-36.

[8] 丁国明. 当归对黄药子解毒作用的实验研究[J]. 中草药, 1992, 23(4): 192-195.

[9] 刘树民, 李玉洁, 张应成. 黄药子的现代临床应用及其毒性研究[J]. 中医药学报, 2002, (2): 134-135.

[10] 中国医学科学院药物研究所. 中药志第 2 卷. 2 版[M]. 北京: 人民卫生出版社, 1982.

[11] 尹明华. 抗癌药用植物黄独研究进展[J]. 生物学教学, 2010, 35(12): 10-12.

[12] 李玉洁, 刘树民, 罗明媚, 等. 黄药子对小鼠肝脏毒性的表达及其机理研究[J]. 中国实验方剂学杂志, 2005, 11(1): 40-42.

[13] 杨辉, 牟极征, 杨承, 等. 黄药子对小鼠毒性的实验研究[J]. 中国药师, 2009, 12(6): 706-708.

[14] 苏莉, 朱建华, 陈利宝, 等. 亚急性黄药子中毒的实验病理学研究[J]. 法医学杂志, 2003, 19(2): 81-83.

雷公藤

【来源】卫矛科植物雷公藤 *Tripterygium wilfordii* Hook. f. 的根。

【性味与归经】味苦、辛，性凉。归肝、肾经。有大毒。

【功能与主治】祛风除湿，活血通络，消肿止痛。治疗胃癌、肝癌、肺癌、淋巴癌、结肠癌、宫颈癌、前列腺癌、白血病等多种恶性肿瘤。临床上还可用于治疗皮肤病、肾病以及类风湿关节炎等。

【药理作用】

1. 抗肿瘤作用

雷公藤红素可通过下调趋化因子受体 CXCR4 的表达来抑制结肠癌和胰腺癌细胞的侵袭[1]。雷公藤红素可通过线粒体途径增加 A549 人肺癌细胞的凋亡并抑制其增殖[2]。雷公藤红素通过其抗转移特性，可能启动肺癌细胞 TRAIL 介导的凋亡死亡[3]。雷公藤红素联合 EGFR-TKIs 通过抑制 EGFR 通路，可以显著抑制 T790M 突变的肺癌细胞的侵袭。雷公藤红素在卵巢癌细胞中具有显著的抗侵袭活性。雷公藤红素以剂量依赖的方式显著抑制人卵巢癌细胞的增殖和迁移，导致 G_2/M 细胞周期阻滞，并伴有细胞周期蛋白的下调。雷公藤红素能显著抑制 SMMC-7721 增殖且诱导其凋亡，并可以抑制裸鼠种植瘤的生长。雷公藤红素可能通过激活 caspase-3 通路及抑制 NF-κB 通路诱导 SMMC-7721 细胞凋亡。在 mRNA 和蛋白质水平上，雷公藤红素均以剂量和时间依赖的方式显著下调 E2F1 并触发 HepG2 细胞的凋亡。雷公藤红素可以显著抑制胃癌细胞的增殖、迁移，通过增加 G_1 周期的阻滞，促进肿瘤细胞凋亡。雷公藤红素抗肿瘤的主要作用机制是抑制 PTEN/PI3K/AKT 和 NF-κB 信号通路，抑制肿瘤细胞的增殖、迁移和侵袭[4]。

2. 抗炎作用

雷公藤不同制剂均可有效改善类风湿关节炎患者免疫炎症指标[5]。雷公藤多苷片单用或联用甲氨蝶呤或来氟米特均可降低类风湿关节炎患者促炎性细胞因子的表达[6]。雷公藤新衍生物雷藤舒可能通过调节 TLR、NF-κB 等信号通路抑制类风湿关节炎炎症反应[7]。雷公藤多苷可能通过调节类风湿关节炎患者成纤维样滑膜细胞 α7n 型乙酰胆碱受体的表达，从而调控 NF-κB 信号通路的活化和炎症因子的产生，以抑制类风湿关节炎滑膜炎症[8]。雷公藤内酯醇可能通过调节 TLR4/NF-κB 信号通路的表达从而减少类风湿关节炎患者体内炎症因子[9]。雷公藤红素在体内外都能消除 NLRP3 炎性小体的激活，抑制 caspase-1 的激活和 IL-1 的分泌。雷公藤红素对脂多糖诱导的炎症疾病具有良好的改善作用，主要作用机制是通过抑制炎症相关信号通路，抑制促炎因子的产生，来达到抗炎作用。

3. 镇痛作用

雷公藤提取物雷公藤红素可能通过调节星形胶质细胞活化从而调控 HMGB1/NF-κB 信号通路起到镇痛作用[10]。雷公藤提取物雷公藤内酯醇可能通过调节脊髓和背根神经节中 TNF-α、IL-1β 的表达从而起到镇痛作用[11]。雷公藤提取物雷公藤甲素可能通过调节 Toll 样受体 3 介导的小胶质细胞活化，从而起到镇痛作用[12]。雷公藤提取物雷公藤内酯醇可能通过调节单核细胞趋化蛋白-1和趋化因子受体-2的表达从而起到镇痛作用[13]。

4. 抗氧化作用

雷公藤红素可在体外有效抑制 Cu^{2+}诱导人低密度脂蛋白氧化损伤，在无细胞毒安全剂量下可抑制 AAPH 所致的 HAEC 细胞氧化应激损伤[14]。雷公藤红素治疗可以提高 HepG2 细胞的生存能力，增强细胞的抗氧化防御能力。

5. 降血糖作用

雷公藤红素对炎症状态下 β-胰岛细胞具有一定的保护作用，通过对钠葡萄糖共转运体的抑制，减少了葡萄糖的重吸收，从而降低糖尿病小鼠的血糖[15]。雷公藤红素通过减轻内质网压力，减少了脂质沉积，进而增强肝脏胰岛素敏感性，促进肝对葡萄糖的摄取和糖原合成，从而有效降低小鼠的血糖[16]。雷公藤红素预处理可抑制高糖诱导的细胞凋亡、高密度脂蛋白释放、ROS 生成和足细胞耗竭。雷公藤红素可能通过恢复 HO-1 介导的自噬途径，保护机体免受高糖诱导的足细胞损伤、炎症和胰岛素抵抗，是一种很有前途的糖尿病肾病治疗药物。

6. 调节免疫功能作用

研究表明雷公藤提取物雷公藤内酯醇具有调节类风湿关节炎患者滑膜成纤维细胞的环氧合酶-2/前列腺素 E_2 轴而抑制 Th17 细胞分化、抑制 B 细胞分化为浆细胞、诱导树突状细胞的凋亡和分化以及成熟、诱导巨噬细胞的凋亡以及抑制巨噬细胞活化、调节 Toll 样受体信号通路激活 NKT 细胞从而促进细胞因子 IFN-γ 的释放等作用[17]。雷公藤多苷片可有效降低类风湿关节炎患者血清 IgG、IgA 等免疫球蛋白水平[18]。雷公藤多苷片可有效降低类风湿关节炎患者血清 IgG、IgA、IgM、IgE 和 CCP 抗体及 RF 水平[19]。

7. 其他作用

研究表明，雷公藤还具有抗肥胖，抑制血管生成[20]，保护关节骨骼[21]及神经元[22]等作用。

【毒理作用】

1. 急性毒性

雷公藤全根水提取物 LD_{50} 为 1.3g/kg；全根醇提取物 LD_{50} 为 0.8g/kg；木质部水提取物 LD_{50} 为 1.9g/kg；木质部醇提取物 LD_{50} 为 1.1g/kg；皮质部水提取物 LD_{50} 为 0.7g/kg；皮质部醇提取物 LD_{50} 为 0.3g/kg。结果表明，无论是全根、根皮质部、根木质部其醇提取物的毒性均明显大于水提取物，在临床应用时应根据实际情况调整使用量，避免中毒情况的发生[23]。

2. 心脏毒性

服用雷公藤制剂的患者有时会出现不同程度的心功能损害，临床多见胸闷、心悸、心动过缓、心律失常等。雷公藤大剂量服用者还会出现血压下降，严重者表现为在短期内出现重度休克甚至危及生命[24]。通过实验研究发现当雷公藤乙素达到一定浓度时可导致斑马鱼胚胎心脏中毒，出现血细胞在心区堆积、心膜出血、心脏线性化等现象，而且随着其浓度升高和作用时间的延长，心率会出现明显下降[25]。大鼠连续给予雷公藤甲素可致大鼠肌质网扩张、心肌细胞水肿以及少数线粒体肿胀和线粒体嵴突模糊；在光镜下观察，可见大鼠心肌间质细胞扩张充血，有灶性出血[26]。

3. 肝毒性

雷公藤所致肝脏损害的临床表现为肝功能异常和肝脏肿大，随着雷公藤用药时间延长，血清中丙氨酸转氨酶、天冬氨酸转氨酶和总胆红素显著升高[27]。雷公藤多苷片可通过调节肝脏凋亡相关酶 caspase-3 以影响促凋亡蛋白 Bax 的表达从而引起肝脏损害，同时肝脏损害程度与药物浓度呈正相关[28]。雷公藤晋碱、雷公藤定碱、雷公藤次碱均能通过调节 Rho123 的排泄，导致雷公藤甲素蓄积于肝脏，从而引起肝脏损害[29]。雷公藤甲素可能通过调节细胞周期和诱导正常肝细胞凋亡从而对人正常肝细胞增殖起到抑制作用[30]。雷公藤甲素所诱发的肝损伤与机体细胞色素 P450 的代谢有关，小鼠细胞色素 P450 酶系失活，从而不能对雷公藤甲素进行羟基化反应，致使血药浓度增加而产生肝毒性。雷公藤所致肝毒性的成分可能为脂溶性小的分子[31]。给小鼠灌胃雷公藤后小鼠血清中的乳酸脱氢酶、碱性磷酸酶、丙二醛和转氨酶水平明显升高，肝组织中的谷胱甘肽、尿苷二磷酸葡萄糖醛酸转移酶 1 和超氧化物歧化酶水平显著降低[32]。还有实验研究发现，雷公藤甲素能导致细胞上清液的转氨酶活性和 IL-10 水平明显升高。

4. 肾毒性

雷公藤所诱导的肾毒性主要作用在近曲小管和间质，其主要是使近曲小管上皮细胞联接相关蛋白 JAM-1、Occludin 和 ZO-1 的表达与分布降低，从而影响到近曲小管的细胞间转运和跨细胞转运，降低肾脏的重吸收功能[33]。雷公藤乙醇提取物组大鼠血清中的血清肌酐和尿素氮水平显著升高，且筛选出 9 种雷公藤致肾毒性的生物标记物，提示肾毒性的可能机制与氨基酸代谢和磷脂代谢等途径有关[34]。雷公藤甲素可能通过调节氧化应激反应从而导致急性肾脏损害[35]。雷公藤可通过多种物质代谢及信号通路产生肾脏毒性[36]。与雷公藤醇提物相比，其水提物更容易引发大鼠肾毒性，且病理切片显示雷公藤对肾脏的损伤主要表现为脂肪变性、局部血栓和坏死等现象[37]。

5. 血液系统毒性

雷公藤制剂对血液系统的毒性主要表现为重度贫血、鼻出血，严重者可致急性再生障碍性贫血、骨髓抑制、粒细胞缺乏症、类白血病反应等[38]。雷公藤对骨髓造血系统有明显的抑制作用，对更新较快的组织和细胞有明显的毒性作用[39]。

6. 生殖毒性

雷公藤多苷片可能通过调节凋亡相关蛋白 Bax、Bcl-2 的水平从而引起睾丸、附睾的凋亡和子宫、卵巢轻度病理改变，且对生殖系统的毒性与药物剂量及使用时间呈正相关[40]。雷公藤多苷片可能通过调节黄体生成素、卵泡刺激素、睾酮的分泌和抑制下丘脑、睾丸和附睾雄激素受体的表达从而影响精子形态及生精功能[41]。

7. 配伍毒性

雷公藤配伍益母草对类风湿关节炎有治疗作用，在胸腺、脾脏、肾脏等脏器指数均表现出减毒作用、未增加雷公藤引起的肝肾毒性，配伍安全有效，且二者配伍对生殖毒性有减毒作用[42]。

【参考文献】

[1] Yadav V R, Sung B, Prasad S, et al. Celastrol suppresses invasion of colon and pancreatic cancer cells through the downregulation of expression of CXCR4 chemokine receptor[J]. J Mol Med, 2010, 88(12): 1243-1253.

[2] 赵楠，王红，穆春青，等. 雷公藤红素抑制 A549 人肺癌细胞的增殖并增加其凋亡[J]. 细胞与分子免疫学杂志, 2018, 34(12): 1111-1115.

[3] Nazim U M, Yin H H, Park S Y. Autophagy flux inhibition mediated by celastrol sensitized lung cancer cells to TRAIL-induced apoptosis via regulation of mitochondrial transmembrane potential and reactive oxygen species[J]. Mol Med Rep, 2019, 19(2): 984-993.

[4] Yu X, Zhao Q, Zhang X. Celastrol ameliorates inflammation through inhibition of NLRP3 inflammasome activation[J]. Oncotarget, 2017, 8(40): 67300-67314.

[5] 郭锦晨，刘健，王键，等. 基于关联随机模型研究雷公藤不同制剂对类风湿关节炎患者抗氧化免疫炎症指标的影响[J]. 北京中医药大学学报, 2019, 42(9): 778-786.

[6] 杨俊，李泰贤，王晓月，等. 雷公藤多苷(甙)片对类风湿关节炎促炎细胞因子影响的系统评价[J]. 中国中药杂志, 2020, 45(4): 764-774.

[7] 刘佳，童萍，何东仪. 新雷公藤衍生物雷藤舒对类风湿关节炎滑膜细胞基因表达的影响[J]. 上海中医药大学学报, 2017, 31(6): 70-75.

[8] 刘巍，张艳艳. 雷公藤多苷对类风湿关节炎患者成纤维样滑膜细胞 α7nAChR 及炎症因子的作用[J]. 山东中医杂志, 2019, 38(12): 1166-1170+1197.

[9] 陈颖婷，何柯新，王云秀，等. 雷公藤内酯醇对类风湿关节炎大鼠 TLR4/NF-κB 信号通路的调控作用研究[J]. 国际检验医学杂志, 2019, 40(17): 2053-2057.

[10] 张秀梅，赵文平，刘星芳，等. 脊髓 HMGB1/NF-κB 参与雷公藤红素对慢性炎症痛大鼠的镇痛作用[J]. 中国疼痛医学杂志, 2018, 24(12): 891-896.

[11] 陈伟，张旭东，逯卓卉，等. 雷公藤内酯醇对佐剂性关节炎大鼠脊髓和背根神经节中白细胞介素-1β、肿瘤坏死因子-α 表达的影响及其与镇痛的关系[J]. 中国老年学杂志, 2016, 36(4): 808-810.

[12] 段娜，郑少华，每晓鹏. Toll 样受体介导雷公藤甲素对外周神经损伤所致神经病理性痛的镇痛作用[J]. 南昌大学学报(医学版), 2018, 58(4): 1-4.

[13] 张旭东，杨若松，陈伟，等. 雷公藤内酯醇对佐剂性关节炎大鼠脊髓背根神经节中 MCP-1 及 CCR2 表达的影响[J]. 中成药, 2016, 38(6): 1390-1393.

[14] 李锋，李义嘉，李清仙，等. 雷公藤红素抑制 LDL 及 HAEC 细胞氧化损伤作用[J]. 中国药理学通报, 2016,

32(11): 1578-1584.

[15] 黄明来. 雷公藤红素降低糖尿病小鼠血糖的机制研究[D]. 武汉: 湖北工业大学, 2013.

[16] 郑月. 雷公藤红素对肝脏胰岛素抵抗的改善作用及机制研究[D]. 南京: 南京医科大学, 2014.

[17] 梁恩瑜, 何敏. 雷公藤内酯醇免疫调控机制研究进展[J]. 实用医院临床杂志, 2019, 16(1): 234-237.

[18] 邓媛, 陈勇, 陈振云, 等. 雷公藤对类风湿关节炎疗效及 IgA、IgG、RF 变化研究[J]. 中华中医药学刊, 2020, 38(2): 234-236.

[19] 杜金万, 杜川, 郑利强. 雷公藤多苷片治疗类风湿关节炎对患者免疫蛋白的影响[J]. 临床合理用药杂志, 2019, 12(13): 35-37.

[20] 林淼雄, 彭明, 杜国友, 等. 雷公藤内酯醇对脂多糖刺激的人成骨肉瘤细胞 MG-63 血管生成和炎性反应的抑制作用[J]. 国际检验医学杂志, 2019, 40(10): 1216-1222.

[21] 朱光昭, 韩晓晨, 王翰洲, 等. 雷公藤多苷片治疗类风湿关节炎骨破坏的系统评价和 Meta 分析[J]. 中国中药杂志, 2019, 44(15): 3358-3364.

[22] 鲍育华, 万燕杰, 徐静, 等. 雷公藤红素对肝叶部分切除术后老年小鼠认知功能和海马 Aβ 表达的影响[J]. 中国药理学通报, 2010, 26(8): 1115-1116.

[23] 肖百全, 雷夏凌, 柳璐, 等. 雷公藤根不同部位提取物急性毒性比较研究[A]. 中国毒理学会中药与天然药物毒理专业委员会. 中国毒理学会中药与天然药物毒理专业委员会第一次(2016 年)学术交流大会论文集[C]. 中国毒理学会中药与天然药物毒理专业委员会: 中国毒理学会, 2016: 1.

[24] 高丽, 白赟, 柴智, 等. 雷公藤毒性反应研究进展[J]. 中国中医药信息杂志, 2012, 19(4): 107-110.

[25] 王思锋, 刘可春, 王希敏, 等. 雷公藤红素对斑马鱼胚胎心脏毒性的初步研究[J]. 中国药理学通报, 2009, 25(5): 634-636.

[26] 张武, 朱建华, 关伟. 雷公藤甲素对大鼠心肌毒性的实验病理学研究[J]. 医学研究杂志, 2010, 39(6): 67-68.

[27] 鲁盈, 严小倩. 雷公藤的毒副作用及在肾病中的合理应用[J]. 中华肾病研究电子杂志, 2018, 7(1): 17-22.

[28] 付晓春, 沈小莉, 俞航萍, 等. 雷公藤多苷促进斑马鱼肝细胞凋亡的实验研究[J]. 中国医院药学杂志, 2019, 39(10): 1032-1038.

[29] 缪莹莹, 罗岚, 舒婷, 等. 雷公藤多苷与等量雷公藤甲素所致肝脏毒性差异及分子机制探究[J]. 中国中药杂志, 2019, 44(16): 3468-3477.

[30] 吴瑕, 周静, 杨薇, 等. 雷公藤甲素对人正常肝细胞 L-O2 增殖的影响及机制研究[J]. 四川中医, 2017, 35(3): 43-46.

[31] 王楠楠, 王爱武, 林晓燕. 3 种雷公藤制剂对大鼠急性毒性损伤的比较[J]. 中国药物警戒, 2012, 9(8): 453-456.

[32] 张伟霞, 陈轶倩, 陈冰, 等. 京尼平苷对雷公藤甲素肝损伤的保护作用[J]. 中药药理与临床, 2014, 30(3): 69-73.

[33] 但红, 彭仁琇, 敖英, 等. 雷公藤多苷对肾近端小管选择性位点损伤[A]//中国药理学会全国会员代表大会暨全国药理学术会议论文集[C]. 武汉: 中国药理学会, 2007.

[34] 常立娟, 李佐静, 李清, 等. 雷公藤致大鼠肾毒性血清代谢组学分析[J]. 中国实验方剂学杂志, 2016, 22(24): 89-94.

[35] 杨帆, 卓莘, 李上勋, 等. 雷公藤甲素诱发大鼠急性肾损伤的机制[J]. 中国中药杂志, 2011, 36(16): 2281-2284.

[36] 郝俊霞, 高梓森, 高皓, 等. 基于网络药理学的雷公藤肾毒性机制探讨[J]. 中国实验方剂学杂志, 2019, 25(16): 142-151.

[37] 孙淑萍, 李胜利, 张小平, 等. 雷公藤根提取物致大鼠肾毒性探究[J]. 通化师范学院学报, 2017, 38(10): 18-22.

[38] 刘苗，孟凡慧，张玉萌．雷公藤制剂致血液毒性反应的回顾性分析及临床护理启示[J]. 中医临床研究，2014, 6(24): 125-126.

[39] 胡辉．雷公藤对卵巢功能影响的研究进展[A]//全国中西医结合围绝经期专题学术会议论文集[C]. 上海：中国中西医结合学会妇产科专业委员会, 2010.

[40] 樊媛芳，徐颖，苏晓慧，等．雷公藤多苷片对Ⅱ型胶原诱导性关节炎雄性大鼠生殖毒性的影响[J]. 中国中药杂志, 2020, 45(4): 755-763.

[41] 郭健敏，黄远铿，雷夏凌，等．雷公藤多苷对雄性SD大鼠生殖系统损伤的动态变化及其可能机制[J]. 中国药理学与毒理学杂志, 2018, 32(6): 469-476.

[42] 杜星海．雷公藤配伍益母草治疗类风湿性关节炎实验研究[D]. 杭州：浙江中医药大学, 2020.

第七章
活血化瘀药

九里香

【来源】 中芸香科植物九里香 *Murraya exotica* L. 和千里香 *Murraya paniculata*（L.）Jack 的干燥叶和带叶嫩枝。

【性味与归经】 味辛、微苦，性温。归肝、胃经。

【功能与主治】 行气止痛，活血散瘀。用于胃痛、风湿痹痛；外治牙痛、跌仆肿痛、虫蛇咬伤[1]。

【药理作用】

1. 抗肿瘤作用

月橘烯碱具有良好的抗肿瘤活性，能够增强环磷酰胺抑制乳癌细胞的生长。九里香中的一种香豆素类化合物——九里香酮，可以抑制肿瘤细胞增殖，也可以抑制动物皮下移植瘤的生长。将脱水长叶九里香内酯在内的 33 种香豆素的抗肿瘤活性进行比较，发现它们均具有抗肿瘤活性，对不同的肿瘤细胞具有不同的作用效果[2]。

2. 降血糖作用

调料九里香具有良好的降血糖作用。用高脂饲料结合 STZ 诱导大鼠 2 型糖尿病肾病模型，使用九里香叶总黄酮提取物连续给小鼠治疗，发现其对于大鼠糖尿病肾病具有很好的保护作用[3]。

3. 抗炎镇痛作用

许多研究都表明九里香具有良好的抗炎活性，用大鼠关节炎模型制备软骨细胞和滑膜液，发现九里香提取物可以降低软骨细胞和滑膜液中炎性因子 TNF-α 和 IL-1β 的表达，对软骨细胞和滑膜液具有保护作用[4]。九里香叶的醇提取液可有效抑制炎症反应的程度[5]。

4. 抗生育作用

实验证明，九里香在抗着床、抗早孕和中期妊娠引产方面具有良好的作用效果[6,7]。

仿生合成的月橘烯碱在 2mg/kg 和 4mg/kg 浓度时，对小鼠抗着床和抗早孕均具有良好的效果[8]。同时，月橘烯碱有明显的雌激素效应，它可以增加未成熟小鼠的子宫重量。

5. 其他作用

九里香叶总黄酮能够改善 2 型糖尿病大鼠的血脂代谢紊乱，减轻其导致的炎症反应及氧化损伤，同时，胰岛 β 细胞的分泌功能也显著增加[9]。九里香黄酮类化合物具有镇静催眠作用，53%和 85%等两个纯度的总黄酮及单体黄酮 JB 在一定剂量下均可使自主活动减少，睡眠潜伏期缩短，从而提高了睡眠率[10]。

【毒理作用】

四数九里香水提液和 75%醇提液的 LD_{50} 值分别为 69.8g/kg、183.44g/kg，说明水提液对小鼠的急性毒性相对更大。将两种提取液经口灌胃小鼠后，显示小鼠死亡率均随给药剂量增加而升高，即两者存在正比关系。水提液和 75%乙醇提液的给药剂量分别为 49.70g/(kg・h)、132.07g/(kg・h)，小鼠死亡率最低[11]。

【参考文献】

[1] 国家药典委员会. 中华人民共和国药典: 一部[M]. 北京: 化学工业出版社, 2015: 10.

[2] Kawaii S, Tomono Y, Ogawa K, et al. Antiproliferative effect of isopentenylated coumarins on several cancer cell lines[J]. Anticancer Res, 2001, 21(3B): 1905-1911.

[3] Zou J T, Yu X F, Qu s C, et al. Protective effect of total flavonoids extracted from the leavesof *Murraya paniculata* (L.) Jack on diabetic nephropathy in rats[J]. Food Chem Toxicol, 2014, 64: 231-237.

[4] Wu L H, Li P, Wang X, et al. Evaluation of anti-inflammatory and antinociceptive activitiesof *Murraya exotica*[J]. Pharm Biol, 2010, 48(12): 1344-1353.

[5] 吴龙火, 温慧玲, 金奇, 等. 九里香指纹图谱与其抗炎活性的灰关联度分析[J]. 中国实验方剂学杂志, 2013, 19(4): 338-342.

[6] 刘京丽, 王淑如, 陈琼华. 九里香多糖和蛋白多糖的分离, 纯化和分析[J]. 中国生物化学与分子生物学报, 1989, 5: 33-38.

[7] 高红, 陈荣礼, 江润祥, 等. 新型避孕化合物月橘烯碱的提纯[J]. 中国药科大学学报, 1989, 4: 024.

[8] 谢晶曦, 谢蓝, 顾志平, 等. 九里香抗生育活性物质-月橘烯碱的仿生合成研究[J]. 药学学报, 1988, 10: 002.

[9] 樊秋菊. 九里香叶总黄酮降血糖作用的研究[D]. 长春: 吉林大学, 2008.

[10] 刘一鸣. 九里香叶总黄酮及其单体镇静催眠作用的药效学研究[D]. 长春: 吉林大学, 2014.

[11] 黄小秋, 杨其波, 黄小玉, 等. 四数九里香不同提取液的急性毒性试验研究[J]. 中国民族民间医药, 2017, 26(21): 33-35.

川芎

【来源】 伞形科植物川芎 *Ligusticum chuanxiong* Hort. 的根茎[1]。

【性味与归经】 味辛，性温。入肝、胆、心包经。

【功能与主治】活血行气，祛风止痛。用于胸痹心痛、胸胁刺痛、跌仆肿痛、月经不调、经闭痛经、癥瘕腹痛，头痛、风湿痹痛。

【药理作用】

1. 抗肿瘤作用

结合肿瘤干细胞理论，研究川芎联合顺铂对肺癌干细胞样细胞荷瘤裸鼠的作用，结果在原位瘤方面，发现川芎联合顺铂组可以通过抑制 HIF-1α 的表达从而抑制肺癌干细胞样细胞荷瘤裸鼠肿瘤组织的增殖和复发[2]。川芎挥发油可以促进替莫唑胺进入 U87-MG 细胞内液中，且其促进作用随着挥发油浓度的增加而越来越强；川芎挥发油还能够下调 P-gp 蛋白的表达，促进替莫唑胺进入胶质瘤细胞内，发挥协同抗肿瘤作用[3]。通过体内及体外试验对川芎嗪联合顺铂影响 Lewis 肺癌小鼠移植瘤生长及血管生成进行研究，发现川芎嗪联合顺铂能通过抑制 VEGF 表达，促进 ADAMTS1 的表达，减少微血管生成，进而抑制肿瘤生长[4]。

2. 抗炎作用

川芎可以通过不同的信号通路发挥抗炎作用。以人支气管上皮细胞为研究对象，考察川芎不同提取物的抗炎作用机制，发现川芎的乙醇提取物、结晶、石油醚萃取物和三氯甲烷萃取物对炎症细胞均具能够产生抗炎作用[5]。有研究证实川芎中所含有的成分藁本内酯、洋川芎内酯 A 和洋川芎内酯 C 具有良好的抗炎活性，其中藁本内酯最为显著[6]。川芎具有较好的抗炎、镇痛作用，同时与当归配伍还能够治疗妇科疾病。当当归与川芎配伍比例为 3∶2 时，养血补血的功效最佳，以 1∶1 的比例配伍时，其活血化瘀的功效最佳，两个配伍比例均可有效对抗小鼠二甲苯所致耳郭肿胀，提高热板所致疼痛的阈值[7]。

3. 对呼吸系统的作用

实验研究表明[8]，川芎嗪可抑制引起哮喘发生介质所诱导的蛋白激酶与淋巴细胞的活化过程，进而抑制气道炎症反应，最终有效抑制哮喘的发生。川芎嗪可通过对四型胶原的合成进行抑制，进而防止网状基底膜层变厚，抑制气道重塑早期纤维化的发生。同时，川芎嗪可增加一氧化氮合酶的表达，进而改善缺氧以及呼吸抑制。对呼吸系统相关疾病及症状具有较好的改善及预防作用[9]。有相关研究表明，对慢性阻塞性肺疾病的治疗具有良好的效果，主要作用机制是川芎能够调节血流黏稠度，从而提高机体血氧分压水平，降低二氧化碳分压[10]。

4. 其他作用

（1）抗血栓形成　川芎所含有的川芎嗪和阿魏酸均具有较好的抗血栓形成的作用。除川芎嗪和阿魏酸外，还发现新绿原酸、1*H*-苯并咪唑-2-胺、3,8-二羟基酰内酯和川芎三萜这四个有效成分能够调节凝血酶、抗凝血酶 I、凝血因子 Xa、血栓调节蛋白等，抑制血栓的星形成[11]。川芎具有抗血小板聚集作用，这是多药效成分共同作用产生的效果，川芎水提物中阿魏酸成分在抗血小板聚集活性作用中具有较大的关联[12]。

（2）促进血管舒张　川芎中的川芎嗪以及阿魏酸被很多研究者研究，均具有促进血管的舒张的作用，可以延缓动脉粥样硬化疾病的发生。川芎促进血管舒张作用的有效活性成分为阿魏酸[13]。川芎嗪具有较好的促进血管的舒张作用，具体机制是可抑制氯离子的外流，使细胞兴奋性降低，血管平滑肌舒张，从而减轻血管内皮的损伤，延缓动脉粥样硬化的发生[14]。川芎中有效成分对舒张血管平滑肌、增强心肌收缩均具有良好的作用效果，同时，其也可以改善脑局部微循环、提升脑皮质流量、在缺血性脑血管疾病中起到较显著功效[15]。

【毒理作用】

细胞毒性

通过体外实验发现，川芎粗多糖（LCP）对具有较强的还原力，对超氧阴离子自由基，脂质过氧化产物有良好的抑制作用，其对肝癌细胞 HepG2 也具有一定的抑制作用。LCP 有望作为天然抗氧化剂及功能性食品得到开发与应用[16]。

【参考文献】

[1] 季宇彬. 抗癌中药药理与应用[M]. 哈尔滨: 黑龙江科学技术出版社, 2004: 1168-1170.

[2] 郭秀伟. 苏木、川芎对肺癌干细胞样细胞荷瘤小鼠模型原发和复发肿瘤的影响[D]. 北京: 中国中医科学院, 2017.

[3] 吴海霞, 刘姗姗, 胡鹏翼, 等. 川芎挥发油调控 P-糖蛋白协同替莫唑胺的胶质瘤治疗作用及机制[J]. 中草药, 2019, 50(22): 5492-5498.

[4] 王布. 川芎嗪联合顺铂影响 Lewis 肺癌小鼠移植瘤生长及血管生成的研究[D]. 张家口: 河北北方学院, 2016.

[5] 马宁宁, 范姗姗, 李欣, 等. 川芎的抗炎物质筛选及其作用机制分析[J]. 中国实验方剂学杂志, 2018, 24(18): 140-146.

[6] 孙存霞, 吴国林. 川芎中的化学成分的抗炎活性及其质量控制的研究[J]. 医药论坛杂志, 2015, 36(7): 58-60.

[7] 夏青松, 孔靖玮, 李德顺, 等. 不同配比当归川芎药对的抗炎、镇痛作用实验研究[J]. 湖北中医药大学学报, 2015, 17(6): 1-4.

[8] 靳春斌. 川芎的化学成分及药理作用研究进展[J]. 中国社区医师, 2017, 33(16): 8, 13.

[9] 赵健嫦. 中药川芎中有效成分川芎嗪的药理作用研究[J]. 海峡药学, 2015, 27(8): 145-146.

[10] 邓利珍, 刘可, 冷飞凡, 等. 川芎提取液对脐橙的防腐保鲜效果研究[C]. 第十届全国农产品贮藏加工科技交流大会论文集, 2015: 112-119.

[11] 刘福和, 陈少军, 倪文娟. 川芎中抗血栓活性成分的计算机虚拟筛选研究[J]. 中国药房 2017, 28(16): 2182-2186.

[12] 姚艺新. 川芎基于抗血小板聚集作用与药效成分的质量评价[D]. 成都: 成都中医药大学, 2017.

[13] 陈志民, 刘建清, 郭莹莹, 等. 川芎促血管舒张有效部位中阿魏酸的含量测定[J]. 中国药业, 2018, 27(7): 11-13.

[14] 罗仁书, 何治勇. 川芎有效成分药理作用的研究进展[J]. 中国医院用药评价与分析, 2018, 18(9): 1294-1296.

[15] 何嘉琪, 李国霞. 中药川芎中有效成分的药理作用研究[J]. 现代医学与健康研究电子杂志, 2018, 2(13): 136.
[16] 原江锋, 王大红. 川芎粗多糖抗氧化和细胞毒活性研究[J]. 天然产物研究与开发, 2012(07): 877-881.

干漆

【来源】 漆树科植物漆树 *Toxicodendron verniciflu-um*（Stokes）F. A. Barkl. 的树脂生漆经加工后的干燥品。

【性味与归经】 味辛，性温；有毒。归肝、脾经。

【功能与主治】 破瘀血，消积，杀虫。用于妇女闭经，瘀血癥瘕，虫积腹痛。

【药理作用】

1. 抗肿瘤作用

研究发现干漆具有抗肿瘤和细胞毒性等活性，干漆的乙醇提取物可通过线粒体死亡途径诱导胃癌细胞的凋亡来治疗胃癌[1]，乙酸乙酯提取物对人类肿瘤细胞具有细胞毒作用。还有研究表明干漆的提取物具有抑制淋巴瘤生长的作用[2]。漆酶对癌细胞也有杀伤作用，其衍生物具有很好的抗菌活性[3]。

2. 心血管作用

干漆对心脏有双向调节作用，小剂量时，可使蛙、兔心脏的收缩增强、搏动增快、舒张充分，因而搏动量增加，还能使动物的血管收缩、血压升高、瞳孔散大。而大剂量时，对心脏有抑制作用，使血压下降、瞳孔缩小，有麻痹中枢神经系统的作用[4]。干漆能减少大鼠心肌缺血再灌注损伤，效果很好。其机制可能与基于对 Rho/rock 信号通路的抑制从而对抗心肌炎症反应有关[5]。干漆浸膏能延长小鼠常压和减压耐缺氧存活时间，能部分对抗垂体后叶素引起大鼠心电图的 ST 段、T 波上移；对大鼠血小板血栓形成有一定的抑制作用；同时能与戊巴比妥钠协同作用[6]。

3. 其他作用

抗凝血酶作用的实验结果表明，干漆提取液（0.2g 生药/mL）与对照组相比，凝血时间显著延长[7]。干漆的醇提取物对离体平滑肌具有拮抗组胺、5-羟色胺、乙酰胆碱的作用，与抗组胺药、麦角酸二乙胺及阿托品的相似，但强度较弱[8]。漆多糖具有明显的免疫抑制作用和升高白细胞活性功能[9]，并能促进凝血的生物学活性有明显抗凝血，升高白细胞的生物活性，还有一定程度的体液免疫抑制作用，对人体淋巴细胞染色体生长分裂有促进作用[10]。

【毒理作用】

1. 急性毒性

小鼠 17～22g，灌胃，按改良寇氏法计算，LD_{50} 为(3.28±1.05)g/kg[11]。

2. 挥发性毒性

采用顶空进样气相质谱联用技术对干漆药材样品和饮片进行分析，研究其中的挥发性毒性物质，结果共鉴定出了二甲苯、三甲基苯、甲基苯甲醛类同分异构体和乙酸至庚酸等系列有机酸类化合物等 25 个毒性成分[12]。

【参考文献】

[1] Kim, J H, Kim, H P, Jung, C H, et al. Inhibition of cell cycle progression via p27Kip1 upregulation and apoptosis induction by an ethanol extract of Rhus verniciflua Stokes in AGS gastric cancer cells[J]. Int J Mol Med, 2006, 18(1): 201-208.

[2] Huang, C P, Fang, W. H, Lin, L, et al. Anticancer activity of botanical alkyl hydroquinones attributed to topoisomerase Ⅱ poisoning[J]. Toxicol Appl Pharmacol, 2008, 227(3): 331-338.

[3] 靳蓉, 张飞龙. 漆酶的应用技术[J]. 中国生漆, 2013, 33(2): 35-42.

[4] 金莲花. 中药干漆的药理作用及临床应用[J]. 现代医药卫生, 2007, 23(16): 2467-2468.

[5] 赵震. 干漆对大鼠心肌缺血再灌注损伤的保护作用的实验研究[D]. 锦州: 锦州医科大学, 2016.

[6] 许芍芳, 许静亚, 谭宫屏. 干漆治冠心病的实验研究[J]. 中国生漆, 2002, 22(1): 56.

[7] 欧兴长. 100 味中药和复方抗凝血酶作用的实验观察[J]. 中西医结合杂志, 1988, 8(2): 102.

[8] 郭晓庄. 有毒中药大词典[M]. 天津: 天津科技翻译出版社, 1992, 23.

[9] 杜予民, 杨建红, 孔振武, 等. 野生和人工栽培漆树液多糖的分子结构与生物活性[J]. 高等学校化学学报, 1999, 20(3): 399-402.

[10] 陈露华, 刘善良, 汤森元, 等. 生漆多糖对免疫功能的影响[J]. 上海免疫学杂志, 1994, 14(1): 55.

[11] 许芍芳, 许静亚, 谭宫屏. 干漆治冠心病的实验研究[J]. 中国生漆, 2002(01): 5-6.

[12] 王少敏, 陆继伟, 孟莉, 等. 顶空进样 GC/MS 法研究干漆中的挥发性毒性成分[J]. 中成药, 2014, 36(03): 567-571.

云南美登木

【来源】卫矛科美登木属的常绿乔木或灌木植物云南美登木 *Maytenus hookeri* Loes. 的叶[1]。

【性味与归经】味苦，性寒。有小毒。

【功能与主治】活血化瘀。主治早期癌症。

【药理作用】

1. 抗肿瘤作用

药理试验表明，美登木素在很小剂量时，也能够对人鼻咽癌（KB）细胞和多种动物试验肿瘤产生显著的抑制作用，如小鼠白血病 P38、L1210、路易士肺癌、小鼠肉瘤 180、小鼠黑色素瘤 B16 及大鼠沃克氏肉瘤。在动物筛选的基础上，用云南美登木有效部位的粗制剂进行临床验证，结果显示，其对淋巴肉瘤、多发性骨盆瘤等恶性肿瘤有比较明显的效果[2]。通过体外实验对 ECa109 食管癌细胞超微结构的改变进行研究发现，美登木甲醇粗提物对食管癌细胞的有丝分裂起抑制作用。早年研究表明，美登木素在对抗 KB 细胞毒试验中显示了强的抑制作用，低浓度美登木素对海胆卵有丝分裂也有抑制作用[3]。小鼠体内实验研究发现，很多美登木类似物（如美登布丁）在抗白血病 L1210 和 P388 方面具有高活性，能对抗 B14 黑色素瘤等各种鼠的瘤系，但总的来说，美登木素的有效活性始终比其他任一类似物的活性大[4]。在体外试验的研究中发现，美登木素对鼻咽癌细胞的皮细胞间质转型（EMT）的发生产生抑制作用，也抑制细胞侵袭迁移和肿瘤干细胞的增殖。其机制可能与 SMAD2 信号通路有关，从而抑制鼻咽癌细胞的 EMT[5]。

2. 抗菌抗炎作用

从云南美登木 98M-6（球毛壳菌）中可分离得到能抑制榛色青霉菌 UC-4376 生长的球毛壳甲素[6]。从云南美登木共生菌株 Ly50 的发酵产物中可分离得到具有抗结核分枝杆菌活性的化合物球毛壳乙素[7]美登木素只对真核生物呈现生长抑制作用，不作用于原核生物，并发现其对某些植物病原真菌有体外活性，能抗菌防病[8]。

【毒理作用】

急性毒性

每天给予犬 0.09～0.12mg/kg，3～4d 后死亡，每天给予猴 0.18～0.24mg/kg，4～6d 后死亡，出现白细胞明显降低、肠黏膜萎缩、淋巴和骨髓缺液、胰腺坏死、肝萎缩性变化等[9]。美国抗癌研究所对美登木素研究发现，肠道毒性（恶心、呕吐腹泻）、肝的毒性（一过性肝酶上升至黄疸出现）、神经毒性（包括中枢性的嗜睡、焦虑等和外周性的深腱反射消失、感觉异常等）、血液毒性（血小板减少）均在用药后一段时间出现，持续数天症状消失，且毒性大小与用药剂量呈正比关系。出现的骨髓抑制与用药剂量无关，且轻度可逆。此外，高剂量下偶尔出现静脉炎、口角炎及脱发现象，但未显示肾毒性[10]。

【参考文献】

[1] 国家中医药管理局《中华本草》编委会. 中华本草[M]. 上海: 上海科学技术出版社, 1999, (13): 198-199.

[2] 裴盛基，李延辉. 国产裸实属和美登木属的分类研究[J]. 云南植物研究, 1981(3): 25-31.

[3] 宁爱兰，潘琼靖，薛新华. 美登木对 ECa109 食管癌细胞株超微结构的影响[J]. 解剖学报，1980，11(2): 199-204.

[4] 美国抗癌研究所. 美国抗癌研究所对美登木素的研究[J]. 国外药学·植物药分册, 1981, 2(5): 9-14.

[5] 韩伟. 美登木素抑制鼻咽癌细胞上皮间充质转化及其机理研究[D]. 广州：南方医科大学. 2017(01).

[6] 鲁春华，沈月毛. 云南美登木共生放线菌菌株 1BI 产生的一个新的 angucyline 抗生素[J]. 中国药物化学杂志, 2003, 13(4) : 230 - 232.

[7] 倪志伟，李国红，赵沛基，等. 云南美登木内生真菌 Chaetomium globosun Ly50′ 菌株的抗菌活性成分研究

[J]. 天然产物研究与开发, 2008 (01): 33-36.
[8] 武济民, 陈佩君, 徐少华, 等. 美登素抗菌作用的研究[J]. 微生物学通报, 1982(6): 277-279.
[9] 季宇彬. 中药有效成分药理与应用[M]. 北京: 人民卫生出版社, 2011: 614-617.
[10] 美国抗癌研究所. 美国抗癌研究所对美登木素的研究[J]. 国外药学·植物药分册, 1981, 2(5): 9-14.

红花

【来源】 菊科植物红花 *Carthamus tinctorius* L.的花。

【性味与归经】 味辛，性温。归心、肝经。

【功能与主治】 活血通经，祛瘀止痛。用于：血瘀经闭、痛经；产后瘀滞腹痛，腹中瘀积癥瘕；跌打损伤，瘀肿疼痛，扭挫伤局部青紫；胸痹心痛；热郁血瘀而斑疹难透，色黯不活。此外，本品外用可治皮肤皲裂、鸡眼、胼胝、溃疡、褥疮及盯耳等症。

【药理作用】

1. 抗肿瘤作用

红花在传统医学中已应用于肿瘤辅助治疗，现代药理实验证实了红花的体内外抗肿瘤活性。脱水红花黄色素 B（SYB，21）可抑制 H_2O_2 诱导的嗜铬细胞瘤（PC12）细胞的损伤和凋亡，这与抑制 caspase-3 活性和 Bax 表达，以及增加 Bcl-2 合成有关[1]。将红花提取物与树突状细胞（DC）疫苗和肿瘤抗原一起血管给药，TNF-α 和 IL-1β 呈现随剂量显著上升，DC 表面共刺激分子明显上调，加入红花的 DC 疫苗与没有加入红花的 DC 疫苗相比，肿瘤质量减轻了 15.3%[2]。

2. 抗炎作用

红花黄色素能抑制小鼠巨噬细胞系 RAW264.7 模型中脂多糖诱导的炎症反应中 NO、PGE2 和 IL-1 的产生，以及抑制 iNOS、环氧合酶-2（COX-2）蛋白质表达水平。但是，红花中的多糖具有免疫调节活性，其通过 TLR4 有效激活 NF-κB 信号通路并诱导巨噬细胞产生各种细胞因子，参与炎症反应[3]。对 HSYA 的研究主要集中在急性肺损伤的治疗。

3. 对心血管的作用

研究表明，HSYA 可减少 LAD 结扎引起的急性心肌缺血大鼠心肌梗死面积，表明其对心脏具有保护作用[4]。在左前降支冠状动脉闭塞所致心肌缺血大鼠中，HSYA 可以通过增加核仁素的表达从而上调血管内皮生长因子 A（VEGF-A）和基质金属蛋白酶 9（MMP-9）来逆转血流动力学改变，提高生存率，减轻心肌损伤并促进血管生成，此外，HSYA 还可降低心肌肌钙蛋白 I（cTnI）和 8-羟基-2′-脱氧鸟苷（8-OHdG）

的水平。体外实验表明，HYSA 能减轻细胞核形态变化，降低丙二醛（MDA）和活性氧（ROS）水平，降低肌酸激酶 MB（CK-MB）和乳酸脱氢酶（LDH）活性，提高氧葡萄糖剥夺（OGD）H9C2 细胞线粒体膜电位（MMP）和过氧化物酶体增殖物激活受体 γ-辅激活因子-1α（PGC-1α），以及核因子红细胞 2 相关因子 2（Nrf2）的表达[5]。

4. 对脑组织的作用

HSYA 是红花中的主要活性成分，已被广泛研究并用于治疗脑血管疾病[6]。大量研究表明 HSYA 对脑损伤具有保护作用。体外研究证实 HSYA 有助于新生 SD 大鼠在正常或缺血条件下海马体切片的神经再生[7]。HSYA 还可以减轻神经干细胞损伤中的氧葡萄糖剥夺，并促进体外神经再生。此外，HSYA 能明显抑制培养的胎儿皮质细胞中谷氨酸和氰化钠对神经元的损伤[8]。在体内研究中，于大脑中动脉闭塞（MCAO）模型中研究了 HSYA 对局灶性脑缺血的治疗作用，发现 HSYA 可抑制 MCAO 大鼠的血栓形成，抑制血小板聚集和调节 PGI2/TXA2[9]。另外，HSYA 对家兔脊髓缺血再灌注损伤也有改善作用。HSYA 还可抑制 Ca^{2+}诱导的大鼠脑线粒体肿胀和活性氧的生成，结合线粒体能量代谢的改善、ATP 水平的提高和呼吸控制率，推测 HSYA 通过清除大脑中的自由基抑制了 mtPTP 的开放，从而起到神经保护的作用[10]。除此之外，红花素可显著降低在大鼠的大脑皮层中注射 $FeCl_3$ 后丙二醛、硫代巴比妥酸反应物质和 8-羟基-2-脱氧鸟苷（8-OHdG）的形成[11]。烟花苷在体外和体内对局灶性脑缺血具有神经保护作用，这可能与内皮一氧化氮合成酶（eNOS）活性的上调有关，还可显著减少乳酸和丙二醛含量的增加，改善多发性梗塞性痴呆模型大鼠的 ATP 酶和超氧化物歧化酶（SOD）的活性，表明其对记忆功能障碍能量代谢以及多发性梗塞性痴呆中涉及的氧化应激具有保护作用[12]。

5. 抗凝和抗血栓作用

药理研究表明，红花黄色素可显著延长血浆凝血酶原时间、凝血酶时间和活化部分凝血活酶时间，显著降低大鼠血浆纤维蛋白原含量，显著抑制二磷酸腺苷诱导的血小板聚集[13]。SY 对血小板激活因子诱导的血小板聚集、5-羟色胺（5-HT）释放、血小板内游离 Ca^{2+}水平升高也有显著抑制作用[14]。HSYA 对 ADP 诱导的血小板聚集具有抑制作用，呈剂量依赖性。HSYA 还能显著改善血液流变学指标，如全血黏度、血浆黏度、红细胞变形性和聚集性，但对红细胞比容无明显影响，其作用机制可能与其抑制血栓形成、抑制血小板聚集、调节前列环素/血栓素（PGI2/TXA2）及改变血液流变学有关。在低氧条件下，HSYA 能提高血管内皮细胞的存活率，这可能与它上调 HIF-1a-VEGF 通路和调节 Bcl-2/Bax 有关。另外，HSYA 可通过抑制细胞凋亡和细胞周期阻滞来抑制缺氧诱导的人脐静脉内皮细胞（HUVECs）的损伤[15]。此外，红花素可修复由模拟微重力（MMG）导致的 HUVEC 迁移受阻和 f-

肌动蛋白结构的细化，这将为发现除HSYA之外具有心血管保护作用的化合物提供新的选择。

6. 其他作用

红花还具有保护成骨细胞、保肝、降低酪氨酸酶等药理作用。红花可通过调节MC3T3-E1细胞核因子κB配体信号传导的受体激活剂来抑制破骨细胞生成。此外，HSYA可缓解四氯化碳诱导的大鼠肝纤维化，红花黄色素降低酪氨酸酶的活性具有剂量依赖性，且降低黑色素的同时无细胞毒性，因此，红花具有被开发为皮肤美白剂或有效的天然酪氨酸酶抑制剂的潜力[16]。

【毒理作用】

1. 消化系统

一般治疗剂量引起腹部不适、绞痛、腹泻甚至呕血、便血。

2. 心血管系统

对胃肠道平滑肌有明显的刺激作用，能使平滑肌收缩痉挛脆性增加、出血；红花煎剂有持续的降压作用，藏红花煎剂还对离体蟾蜍心脏有较显著的抑制作用，其水煎剂能导致心脏停搏于舒张期，且极易恢复。如与乙酰胆碱同用，则停跳更迅速而完全，复跳时无纤颤发生。

3. 生殖系统

使孕妇子宫收缩增强，可致流产，对子宫有明显的收缩作用。红花对子宫平滑肌细胞有较强的选择性兴奋作用[17]，小剂量可使离体或在体子宫发生节律性收缩，大剂量则容易导致收缩频率加强，甚至引起痉挛，对妊娠动物的作用尤其明显，故易引起出血和流产[18,19]。研究结果表明，红花低、中、高剂量组均具有明显的抗早孕作用，且随着剂量的增加止孕率越高。

4. 神经系统

当中毒发生时，可出现神志不清、震颤，严重者尚可发生惊厥，呼吸先兴奋后抑制，以致循环、呼吸衰竭。

5. 过敏反应

红花内服引起过敏者偶有发生，症状表现为全身皮肤潮红、瘙痒并有灼热感，起丘疹、水疱，并可伴见寒战、两眼睑水肿，继则头痛、腹痛、呼吸不畅、吞咽困难、体温升高、尿量减少、有管型尿等。

【参考文献】

[1] Wang C, Ma H, Zhang S, et al. Safflor yellow B suppresses pheochromocytoma cell (PC12) injury induced by oxidative stress via antioxidant systemand Bcl-2 /Bax pathway[J]. Naunyn Schmiedebergs Arch Pharmacol, 2009, 380(2): 135-142.

[2] 倪娜，王宇，尹磊淼，等. 树突状细胞调节作用的中医药研究进展[J]. 中国中医药现代远程教育，2015, 13(6): 145.
[3] Ando I, Tsukumo Y, Wakabayashi T, et al. Safflower polysaccharides activate the transcription factor NF-κB via toll-like receptor 4 and induce cytokine production by macrophages[J]. Int Immunopharmacol, 2002, 2(8): 1155.
[4] Tian W, Feng H F, Bing H, et al. Hydroxysafflor yellow a reduces myocardial infarction size after coronary artery ligation in rats[J]. Pharm Biol, 2009, 47(5): 458.
[5] Ao H, Feng W, Peng C. Hydroxysafflor yellow a: a promising therapeutic agent fora broad spectrum of diseases [J]. Evid Based Complement Alternat Med, 2018: 1.
[6] 李翼. 羟基红花黄色素A在大鼠体内吸收与分布的比较研究[D]. 北京：中国协和医科大学, 2007.
[7] 秦峥，王晓锋，叶华，等. 羟基红花黄色素A对SD乳鼠器官型海马脑片细胞再生的影响[J]. 时珍国医国药, 2012, 23(8): 1856-1858.
[8] Li F, He Z S, Ye Y. Isocartormin, a novel quinochalcone C-glycoside from *Carthamus tinctorius*[J]. Acta Pharm Sin B, 2017(4): 137-141.
[9] Zhu H B, Zhang L, Wang Z H, et al. Therapeutic effects of hydroxysafflor yellow a on focal cerebral ischemic injury in rats and its primary mechanisms[J]. J Asian Nat Prod Res, 2005, 7(4): 607-613.
[10] Tian J W, Li G S, Liu Z F, et al. Hydroxysafflor yellow a inhibits rat brain mitochondrial permeability transition pores by a free radical scavenging action[J]. Pharmacology, 2008, 82(2): 121-126.
[11] Li R P, Guo M L, Zhang G, et al. Neuroprotection of nicotiflorin in permanent focal cerebral ischemia and in neuronal cultures[J]. Biol Pharm Bull, 2006, 29(9): 1868.
[12] Huang J L, Fu S T, Jiang Y Y, et al. Protective effects of nicotiflorin on reducing memory dysfunction, energy metabolism failure and oxidative stress in multi-infarct dementia model rats[J]. Pharmacol Biochem Be, 2007, 86(4): 741-748.
[13] 赵金明，秦文艳，齐越，等. 红花黄色素抗凝血作用及对血小板聚集影响的研究[J]. 实验动物科学, 2009, 26(6): 30-32.
[14] 陈文梅，金鸣，吴伟，等. 红花黄色素抑制血小板激活因子介导的血小板活化作用的研究[J]. 中国药学杂志, 2000, 35(11): 741-744.
[15] Ji D B, Zhang L Y, Li C L, et al. Effect of hydroxysafflor yellow a on human umbilical vein endothelial cells under hypoxia[J]. Vasc Pharmacol, 2009, 50(3-4): 137-145.
[16] Chen Y S, Lee S M, Lin C C, et al. Kinetic study on the tyrosinase and melanin formation inhibitory activities of carthamus yellow isolated from *Carthamus tinctorius* L. [J]. J Biosci Bioeng, 2013, 115(3): 242-245.
[17] 石米扬，昌兰芳，何功倍. 红花、当归、益母草对子宫兴奋作用的机理研究[J]. 中国中药杂志, 1995, 20(3): 173-175.
[18] 董玉睿. 浅谈西红花的药理研究概况[J]. 天津中医学院学报, 2000, 19(2): 53-55.
[19] 林邦和，严冬，周立人，等. 红花对大鼠妊娠和胚胎发育的毒性和影响[J]. 安徽中医学院学报, 1998, 17(4): 50-52.

合欢皮

【来源】豆科植物合欢 *Albizia julibrissin* Durazz. 的干燥树皮。

【性味与归经】味甘，性平。归心、肝、肺经。

【功能与主治】解郁安神，活血消肿。

【药理作用】

1. 抗肿瘤作用

合欢皮总皂苷可以通过诱导 HepG2 细胞停止期和通过线粒体依赖半胱天冬酶凋亡信号通路激活，增加了亲凋亡蛋白 bax 的表达，降低了抗凋亡蛋白 bcl-2 的表达，来抑制肝癌细胞增殖。研究合欢皮 70%乙醇洗脱组分对表皮生长因子诱导人（EGF）和小鼠血管新生作用的影响，发现其能显著抑制 EGF 诱导的 HMEC-1 增殖、迁移和成管，下调 HMEC-1 的 p-Akt 和 p-Erk1/2 蛋白水平，并抑制小鼠 Matrigel 小室内皮细胞的侵入和血管形成，起到抗肿瘤作用[1]。合欢皮中分离得到的布木柴胺 K、(+)-9-去甲布木柴胺 K、邻苯二甲酸二丁酯、邻苯二甲酸二(2-乙基-己基)酯均具有显著诱导 K562 细胞凋亡，在低浓度时还将细胞周期抑制在 G_0/G_1 期[2]。合欢皮中合欢皂苷 J25 和合欢皂苷 J22 在体外对人乳腺癌、人肝癌、人前列腺癌和人宫颈癌细胞增殖有明显的抑制作用[3]。

2. 抗炎抗菌作用

合欢皮乙醇提取物对金黄色葡萄球菌和黑曲霉具有良好抑菌效果，且证实正丁醇萃取物是抑制黑曲霉的有效成分[4]。

3. 抗焦虑、抗抑郁作用

采用高架十字迷宫、明暗箱实验对合欢皮水提液、醇提液及各萃取部位进行抗焦虑研究，发现正丁醇萃取部位通过提高小鼠脑内 GABA 含量，降低小鼠脑内 Glu 和 5-HT 含量发挥抗焦虑作用[5]。合欢皮提取物能缩短小鼠悬尾试验和强迫游泳试验累计不动时间，并能对抗利血平所致小鼠体温下降和眼睑下垂，充分说明合欢皮提取物具有抗抑郁的作用[6]。

4. 增强免疫作用

合欢皮多糖组和皂苷组的红细胞 C3bRR、红细胞对白细胞的吞噬促进率、红细胞 SOD 活性、红细胞免疫促进因子等指标明显优于正常组，且多糖组优于皂苷组[7]。总皂苷能明显提高小鼠 NK 细胞的杀伤活性，且具有剂量差异性[8]。研究合欢皮总皂苷对 H22 荷瘤小鼠免疫功能的影响，发现总皂苷是通过增加 T 细胞数量来实现对 T 细胞免疫功能的调节的。同时其可使 IL-2 水平明显升高，提示合欢皮可促进细胞分泌 IL-2，从而间接增强 NK 细胞、单核/巨噬细胞的免疫作用[9]。

【毒理作用】

1. 急性毒性

研究合欢皮总皂苷对小鼠的毒性，显示最小致毒量为 7.5mg/kg，近似致死量为 1500mg/kg，半数致死量（LD_{50}）为 2164mg/kg。心、肝、脾、肺、肾器官形态学明显改变，并且凝血时间缩短和 SOD 与 GSH-PX 活性下降[10]。研究对合欢皮水提取物 D101 大孔树脂分离纯化后各部位进行小鼠急性毒性评价，按含生药量计算，最大耐受量为水部位、40%乙醇部位、95%乙醇部位[11]。

2. 肾毒性

合欢皮总皂苷可促使肾脏细胞凋亡，可能与总皂苷降低肾的抗氧化能力和改变凋亡相关基因的表达、升高 COX-1 的表达有关[12]。

3. 神经系统毒性

合欢皮总皂苷致毒剂量对神经系统有毒性作用，可能与总皂苷降低 SOD、GSH-PX 活性，同时增高 COX-2 表达、降低 CaN 表达有关，同时影响给药后小鼠 30min 站立和活动次数[13]。

4. 呼吸系统毒性研究

合欢皮总皂苷对小鼠呼吸系统的毒性主要表现在促使支气管黏膜上皮细胞凋亡、肺组织的氧化损伤及炎症反应[14]。

5. 生殖毒性研究

昆明小鼠灌胃合欢皮总皂苷，进行妊娠毒性试验。结果显示，可引起卵巢和子宫的母体毒性，但未观察到胎儿毒性或致畸性。不同期妊娠的植入率均下降，可观察到死胎和母体死亡[15]。

6. 血液毒性研究

采用合欢皮总皂苷灌胃大鼠观察血液循环系统及血液常规的变化，发现该剂量可使血压升高，脉搏加快，白细胞计数、血小板计数和血红蛋白含量明显下降，表现出一定毒性[16]。

【参考文献】

[1] 李曰，李倩，蔡维维，等. 合欢皮有效部位对 EGF 诱导血管新生的影响[J]. 中药材, 2014, 37(11): 2054-2057.
[2] 王元国，崔承彬，韩冰，等. 光叶合欢中生物碱类和邻苯二甲酸二酯类抗癌活性成分[J]. 中国药物化学杂志, 2005, 15(2): 65-69.
[3] 邹坤，崔景荣，冉福香，等. 合欢皮中两个新八糖苷的分离鉴定和活性研究[J]. 有机化学, 2005, 25(6): 654-659.
[4] 白羡钦，代光辉，陈佳，等. 合欢皮提取物对黑曲霉抑菌活性的研究[J]. 食品工业科技, 2014, 3(12): 133-136.
[5] 熊永豪，冯波，牛源菲，等. 合欢皮对小鼠焦虑行为影响及抗焦虑活性部位筛选[J]. 世界中医药, 2018, 13(4): 790-793, 798.
[6] 廖颖，王琼，黎霞，等. 合欢皮抗抑郁作用研究[J]. 安徽农业科学, 2014, 42(1): 57-58.
[7] 田维毅，武孔云，白惠卿. 合欢皮红细胞免疫活性成分及其机制的研究[J]. 四川中医, 2003, 21(10): 17-19.
[8] 田维毅，冯济凤，武孔云，等. 合欢皮总皂甙对小鼠 NK 细胞杀伤活性的影响[J]. 贵阳中医学院学报, 2003, 25(3): 47-48.
[9] 俞琦，蔡琨，田维毅. 合欢皮总皂苷对 H22 荷瘤小鼠细胞免疫功能的影响[J]. 中国实验方剂学杂志, 2016, 22(15): 143-148.

[10] 赵建国，刘玲艳，朱颖越，等. 合欢皮总皂苷急性毒理学研究[J]. 天然产物研究与开发, 2010, 22: 582-586.
[11] 田微，叶小敏，杨德森，等. 合欢皮水提物不同部位的急性毒性比较研究[J]. 湖北中医药大学学报，2015, 17(2): 42-45.
[12] 邱丽颖，李倩，许天蟾，等. 合欢皮总皂苷所致小鼠肾毒性及其机制的研究[J]. 毒理学杂志，2011，25(6): 431-434.
[13] 杜斌，蔡维维，冯磊，等. 合欢皮总皂苷对小鼠神经系统的SOD、GSH-PX活性及COX-2、CaN表达的影响[J]. 中成药, 2015, 37(11): 2514-2517.
[14] 康晓星，高越颖，余行云，等. 合欢皮总皂苷对小鼠呼吸系统的毒性及机制研究[J]. 中药材，2011，34(3): 428-431.
[15] Shu Y, Cao M, Yin Z Q, et al. The reproductive toxicity of saponins isolated from Cortex Albiziae in female mice[J]. Chin J Nat Med, 2015, 13(2): 119-26.
[16] 刘冬，高越颖，邱丽颖，等. 合欢皮总皂苷对大鼠循环系统的影响[J]. 海峡药学, 2010, 22(2): 28-30.

没药

【来源】橄榄科没药属植物没药树 *Commiphora myrrha* Engl. 及同属他种植物的树皮部渗出的油胶树脂。

【性味与归经】味辛、苦，性平。入肝经。

【功能与主治】散血祛瘀，消肿定痛。治肝癌、宫颈癌、前列腺癌、鼻咽癌、肠癌、食管癌、跌损、金疮、筋骨、心腹诸痛、癥瘕、经闭、痈疽肿痛、痔漏、目障。外用治疮口久不收敛。

【药理作用】

1. 抗肿瘤作用

没药倍半萜中含有榄香烯，现代药理和临床研究表明，榄香烯有很好的抗肿瘤作用[1]。没药对胶质瘤细胞、子宫内膜腺细胞和人卵巢癌细胞等均表现出显著的抗肿瘤功效。没药的抗癌作用机制与常用的化疗药物比较，不但作用强，而且更加安全[2]。

2. 对肝脏的作用

通过大鼠的药理实验发现：治疗组存活大鼠尸体解剖见肝脏外形基本正常，对其进行病理切片镜检，发现肝中央静脉周围的组织几乎完好，肝细胞几乎完全正常。这说明没药对肝脏有保护作用[3]。

3. 对心血管的作用

从西印度穆库尔没药中分离出的没药树脂能降低血脂，主要活性成分是甾酮类成分 *E*-没药甾酮和 *Z*-没药甾酮，主要机制是甾酮类成分能激活脂肪分解酶，抑制肝胆固醇的生物合成，降低脂质和胆固醇的水平[4]。没药水煎液中的部分树脂也有降血脂作用[5]。没药的水提物、挥发油对家兔血小板聚集及凝血酶时间的影响均能产生显著效应[6]。

4. 对神经系统的作用

用没药提取物以 50mg/kg 的剂量注入小鼠体内，小鼠可以忍受注射乙酸引起的剧烈疼痛，显示没药具有镇痛效果[7]。

5. 保护黏膜作用

没药的水悬液具有黏膜保护作用，避免乙醇、氯化钠、氢氧化钠、吲哚美辛和吲哚美辛-乙醇引起的溃疡[8]。进一步的研究证明，肉桂醛能够抑制应激反应造成的胃溃疡，从而具有保护胃黏膜的作用。没药中含有很多不同的活性成分，而具有黏膜保护作用的成分是丁子香酚、肉桂醛和萜类[9]。

6. 抗细菌、抗真菌作用

从生长在非洲的没药树分泌的树脂中分离出多种具有强力消炎作用的活性成分，其中有一种名为曼速宾酸，对急性炎症和慢性炎症均有良好的抑制作用[10]。没药的水煎液对多种皮肤性真菌均有抑制作用，这种作用可能与挥发油中所含的丁香油酚有关[11]。没药挥发油能够减少白细胞介素-1β 的合成，刺激白细胞介素-6 的合成，能够抑制与牙周炎相关的牙龈炎症，可以作为漱口液、牙粉、牙膏等的添加成分，用于口腔溃疡等一些口腔疾病[12]。

7. 抑制子宫平滑肌收缩作用

没药挥发油对小鼠离体子宫平滑肌收缩及芳香化酶活性均有显著的抑制作用[13]。

8. 其他作用

没药提取物能够有效抑制血糖升高，可以用来治疗非胰岛素依赖型的糖尿病[14]。没药树的花和叶煎水可以治疗疼痛，并且能够增加人的粪便和尿液的排出。采摘新鲜的没药叶子，静脉注射其水提取液，能产生明显的降血压效果，并且高剂量能导致心率的显著下降，低剂量对心率几乎没有影响[15]。

【毒理作用】

1. 急性毒性

急性毒性试验中，3g/kg 剂量未对大鼠造成死亡，但使大鼠的运动能力下降，这可能是由于挥发油对中枢神经产生了抑制作用。

2. 长期毒性

长期毒性试验中，每天 100mg/kg 剂量对大鼠未产生慢性毒性，重要器官的平均重量与对照组比较，没有显著性差别，但给药后大鼠体重明显增加[16]。

3. 对胃的刺激性

没药生品或炮制不当，气味浓烈，对胃有一定的刺激性，容易引起恶心、呕吐反应，尤其对于脾胃功能较差的患者。所以，没药只有经过炮制才能降低挥发油含量，缓和刺激性，更好地满足临床要求，从而保证临床用药安全、有效。

4. 过敏反应

近年来，国内外有文献报道，没药单独使用或与乳香合用时，可致过敏反应，出现面部潮红，全身起疹，呈图币状或粟粒状，以胸腹部及四肢屈侧为多见，奇痒难忍，有的患者表现为感冒症状，继续服药，症状加剧。停药后经服抗过敏药，症状逐渐消失。再将原方去没药后继续服药，未出现任何不良反应。没药致敏原因尚不明确，大概是含有树脂、挥发油类物质所致，过敏体质者应慎用。

【参考文献】

[1] 石灵春，汪波，张维彬. 中草药有效成分 β-榄香烯在肿瘤防治中的运用[J]. 现代中西医结合杂志, 2001, 10(14): 1397-1398.

[2] 李训东，刘雯静. 没药的实验研究概况[J]. 中国医疗前沿, 2011, 4(17): 15-17.

[3] 田时，宋广杰，侯丽娟，等. 没药对大鼠肝损伤的保护作用的研究[J]. 中国药理学通报, 2014, 15(4): 348-350.

[4] 黄玲，陈玲，张振林. 血脂活性的影响物质[J]. 中草药, 2004, 27(3): 202-203.

[5] 连秀娜，张琳. 没药防治冠心病[J]. 山西中医, 2002, 18(4): 10-11.

[6] 蒋海峰，宿树兰，欧阳臻，等. 乳香、没药提取物及其配伍对血小板聚集与抗凝血酶活性的影响[J]. 中国实验方剂学杂志, 2011, 17(19): 160-164.

[7] 徐仲航，金向群. 没药止痛作用的成分研究[J]. 中国实验学, 2011, 15(4): 1891-1821.

[8] 李伟，陈颖莉，杨铭. 没药对胃黏膜损伤的保护作用[J]. 中国药理学通报, 1995, 1(5): 238-240.

[9] 郭文虎. 乳香没药提取物对大鼠应激性溃疡治疗作用的研究[J]. 中国医药指南, 2012, 10(20): 454-456.

[10] 杨毅，张成路. 传统药物的发展[J]. 化学进展, 2003, 15(4): 327-331.

[11] 文雯，张朋. 乳香、没药现代药理学研究与临床应用[J]. 河南中医, 2009, 29(2): 204-206.

[12] 万文珠，娄红祥. 没药的化学成分和药理作用[J]. 国外医药-植物药分册, 2005, 20(6): 236-241.

[13] 宿树兰，鲍邢杰，段金廒，等. 没药挥发油抑制小鼠离体子宫平滑肌收缩及芳香化酶活性的效应及成分分析[J]. 南京中医药大学学报, 2008, 24(2): 109.

[14] 戴好富，谭宁华，周俊，等. 没药提取物抑制血糖的研究[J]. 中草药, 2005, 26(8): 3101-3102.

[15] 王维，朱永新，田进改，等. 没药水提取液化学成分的研究[J]. 药物分析杂志, 1995, 15(6): 33-36.

[16] Rao R M, Khan Z A, Shah A H. Toxicity studies in mice of Commiphora molmol oleo-gum-resin[J]. J Ethnopharmacol, 2001, 76(2): 151-154.

乳香

【来源】 橄榄科植物乳香树 *Boswellia carterii* Birdw. 及同属植物 *Bosivellia* bhaw-dajiana Birdw. 树皮渗出的树脂[1]。

【性味与归经】 味辛、苦，性温。归心、肝、脾经。微毒。

【功能与主治】 活血行气，通经止痛，消肿生肌，调气活血，定痛，追毒。主治气血凝滞、心腹疼痛、风湿痹痛、经闭痛经、跌打瘀痛、痈疽肿毒和产后瘀血等症。

【药理作用】

1. 抗肿瘤作用

乳香中两个异构体的混合物3*α*,24-二羟基脲-12-烯和3*α*,24-二羟基油精-12-烯能够诱导人白血病HL-60细胞的凋亡。这两个异构体混合物还通过激活p53/p21/PUMA系统和破坏PI3/Akt机制诱导人宫颈癌HeLa和SiHa细胞凋亡[2]。3-羰基-甘遂烷-8，24-二烯-21-酸也是乳香的一个三萜成分，对MCF-7、SMMC-7721、K562、HeLa细胞有抑制增殖作用[3]。从乳香中分离出7个西松烷型二萜：乙酸因香酚、因香酚、乙酸熏香醚、乙酸异香醚、香精氧化物、异香醚氧化物和异香酚，前两个化合物对人肝癌BEL-7402细胞的IC_{50}分别为68.8μg/L和39.2μg/L，其他化合物的IC_{50}均大于80μg/L，异香酚对人肝癌BEL-7402细胞、人宫颈癌HeLa细胞、人结肠癌SW-480细胞的IC_{50}分别为201.4μg/L、233.2μg/L、190.3μg/L[4]。乙酸因香酚还具有抑制人白血病HL-60细胞生长作用，IC_{50}值为（16. 3±3. 4）μmol/L[5]。

乳香酸能抑制艾氏腹水瘤和艾氏实体瘤的生长，增加了荷瘤小鼠的存活率，通过下调VEGF和CD-31抑制血管生成，通过上调caspase-3和Bax 诱导细胞凋亡。乳香酸在低浓度即对恶性胶质瘤表现出细胞毒作用，在诱导肿瘤细胞凋亡时，Bax和Bcl-2蛋白水平保持不变，通过p53依赖途径诱导p21表达[6]。乳香中的*α*-乳香酸、*β*-乳香酸均能抑制人乳腺癌细胞MCF-7和人白血病细胞HL-60的生长，且后者以剂量依赖方式抑制HL-60细胞DNA、RNA和蛋白质的合成[7]。

乳香中还含有乙酰乳香酸，为两个异构体*α*-乙酰乳香酸、*β*-乙酰乳香酸，两者均能抑制人乳腺癌 MCF-7 细胞的生长[7]。当乙酰乳香酸体外单次给药量为12.5mg/mL时，乙酰乳香酸能诱导骨髓非白血性白血病HL-60、U937、ML-1细胞的单核细胞凋亡；同时能导致 90%的细胞形态发生变化，80%～90%的细胞具有硝基蓝四氮唑还原作用，而且其诱导的专属性和非专属性酯酶也随之增加，且其抑制细胞生长的作用与剂量和时间相关，乙酰乳香酸为20mg/mL时，24h后能减少HL-60细胞60%，3d后基本上没有存活的细胞[8]。另外，乙酰乳香酸能诱导小鼠的B16-F10黑色素瘤，阻断细胞种群G_1期的生长，抑制拓扑异构酶Ⅱ的活性。乙酰乳香酸还能抑制B16-F10的迁移活性和诱导HT-1080细胞凋亡，同时可抑制HT-1080细胞的分泌物MMPs。这些结果表明，乙酰乳香酸是一个潜在的有较大可能性阻断肿瘤入侵和转移的药物[9]。乙酰乳香酸对不同组织来源的恶性肿瘤细胞生长抑制，包括人上皮癌细胞KB、人卵巢癌细胞A2780、人乳腺癌MCF-7及人非小细胞肺癌细胞A549，IC_{50}从5.73～16.44μmol/L。对恶性神经胶质瘤细胞T98G、LN-229、LN-18和LN-308有生长抑制作用，并呈剂量依赖性关系[10]。单体 11-羰基-*β*-乙酰乳香酸能抑制人乳腺癌细胞 MCF-7 和人白血病细胞 HL-60 的生长，11-羰基-β-乙酰乳香酸以剂量依赖方式抑制人白血病 HL-60 细胞 DNA、RNA 和蛋白质的合成，11-羰基-β-乙酰乳香酸对 DNA 合成的抑制作用为不可逆。11-羰基-β-乙酰乳香酸能通过诱导前列腺癌细胞的 p21 和还原前列腺癌细胞的 Cyclin D_1，引起细胞 G_1 期停滞，通过干扰前列腺癌细胞中 Sp1 的结合活性而产生抗雄激素受体作用，它还对 BEL-7402 细胞增殖有抑制作用[3]。乳香中的挥发油及其脂质体体外抑制人肝癌细胞株、人舌癌细胞系、人慢性髓性白血病细胞系、人乳腺癌细胞系、人宫颈癌细胞系增殖及诱导凋亡[11]。

2. 对中枢神经系统的作用

乳香中的挥发油能直接作用于神经末梢达到止痛目的，又能抑制毛细血管通透性，改善局部血液循环，促进病灶处渗出液的吸收，达到消肿止痛目的。β-乳香酸可促进海马神经元突触的生长和分支，显著提高神经轴突的生长、分支及微管蛋白聚合动力学，从而改善记忆力[12]。

3. 其他作用

乳香主要是通过降低胃内游离酸度、抗幽门螺杆菌和抗炎等作用从而发挥其抗溃疡作用。研究表明乳香胶在体内和体外对幽门螺旋杆菌感染都有效[13]。乳香提取物组能使再生胃黏膜的厚度增加，囊状扩张腺体的数量减少，黏液高碘酸无色品红的含量增加，肉芽组织胶原的含量增加，炎症细胞浸润的数量减少[14]。乳香能够抑制大肠杆菌、金黄色葡萄球菌、蜡状芽孢杆菌、铜绿假单胞菌、普通变形杆菌，其中对大肠杆菌的抗性最强，对蜡状芽孢杆菌的抗性最弱。表明乳香具有广谱抗菌作用，但对不同致病菌的抗性作用存在一定的差异性[15]。

【毒理作用】

1. 胚胎毒性

乳香对斑马鱼胚胎发育具有一定毒性作用，心脏、鱼鳔、卵黄囊为可能的毒性靶器官或组织，其心脏毒性可能与其诱导心肌细胞发生凋亡有关[16]。

2. 肝毒性

研究乳香和从中提取的总乳香酸对大鼠肝脏毒性作用，连续灌胃给药 4 周后，检测血清 AST、ALP 及 ALT 指标和血清、肝组织中氧化应激指标 MDA、SOD；进行大鼠骨髓微核试验。结果表明，与对照组相比，乳香组肝系数显著升高；血清 ALT、MDA 升高，肝组织 MDA 升高，SOD 降低；总乳香酸组血清 SOD 升高，肝组织 MDA、SOD 降低；各给药组微核率与对照组无明显差异。故而可以得出结论：乳香在 6g 生药/kg 剂量下有一定的肝毒性[17]。

3. 配伍毒性

临床使用乳香、没药治疗后有患者发生了过敏的情况，患者全身瘙痒、出现丘疹，并且发热[18]。

【参考文献】
[1] 国家药典委员会. 中华人民共和国药典. 一部[M]. 北京: 中国医药科技出版社, 2020: 240.
[2] Bhushan S, Malik F, Kumar A, et al. Activation of p53/p21/ PUMA alliance and disruption of PI-3/Akt in multimodal targeting of apoptotic signaling cascades in cervical cancer cells by a pentacyclic triterpenediol from Boswellia serrata[J]. Mol Carcinogen, 2009, 48(12): 1093-1108.
[3] 李福双, 颜冬兰, 刘让如, 等. 乳香的化学成分[J]. 中国天然药物, 2010, 8(1): 25-27.
[4] 李福双, 徐康平, 袁寿洪, 等. 乳香大环二萜类化学成分研究[J]. 有机化学, 2010, 30(1): 107-111.
[5] 王峰, 李占林, 刘涛, 等. 乳香中西松烷型二萜类化合物[J]. 中国中药杂志, 2009, 34(19): 2477-2480.
[6] Glaser T, Winter S, Groscurth P, et al. Boswellic acids and malignant glioma: induction of apoptosis but no modulation of drug sensitivity[J]. Br J Cancer, 1999, 80(5-6): 756-765.
[7] 周金云, 崔锐. 乳香的化学成分[J]. 药学学报, 2002, 37(8): 633-635.
[8] Jing Y K, Nakajo S, Xia L J, et al. Boswellic acid acetate induces differentiation and apoptosis in leukemia cell lines[J]. Leuk Res, 1999, 23(1): 43-50.
[9] Zhao W Z, Frank E, Liu H Y, et al. Boswellic acid acetate induces differentiation and apoptosis in highly metastatic melanoma and fibrosarcoma cells[J]. Cancer Detect Prev, 2003, 27(1): 67-75.
[10] Glaser T, Winter S, Groscurth P, et al. Boswellic acids and malignant glioma: induction of apoptosis but no modulation of drug sensitivity[J]. Brit J Caneer, 1999, 80(5-6): 756-765.
[11] 肖娟. 乳香挥发油抗肿瘤的作用机制研究[D]. 长沙: 中南大学, 2007: 7-34.
[12] Karima O, Riazi G, Yousefi R, et al. The enhancement effect of beta-boswellic acid on hippocampal neurites out growth and branching (an in vitro study)[J]. Neurol Sci, 2010, 31(3): 315-320.
[13] 赵小勇, 邹全明, 郭刚, 等. 乳香胶治疗幽门螺杆菌感染的实验研究[J]. 中国药业, 2006, 15(14): 6-7.
[14] 梅武轩, 曾常春. 乳香提取物对大鼠乙酸胃溃疡愈合质量的影响[J]. 中国中西医结合消化杂志, 2004, 12(4): 34-37.
[15] 饶本强, 李福荣, 张海宾. 乳香对几种病原微生物抗性作用的初步研究[J]. 信阳师范学院学报(自然科学版), 2005, 18(1): 54-56.
[16] 史永平, 张友刚, 孔浩天, 等. 中药乳香对斑马鱼胚胎发育毒性研究[J]. 中华中医药杂志, 2020, 35(09): 4606-4609.
[17] 朱桃桃, 王安红, 孙达, 等. 总乳香酸与乳香肝毒性比较研究[J]. 辽宁中医药大学学报, 2012, 14(09): 48-50.
[18] 杨建土. 乳香没药的临床不良反应及其毒性分析[J]. 中国医药指南, 2015, 13(01): 49-50.

虎杖

【来源】 蓼科植物虎杖 *Polygonum cuspidatum* Sieb. et Zucc. 的干燥根茎和根[1]。

【性味与归经】 味苦，性微寒。归肝、胆、肺经。

【功能与主治】 活血祛瘀，利湿退黄，清热解毒。主治妇女经闭，痛经，产后恶露不下，癥瘕积聚，风湿痹痛，湿热黄疸，淋浊带下，跌仆损伤，疮疡肿毒，水火烫伤。

【药理作用】

1. 抗肿瘤作用

虎杖苷能够抑制肿瘤细胞生长，引起细胞周期阻滞及诱导肿瘤细胞凋亡。在不明显影响细胞生长的浓度下，虎杖苷在体外可抑制肺癌细胞和乳腺癌细胞的贴壁能力、迁移和侵袭能力。虎杖苷对乳腺癌耐阿霉素细胞具有增殖抑制作用，导致乳腺癌耐阿霉素 MCF-7/ADR 细胞周期 G_0/G_1 期阻滞及发生凋亡[2]。大黄素甲醚、大黄素、黄葵内酯、2-乙氧基-8-乙酰基-1,4-萘醌均能抑制乳腺癌 MCF-7 细胞的生长[3]。

白藜芦醇对小鼠肉瘤 S180、小鼠肝癌 H22[4]、S180 肿瘤细胞[5]、人胃癌 SGC-7901 细胞[6]、人肝癌 HepG2 细胞[7]和 Bel-7402 细胞增殖有抑制作用。虎杖乙醚萃取部位对人肝癌 HepG2 细胞的 IC_{50} 为 38.38μg/L[8]。白藜芦醇能有效抑制人结肠癌细胞株 SW480 的生长并诱导其凋亡[9]。经白藜芦醇处理的 SW480 细胞可出现细胞超微结构的改变[10]。白藜芦醇对淋巴瘤 Raji 细胞无增殖抑制作用，但可抑制 IL-8 和 VEGF 的分泌及 mRNA 的表达[11]。白藜芦醇能强烈抑制人宫颈癌 HeLa 细胞增殖并阻断 HeLa 细胞由 S 期向 G_2 期转变[12]。白藜芦醇对 HeLa 细胞的贴壁有抑制作用，存在一定的剂量依赖性[13]。白藜芦醇对人高转移卵巢癌 HO-8910PM 细胞有细胞毒作用。白藜芦醇能抑制 FAK 蛋白的表达，降低 FAK 酪氨酸磷酸化水平[14]。不同浓度的白藜芦醇作用于人上皮性卵巢癌耐顺铂细胞株 SKOV-3/DDP 后的 OD 值与对照组 OD 值比较，明显下降[15]。白藜芦醇能有效抑制恶性黑色素瘤的生长[16]。白藜芦醇能抑制小鼠黑色素瘤细胞 B16F1 增殖和转移[17]。白藜芦醇以时间和浓度依赖的方式显著抑制了人源性恶性胶质瘤 A172 和 T98G 细胞的生长增殖[18]。

虎杖提取物体外具有较强的抗肿瘤作用，虎杖提取物对 HepG2 细胞有很好的抑制作用，其抑制率随着药物浓度增加而相应增高[19]。虎杖提取物在体外对人肺癌 A549 细胞株有显著的抑制增殖和诱导凋亡作用。虎杖提取物抑制增殖作用机制可能与下调 Ki-67、p21ras 蛋白表达，细胞周期发生 G_0/G_1 期阻滞有关[20]。

2. 抗病原微生物作用

虎杖煎剂及白藜芦醇苷在体内对金黄色葡萄球菌、白色葡萄球菌、溶血性链球菌、卡他球菌、大肠杆菌、变形杆菌、铜绿假单胞菌、福氏痢疾杆菌等均有抑制作用[21,22]。阴道加德纳菌对虎杖水煎剂中度敏感[23]。水提醇沉法制备虎杖注射液，以流行性出血热病毒 76/118 株感染乳小鼠，2.4g/kg 腹腔注射给药，虎杖对感染乳鼠的保护率可达 89.3%[24]。虎杖对白念珠菌抗菌效果较弱[25]。

3. 对心血管系统的作用

虎杖及其提取物具有显著的扩张血管降压[26]、抑制血小板凝集[27]、抗血栓[28]、增加心排血量及增强心肌收缩力的作用[29]；虎杖苷对细胞内钙、pH 有双向调节作用[30]，通过促使心肌细胞内钙离子浓度升高而直接增强心肌细胞的收缩性[31]。虎杖片在临床上通过降低胆固醇和甘油三酯[32]以达到降血脂的作用，同时虎杖片能治疗慢性乙型活动性肝炎早期纤维化，且无明显副作用[33]；虎杖煎剂具有改善损伤肝组织微循环的作用[34]，用 7.5%虎杖煎剂有一定平喘作用；虎杖鞣质对正常小鼠及四氧嘧啶糖尿病小鼠的血糖含量均有影响[35]。

4. 其他药理作用

虎杖中的白藜芦醇苷与戊巴比妥钠及氨基甲酸乙酯有协同作用，能明显延长小鼠睡眠时间[36]，同时白藜芦醇苷还具有较好的抗衰老活性[37]；虎杖根茎中的蒽醌类成分具有较强的抗氧化活性[38]。

【毒理作用】

1. 肝毒性

通过进行虎杖水提物中游离蒽醌含量的测定及对人正常肝细胞的毒性作用实验，发现虎杖水提物中游离蒽醌含量为 0.545%，虎杖水提物可抑制 Hepa RG 细胞活力，且抑制程度与主要游离蒽醌含量呈正相关；细胞凋亡实验结果表明，虎杖水提物明显诱导 Hepa RG 细胞凋亡，且凋亡率与主要游离蒽醌含量呈正相关[39]。

2. 其他毒性

虎杖中的白藜芦醇苷对小鼠腹腔注射的 LD_{50} 为（1000.0±57.3）mg/kg。亚急性毒性实验表明，连续 42d 给大鼠以 50mg/kg、150mg/kg、700mg/kg 白藜芦醇苷腹腔注射时，可引起不同程度的腹膜炎，病变程度及范围与给药剂量有平行关系[40]。

【参考文献】

[1] 国家药典委员会. 中华人民共和国药典一部[M]. 北京: 中国医药科技出版社, 2020: 223.

[2] 张玉松. 虎杖苷抗肿瘤作用及机制研究[D]. 江苏: 苏州大学, 2013: 1-112.

[3] 裴莲花. 虎杖抗癌活性成分的研究[D]. 延吉: 延边大学, 2006: 1-21.

[4] 林海. 白藜芦醇抗肿瘤作用的实验研究[D]. 长春: 吉林大学, 2004: 1-93.

[5] 张秀娟, 蒋世超, 季宇彬. 白藜芦醇对 S180 荷瘤小鼠肿瘤细胞凋亡的研究[J]. 中成药, 2012, 34(2): 348-350.

[6] 曹文涛. 白藜芦醇抑制胃癌 SGC-7901 细胞株生长的机制研究[D]. 衡阳: 南华大学, 2007: 8-31.

[7] 樊慧婷, 熊晓云, 曹蔚, 等. 白蔡芦醇烟酸酯与白藜芦醇体内外抗肿瘤作用比较[J]. 中国新药杂志, 2006, 15(11): 874-878.

[8] 冯磊, 张莲芬, 严婷, 等. 中药虎杖中抗癌活性物质研究[J]. 中药材, 2006, 29(7): 689-691.

[9] 刘敏, 孟勇, 马清涌, 等. 白藜芦醇对人结肠癌 SW480 瘤株作用的研究[J]. 现代肿瘤医学, 2006, 14(5): 524-526.

[10] 刘凯. 白藜芦醇对结肠癌 SW480 细胞生长抑制作用的研究、白藜芦醇对结肠癌 SW480 细胞 β-catenin、cyclinD1 表达的影响[D]. 重庆: 重庆医科大学, 2004: 1-49.

[11] 马泳泳. 白藜芦醇对淋巴瘤细胞增殖及细胞因子分泌的影响[J]. 浙江中医药大学学报, 2008, 32(6): 735-739.

[12] 朱振勤, 张小轶, 陈季武, 等. 白藜芦醇抑制 HeLa 细胞肿瘤活性的自由基机理[J]. 华东师范大学学报, 2002, (6): 98-103.

[13] 车俊. 白藜芦醇对宫颈癌细胞生长、转移和放射治疗影响的研究[D]. 苏州: 苏州大学, 2008: 3-30.
[14] 覃燕梅, 黎科, 何太平, 等. 白藜芦醇对高转移卵巢癌细胞中 FAK 表达及磷酸化水平的影响[J]. 中国药理学通报, 2007, 23(6): 729-732.
[15] 邓潇. 白藜芦醇对体外培养的人上皮性卵巢癌耐顺铂细胞株(SKOV-3/DDP)活性影响的研究[D]. 南昌: 南昌大学医学院, 2009: 3-26.
[16] 高桂华, 徐华娥, 李庆平. 白藜芦醇对恶性黑色素瘤生长抑制作用的体外及体内研究[J]. 南京医科大学学报, 2009, 29(6): 790-793.
[17] 郭丹丹, 陈姬, 于拔萃, 等. 白藜芦醇和紫檀芪体外抗肿瘤转移作用[J]. 中国药理学与毒理学杂志, 2013, 27(1): 61-66.
[18] 林洪. 白藜芦醇诱导恶性胶质瘤细胞凋亡并增强替莫唑胺药物敏感性作用的分子机制[D]. 西安: 第四军医大学, 2011: 1-79.
[19] 戴关海, 杨锋, 童晔玲, 等. 虎杖提取物抗人肝癌细胞株 HepG-2 作用的实验研究[J]. 中国中医药科技, 2009, 16(5): 376-377.
[20] 于柏艳. 虎杖提取物对人肺癌 A549 细胞株抑制增殖和诱导凋亡作用的研究[D]. 延吉: 延边大学, 2007: 1-53.
[21] 周邦靖, 徐有穗. 160 种中药对小肠结肠炎耶氏菌的抗菌作用[J]. 成都中医学院学报, 1993, 16(4): 36-37.
[22] 周邦靖, 张有菊. 106 种中药对肺炎克雷伯氏菌抗菌作用的实验观察[J]. 成都中医学院学报, 1998, 21(2): 47.
[23] 产美英, 程慧娟, 乐红霞, 等. 黄芪等 16 种中药对阴道加德纳菌的抗菌作用[J]. 蚌埠医学院学报, 1995, 20(4): 222-223.
[24] 刘泽富, 李柞宏. 单味中药对流行性出血热病毒感染乳鼠的保护作用[J]. 中华传染病杂志, 1993, 11(2): 81-84.
[25] 欧阳录明, 黄晓敏, 吴兴无. 中草药体外抗白色念珠菌的实验研究[J]. 中国中医药信息杂志, 2000, 7(3): 26-27.
[26] 金春华, 赵克森, 刘杰. 虎杖苷对休克大鼠微血管平滑肌细胞内钙和膜电位的影响[J]. 中国药理学通报, 1995, 14(6): 539-542.
[27] 刘连璞, 单春文, 柳息洪, 等. 虎杖晶 4 号对兔血小板超微结构的影响[J]. 第一军医大学学报, 1998, 18(2): 105-107.
[28] 肖凯, 宜利江, 徐亚明, 等. 虎杖的化学成分研究[J]. 中国药学杂志, 2003, 38(l): 12-15.
[29] 骆苏芳, 余传林. 3,4,5-三羧基-3-β-D-葡萄糖苷对培养乳鼠心肌细胞搏动脉率及损伤的影响[J]. 中国药学学报, 1990, 11(2): 147-157.
[30] 金春华, 赵克森, 刘杰, 等. 虎杖苷对正常大鼠血管平滑肌细胞内游离钙浓度的影响[J]. 中国病理生理杂志, 1998, 14(2): 195-198.
[31] 金春华, 刘杰, 黄绪亮, 等. 虎杖苷对心肌细胞收缩性的影响[J]. 中国药理学通报, 2000, 16(4): 400-403.
[32] 陈晓莉, 肖华, 薛克昌. 虎杖片与辛伐他汀治疗高脂血症的比较[J]. 医药导报, 2002, 21(1): 25-27.
[33] 陈晓莉, 陈建宗, 周光英. 虎杖片治疗慢性乙型活动性肝炎早期肝纤维化的疗效观察附: 112 例病例报告[J]. 成都中医药大学学报, 2003, 26(2): 6-8.
[34] 洪照友, 高毅, 詹兴海. 中药虎杖对大鼠肝脏缺血性损伤保护的形态学观察[J]. 世界华人消化杂志, 1981, 8(l): 25-27.
[35] 沈忠明, 殷建伟, 袁海波. 虎杖鞣质的降血糖作用研究[J]. 天然产物研究与开发, 2004, 16(3): 220-221.
[36] 唐望先, 虞涤霞, 但自力, 等. 肝炎平对急性肝损害时脂质过氧化作用的实验研究[J]. 同济医科大学学报, 1998, 27(1): 56-58.
[37] 陈爽. 栽培虎杖中白藜芦醇苷提取分离及其抗衰老初探[D]. 长春: 吉林大学, 2012: 1-52.
[38] 王桂芹, 郑玉华, 钱进芳. 虎杖根茎中蒽醌类成分的体外抗氧化活性[J]. 植物资源与环境学报, 2011, 20(2):

43-48.
[39] 王呈谕, 刘晓璇, 李铁群, 等. 何首乌、虎杖、大黄水提物中游离蒽醌含量的测定及对人正常肝细胞的毒性作用[J]. 癌变·畸变·突变, 2020, 32(03): 215-220.
[40] 张喜云. 虎杖的化学成分、药理作用与提取分离. 天津药学, 1999, 11(3): 13.

郁金

【来源】姜科植物温郁金 *Curcuma wenyujin* Y. H. Chen et C. Ling、姜黄 *Curcuma longa* L.、广西莪术 *Curcuma kwangsiensis* S. G. Lee et C. F. Liang 或蓬莪术 *Curcuma phaeocaulis* Val. 的干燥块根。前两者分别习称“温郁金”和“黄丝郁金”，其余按性状不同习称“桂郁金”或“绿丝郁金”[1]。

【性味与归经】味辛、苦，性寒。归心、肝、胆经。

【功能与主治】活血止痛，行气解郁，清心凉血，利胆退黄。用于胸胁刺痛，胸痹心痛，经闭痛经，乳房胀痛，热病神昏，癫痫发狂，血热吐通，黄疸尿赤。

【药理作用】

1. 抗肿瘤作用

郁金对胃癌细胞有很好的抑制作用。温郁金可以逆转人耐长春新碱胃腺癌细胞（SGC7901/VCR）的多药耐药性，促进长春新碱（VCR）诱导胃腺癌细胞凋亡及细胞周期阻滞，抑制胃癌细胞增长[2]。温郁金二萜类化合物能有效地诱导胃癌细胞株凋亡，其中对 SGC-7901 的抑制最为明显[3]。此外，郁金二萜类化合物 C 可通过抑制 MAPK 信号通路和诱导细胞凋亡因子 caspase-3，以达到抑制腺癌细胞的增殖并诱导腺癌细胞凋亡的作用[4]。郁金用水蒸气蒸馏法得到的提取物对 MNNG 诱导的大鼠胃癌有一定的化学防御作用。

2. 保肝作用

广西桂郁金 GGYJ 能明显降低 CCl4 和 D-GlaN 所致急性肝损伤小鼠血清血谷丙转氨酶（ALT)、谷草转氨酶（AST）的水平，对 CCl4、D-GlaN 引起的小鼠急性肝损伤具有明显的保护作用[5]。郁金可影响凋亡基因 *p53* 和 caspase-3 蛋白的表达、阻碍肝细胞凋亡，对 CCl4 致小鼠急性肝损伤有一定的保护作用[6]。

3. 降血脂作用

毛郁金乙醇提取物可降低大鼠血清总胆固醇、甘油三酯和低密度脂蛋白的含量，提高血清高密度脂蛋白含量，具有明显的降血脂作用[7]。

4. 抗炎作用

郁金的 95%乙醇提取物经正己烷萃取后对山葵墨入菌有较好的抑制作用。此外，郁金正己烷萃取物对常见的病原真菌，如小麦赤霉菌、油菜菌核菌、番茄灰霉菌均有较高的抑菌率[8]。温郁金二萜类化合物 C 可阻断 NF-κB 信号通路，在有效减少 Hp 诱导的促炎性因子分泌的同时增加抑炎因子的分泌，达到对 Hp 诱导炎症的抑制作用[9]。还有研究发现，郁金对金黄色酿脓葡萄球菌、绿脓杆菌、索氏志贺氏菌、痢疾杆菌、枯草芽孢杆菌等均有很好的抑制作用。

5. 其他作用

郁金水提取物有促凝血作用，该作用与其溶解纤维蛋白原有关，为郁金的促凝血及创口愈合提供了科学依据。郁金醇提取物具有抗氧化应激活性，对过氧化氢诱导的人脐静脉内皮细胞氧化应激损伤有较好的保护作用[10]。

【毒理作用】

1. 急性毒性

研究发现，黄丝郁金和桂郁金最大耐受量分别为 90.1g（原生药）/kg 和 150.0g（原生药）/kg。给药后少量动物出现闭眼、竖毛及活动减少等症状，1h 后逐渐恢复正常。温郁金 LD_{50}=80.98g（原生药）/kg。绿丝郁金 LD_{50}=78.33g（原生药）/kg。给药后动物出现闭眼、竖毛及活动减少等症状，进而转为俯卧、呼吸困难、运动失调和发绀，最后抽搐死亡，死亡时间约为 30min。肉眼解剖发现肝脏变黑，死亡可能与肝损伤有关。没死亡的动物症状持续一段时间后消失。以上各组未死亡动物连续观察 7d，外观、精神、行为活动、分泌物、排泄物均未出现明显异常，试验前后体重呈增长状态。试验结束时肉眼解剖未见明显病理变化。从上述急性毒性结果来看，各不同基源郁金单次灌胃给药急性毒性反应不同，以温郁金毒性最大，其次为绿丝郁金，再次为黄丝郁金，最后为桂郁金[11]。

2. 器官毒性

温郁金免煎颗粒对大鼠毒性靶器官为肾、肝脏和子宫内膜，免煎颗粒其主要毒性作用为肝脏汇管区的炎症浸润，肾小管上皮、子宫内膜变性， 对其他脏器均无明显毒性作用[12]。同时郁金中的姜黄素具有一定的毒性和致癌性，用含姜黄树脂油（含 79%～85%姜黄素）的饲料分别饲养 F344/N 大鼠和 B6C3F1 小鼠（雌雄各半）13 周和 2 年，结果在 13 周的实验中，大鼠和小鼠的平均体重均降低，肝脏重量明显增加，毛发、粪便和尿液颜色改变[13]。

3. 配伍毒性

丁香与郁金配伍属中药配伍禁忌“十九畏”的内容之一，丁香、郁金配伍后所得郁金-丁香挥发油与单味药挥发油的气相色谱比较在相应的分溶出量明显降低。挥发油组分的明显改变，为其配伍后部分药效降低或减弱提供了化学依据。其二者配伍后虽然降低了药效，但没有显现出明显的毒性[14,15]。

【参考文献】

[1] 国家药典委员会. 中华人民共和国药典一部[M]. 北京: 中国医药科技出版社, 2020: 223.
[2] 金海峰, 吕宾, 戴金峰. 温郁金二萜类化合物 C 对不同分化胃腺癌细胞株的抑制作用[J]. 中华中医药杂质, 2015, 30(9): 3356-3360.
[3] 戴金峰, 吕宾, 俞瑾, 等. 温郁金正丁醇提取物逆转胃癌 SGC7901/VCR 细胞多药耐药性的研究[J]. 中华中医药杂质, 2014, 29(11): 3623-3626.
[4] 蔡利军, 宋淑萍, 吕宾, 等. 温郁金醇提物对人耐长春新碱胃腺癌细胞 SGC-7901 皮下移植瘤的逆转作用及对 P 糖蛋白表达的影响[J]. 中国中西医结合杂志, 2014, 34(11): 1347-1353.
[5] 秦华珍, 郑作文, 邓家刚, 等. 广西桂郁金对小鼠急性肝损伤的保护作用[J]. 广西中医学院学报, 2008, 11(1): 1-2.
[6] 张婉娴, 朱彤彤, 鲁育铭, 等. 郁金水煎剂对四氯化碳致急性肝损伤小鼠肝细胞 p53 和 caspase-3 表达的影响及其对肝损伤的保护作用[J]. 吉林大学学报, 2014, 40(1): 82-86.
[7] 吴尤娇, 黄敏桃, 黄云峰, 等. 毛郁金乙醇提取物降血脂作用研究[J]. 广西科学, 2015, 22(2): 130-134.
[8] 刘海华, 尉研, 崔佳, 等. 郁金提取物对山葵墨入菌（*Phoma wasabiae*）的抑菌活性研究[J]. 四川大学学报, 2008, 45(5): 1235-1238.
[9] 黄宣, 吕宾, 赵敏, 等. 温郁金二萜类化合物C对幽门螺杆菌诱导人胃GES-1上皮细胞炎症的抑制作用及其对 NF-κB 信号通道的影响[J]. 中国药理学报, 2013, 29(4): 562-567.
[10] 何洁英, 王汝上, 何洁宝, 等. 郁金醇提取物对过氧化氢诱导的人脐静脉内皮细胞氧化应激损伤的保护作用[J]. 中国实验方剂学杂志, 2013, 19(3): 223-225.
[11] 宋军, 蒋浩, 邓居桥, 等. 四种不同基源郁金小鼠急性毒性效应谱和剂量-反应关系比较[A]. 中国药理学会. 中国药理学会第十一次全国学术会议专刊[C]. 中国药理学会: 中国药理学会, 2011: 2.
[12] 刘英杰, 陈金春, 陈海斌, 等. 温郁金免煎颗粒对大鼠亚慢毒性的实验研究[J]. 中国中医药科技, 2010, 17(02): 131-132.
[13] 葛胜利. 中药“十九畏”忌用的探讨[J]. 中药通报, 1986, (l): 213-216.
[14] 常敏毅. 十九畏的药理研究-急性毒性实验[J]. 中药通报, 1985, 10 (12): 40-42.
[15] 邵文杰, 王宪龄. 中药“十九畏”部分药物研究总结报告[J]. 河南中医, 1995, 15(2); 121.

茜草

【来源】本品为茜草科植物茜草 *Rubia cordifolia* L. 的干燥根和根茎[1]。

【性味与归经】味苦，性寒。归肝、心经。

【功能与主治】凉血，止血，祛瘀，通经。主治子宫癌、宫颈癌、脑肿瘤吐血、衄血、尿血、便血、血崩、血痢、崩漏、月经过多、小便淋痛带血、经闭腹痛、风湿痹痛、跌打损伤、瘀滞肿痛、黄疸、慢性气管炎、跌仆肿痛、腰痛、痈毒、疔肿[1]。

【药理作用】

1. 抗肿瘤作用

茜草蒽醌能增加人肝癌 SMMC-7721 细胞超氧化物歧化酶活力，降低丙二醛活力，对人肝癌 SMMC-7721 细胞生长具有抑制作用[2]。蒽醌能显著抑制肝癌细胞的生长，并诱导肝癌细胞凋亡，其分子机制可能与下调 *Bcl-2* 基因的表达有关[3]。茜草根甲醇提取物的氯仿部分可抑制人肝癌细胞 Hep3B 细胞分泌乙型肝炎表面抗原（HBsAg），而对细胞株的活性无影响，不显示细胞毒性[4]。RA 系列单体对肿瘤均有治疗作用，但强度不一，毒性不同。通过动物实验还发现 RA-Ⅱ、Ⅶ对 L120/10 白血病、B16 黑色素瘤、结肠癌 38、艾氏癌和 Lewis 肺癌实体瘤也均有抗癌作用，其中 RA-Ⅶ对结肠癌 38 的抑制作用优于丝裂霉素；对 MM-2 乳腺癌只有 RA-Ⅴ有效，但对 C1499 白血病、MH134 肝癌几乎都没有抗癌活性。RA-Ⅶ还能防止癌细胞转移，对淋巴结转移的 P338 瘤和高度转移的 B16 黑色素瘤的抑制效果与对照药阿霉素相当[5]。

2. 抗病原微生物作用

茜草具有抗菌作用，对金黄色葡萄球菌、白葡萄球菌和肺炎链球菌均有明显的抑制作用[6]。从茜草根茎乙醇提取物大孔树脂 60%活性部位分离得到的大叶茜草素具有良好的体外抑制艾滋病病毒活性[7]。

3. 其他药理作用

研究表明茜草醇提取物对动物的多种急慢性炎症模型都有较强的抗炎作用，能明显降低小鼠血清溶血素水平[8]。动物实验表明，茜草有轻度的止血作用[9]。小鼠灌胃茜草根煎剂，有明显的止咳、祛痰作用[10]。

【毒理作用】

器官毒性

茜草 70%乙醇提取物长期给药剂量≥5g/kg，具有轻微的肝、肾毒性；对结肠无毒性作用，不能导致大鼠结肠黑变病的发生[11]。

【参考文献】

[1] 国家药典委员会. 中华人民共和国药典[M]. 北京: 中国医药科技出版社, 2020: 252

[2] 王艳双, 罗速. 茜草蒽醌对肝癌 SMMC-27721 细胞抗氧化作用[J]. 山东医药, 2010, 50(48): 45-46.

[3] 王艳双, 罗速. 茜草蒽醌对诱导 SMMC-27721 肝癌细胞凋亡及其分子机制的研究[J]. 中国中药杂志, 2010, 35(6): 763-766.

[4] 樊中心. 茜草中的抗癌成分[J]. 国外医学, 1997, 19(4): 3-5.

[5] 张琳. 茜草的化学成分研究进展[J]. 现代中医药, 2008, 128(2): 52-53.

[6] 杨胜利, 刘发. 茜草的药理作用及应用实例[J]. 中西医结合杂志, 1995, 8(8): 588-589.

[7] 谢红, 张涛. 茜草的化学成分及生物活性研究进展[J]. 中国老年学杂志, 2006, 26(1): 139-140.

[8] 许兰芝, 陈维宁, 张薇, 等. 茜草醇提物的抗炎免疫作用[J]. 潍坊医学院学报, 2002, 24(1): 1-3.

[9] 王侃, 陈星, 单鸣秋, 等. 大叶茜草素及羟基茜草素在大鼠体肠吸收研究[J]. 中国中药杂志, 2012, 37(12): 1855-1858.

[10] 中国医学科学院药物研究所等主编. 中药志[M]. 北京: 人民卫生出版社, 1982: 446-449.

[11] 吴耕书, 张荔彦. 五加皮、茜草、白芷对毒激素-L 诱导的恶病质样表现抑制作用的实验研究[J]. 中国中医药科技, 1997, 4(1): 13-15.

桃仁

【来源】蔷薇科植物桃 *Prunus persica*（L.）Batsch 或山桃 *Prunus davidiana*（Carr.）Franch. 的干燥成熟种子。

【性味与归经】味苦、甘，性平。归心、肝、大肠经。

【功能与主治】破血行瘀，润肠通便，止咳平喘，消散内痈。主治闭经、痛经、风痹、疟疾、瘀血肿痛等。也可用于脑肿瘤、骨瘤、鼻咽癌。

【药理作用】

1. 抗肿瘤作用

苦杏仁苷加 β-葡萄糖苷酶作用于大肠癌 LoVo 细胞株 24h 后，可显著诱导 LoVo 细胞株凋亡[1]。苦杏仁苷的细胞毒性被抗 CEA 单抗-β-葡萄糖苷酶偶联物作用后增加约 40 倍，此细胞毒作用具有细胞选择性，细胞存活率随 LoVo 细胞比例的增加而降低[2,3]。苦杏仁苷可以诱导前列腺癌细胞 DU145 和 LNCaP 凋亡。苦杏仁苷可以通过下调人结肠癌细胞 SNU-C4 的细胞周期相关基因达到抗癌作用。桃仁总蛋白抗肿瘤作用：桃仁总蛋白能促进 IL-2、IL-4 的分泌，调节 $CD4^+/CD8^+$细胞的比值；抑制体内肉瘤的生长，诱导肿瘤细胞凋亡[4]。研究表明桃仁蛋白的免疫调节作用是通过降低血清中 IL-2、IL-4 两种细胞因子的水平来实现的；桃仁蛋白还具有显著的抗肿瘤作用，该作用是通过增强树突抗原递呈功能与影响相关基因的表达来实现的；也有研究表明桃仁蛋白 A 通过抑制细胞周期蛋白 B1，使肿瘤细胞分裂停留于 G_2 期，从而抑制肿瘤细胞的增殖以实现抗肿瘤作用，还可以抑制组织蛋白酶 D 的表达，从而抑制肿瘤浸润转移；还有研究显示桃仁蛋白的抗肿瘤作用是通过提高 IL-2、IL-4 水平来实现的[5,6]。

2. 对心血管的作用

桃仁的乙酸乙酯和乙醇提取物均能缩短二磷酸腺苷诱导的血小板聚集所致肺栓塞引起的呼吸喘促时间，且乙酸乙酯提取物有显著的抗血栓作用[7]。桃仁石油醚提取物可能对心肌缺血损伤有改善作用，并对急性心肌梗死有较好的防治作用[8]。桃仁的水提醇沉制剂以 20mg/kg 给药量直接注入狗股动脉中，有显著增加血流量和降低血管阻力的作用[9]。桃仁对腺苷二磷酸诱导的血小板聚集有显著抑制作用[10]。桃仁的乙酸乙酯部分比生理盐水对照组延长血浆凝固时间 30%～50%。

3. 对消化系统的作用

苦杏仁苷能够抑制小鼠束缚-冷冻应激性胃溃疡，促进大鼠乙酸烧灼溃疡愈合，减少幽门结扎所致胃溃疡的溃疡面积，降低胃蛋白酶活性[11]。苦杏仁苷对大鼠慢性胃炎及慢性萎缩性胃炎也有缓解作用[12]。

4. 对呼吸系统的影响

苦杏仁苷的桃仁提取液在 ip 给药后能一定程度地降低硅沉着病模型大鼠血清铜蓝蛋白的量和肺干质量，以及肺组织胶原纤维的量[13]。苦杏仁苷对高氧肺损伤起一定的保护作用[14]。

5. 对内分泌系统的影响

苦杏仁苷在预防及逆转肾间质纤维化中，可明显降低大鼠肾脏纤维化程度[15,16]。

6. 对免疫系统的作用

苦杏仁苷通过增强巨噬细胞的吞噬能力来调节免疫功能，桃仁水提物对机体的免疫功能有良好的增强作用[17,18]。

7. 抗炎、抗氧化作用

注射苦杏仁苷可显著缓解角叉莱胶和甲醛诱导的大鼠关节疼痛，并抑制脊髓中 c-Fos、TNF-α 和 IL-1β 的表达；桃仁的水提物还具有一定的抗炎作用，桃仁蛋白对炎症引起的血管通透性亢进具有抑制作用；有研究者通过对桃仁中多糖的研究发现，桃仁多糖对 $OH^{-\bullet}$和 $O_2^{-\bullet}$均有一定的抑制作用，在同等浓度下对 $O_2^{-\bullet}$的清除率明显高于对 $OH^{-\bullet}$的清除率；苦杏仁苷还可以通过抑制脂多糖诱导的小鼠 BV2 细胞 COX-2 和 iNOS mRNA 表达来抑制前列腺素 E_2 合成及一氧化氮（NO）的产生[19-21]。

【毒性作用】

急性毒性

有研究测出大鼠口服苦杏仁苷的 LD_{50} 为 880mg/kg，但是如果以 600mg/kg 苦杏仁苷结合 *β*-葡萄糖苷酶口服给药后，大鼠全部死亡[22]。苦杏仁苷结合 *β*-葡萄糖苷酶具有增毒作用。利用寇氏法测得小鼠口服光核桃和山桃仁 LD_{50} 分别为（42.81±0.02）g/kg、（25.42±0.03）g/kg[23]。桃仁水煎液，对小鼠腹腔注射 3.5g/kg，可见肌肉松弛、运动失调，竖毛等现象，其 LD_{50} 为（222.5±7.5）g/kg。桃仁的毒性主要是大量的苦杏仁苷在体内分解出较多的 HCN，使组织不能利用血中的氧，引起细胞内窒息；而中枢神经系统，尤其是呼吸中枢的细胞对缺氧高度敏感，使其由兴奋转入抑制最后麻痹而死亡。苦杏仁苷的毒性与给药途径有极大关系，以口服毒性最大，其他途径给药基本无毒。

【参考文献】

[1] 连彦军，陈道达，黄韬，等. *β*-葡萄糖苷酶激活苦杏仁苷诱导 LoVo 细胞凋亡及活性对 *Bax* 与 *Bcl-2* 基因表达和 Caspase-3 的影响[J]. 肿瘤防治杂志, 2005, 12(6): 413-416.

[2] 连彦军，陈道达，许天文，等. 抗 CEA 单抗-*β*-葡萄糖苷酶偶联物特异性激活苦杏仁苷对 LoVo 细胞的细胞毒

作用研究[J]. 中国普外基础与临床杂志, 2005, 12(2): 138-141.
[3] 连彦军，陈道达，郑勇斌，等. 抗CEA单抗-β-葡萄糖苷酶偶联物的制备及体外激活苦杏仁苷靶向杀伤LoVo细胞的实验研究[J]. 中国肿瘤生物治疗杂志, 2004, 11(4): 239-243.
[4] 许惠玉，运晨霞，王雅贤.桃仁总蛋白对荷瘤鼠T淋巴细胞亚群及细胞凋亡的影响[J]. 齐齐哈尔医学院学报, 2004, 25(5): 485-487.
[5] 王亚贤，王征，张康，等. 桃仁总蛋白对小鼠细胞因子IL-4水平的影响[J]. 中医药信息, 2008, (1): 37-38.
[6] 刘英，许铁. 桃仁蛋白对树突细胞抗原递呈功能的影响[J]. 辽宁中医杂志, 2007, 34(12): 1810-1811.
[7] 汪宁，刘青云. 桃仁不同提取物抗血栓作用的实验研究[J]. 中药材, 2002, (6): 414-415.
[8] 耿涛，谢梅林，彭少平. 桃仁提取物抗大鼠心肌缺血作用的研究[J]. 苏州大学学报：医学版，2005, 25(2): 238-240.
[9] 汪宁，刘青云，彭代银，王举涛. 桃仁活血化瘀作用的研究进展[J]. 安徽中医院学报, 2002(03): 63-64.
[10] 王雅君，刘宏鸣，李吉，等. 桃仁抑制血小板聚集作用的研究[J]. 上海医药, 1988, 11(3): 27-28.
[11] 蔡莹，李运曼，钟流. 苦杏仁苷对实验性胃溃疡的作用[J]. 中国药科大学学报, 2003, 34(3): 254-256.
[12] 邓嘉元，李运曼，鲁林琳. 苦杏仁甙对大鼠慢性胃炎的药效学研究[J]. 中国药科大学学报，2002, 33(1): 45-47.
[13] 洪长福，娄金萍，周华仕，等. 桃仁提取物对大鼠实验性硅肺纤维化的影响[J]. 劳动医学，2000, 17(4): 218-219.
[14] 祝华平，常立文，李文斌，等. 苦杏仁甙对高氧暴露早产鼠肺泡Ⅱ型细胞表面活性物质蛋白A、B、CmRNA表达的影响[J]. 中华围产医学杂志, 2004, 7(4): 238-241.
[15] 屈燧林，方勤，陈高翔，等. 汉防己甲素、川芎嗪和苦杏仁苷对人肾成纤维细胞的影响[J]. 中华肾脏病杂志, 2000, 16(3): 186-189.
[16] 盛明雄. 苦杏仁苷免疫活性和抗肾脏纤维化作用的实验研究[D]. 福州：福建医科大学, 2005, 23-42.
[17] 李春华，赵素莲，吴玉秀，等. 苦杏仁苷对单核吞噬细胞吞噬功能的影响[J]. 山西医学院学报, 1991, 22(1): 1-4.
[18] 方伟蓉，李运曼，钟林霖. 苦杏仁苷对佐剂性炎症影响的实验研究[J]. 中国临床药理学与治疗学，2004, 9(3): 289-293.
[19] 朱友平，苏中武，李承枯. 苦杏仁苷的镇痛作用和无身体依赖性[J]. 中国中药杂志, 1994, 19(2): 105-108.
[20] 邱蓉丽，李璘. 桃仁正品来源品种脂肪油和氨基酸分析与比较[J]. 中国药师, 2008, 11(12): 1426-1428.
[21] 王亮. 桃仁多糖对 $OH^{\cdot}$ 及 $O_2^{\cdot}$ 的清除研究[J]. 大连民族学院学报, 2009, (1): 96.
[22] Adewusi S R, Oke O L. On the metabolism of amygdalin. 1. The LD_{50} and biochemical changes in rats[J]. Can J Physiol Pharmacol, 1985, 63(9): 1080-1083.
[23] 颜永刚，雷国莲，刘静，等. 中药桃仁的研究概况[J]. 时珍国医国药, 2011, 22(09): 2262-2264.

桃儿七

【来源】 小檗科鬼臼 *Podophyllum emodi* Wall. var. *Chinese sprague* 的根及根茎。

【性味与归经】 味苦，性温。入肝、胃、肺经。

【功能与主治】 活血解毒，散寒。主治风湿疼痛、咳喘、胃痛、跌打损伤、月经不调、痛经，可用于宫颈癌。

【药理作用】

1. 抗肿瘤作用

桃儿七的主要抗癌成分鬼臼毒素有细胞毒作用，抑制细胞有丝分裂于中期。对组织培养的瘤细胞和移植动物肿瘤均高度敏感[1]。鬼臼毒素含有独特的反式内酯环的结构，主要阻止细胞分裂前期（G_2期）或从G_2期进入分裂期的过程，属于细胞周期特异性药物[2]。鬼臼毒素对 MCF-7 细胞的增殖具有明显的抑制作用[3]。鬼臼毒素诱导胃癌细胞株（SGC-7901）凋亡[4]。4-乙酰-4-去甲基鬼臼毒素、鬼臼毒素、脱氧鬼臼毒素、4-二甲基-脱氧鬼臼毒素、4-去甲基-鬼臼毒素、4-去甲基-表鬼臼毒素-70-*O*-*β*-D-吡喃葡萄糖苷等对增殖表皮癌细胞株（HeLa）和人口腔表皮样癌细胞株（KB）均表现出很强的抑制作用，并且发现脱氧鬼臼毒素对这两种细胞的毒性分别是依托泊苷（etoposide）对这两种细胞毒性的 579 倍和 1123 倍[5]。藏药桃儿七能够促进慢性粒细胞白血病 K562 细胞凋亡，其机制可能通过抑制 BCR/ABL-STAT5 信号通路并激活线粒体凋亡途径来实现[6]。

2. 对神经系统的作用

鬼臼毒素注射给药则首先表现出中枢神经系统刺激作用[2]。

3. 对呼吸系统的作用

桃儿七中的黄酮类化合物槲皮素和山柰酚等成分对镇咳祛痰显著效果[7]。临床上常用来治疗慢性气管炎，黄酒炒后研粉，加等量胃舒平粉制成片剂，每片含生药 0.125g。观察 475 例，大部分病例在 6d 内出现疗效，其中对肺燥型疗效较高，有效率 92.9%，显效率 57.1%。以止咳、祛痰作用较好，平喘作用较差[8]。

4. 对免疫系统的作用

鬼臼毒素可抑制人乳头瘤病毒（HPV）的分裂增生，使之坏死脱落，从而起到治疗尖锐湿疣的作用[9]。研究发现，桃儿七中的鬼臼毒素、去氧鬼臼毒素、4′-去甲基鬼臼毒素、鬼臼苦素及根茎甲醇提取物对羊膜细胞培养的疱疹病毒有良好的抑制作用[10]。研究发现，从桃儿七中分离得到的黄酮类成分不仅可用于对气管炎的治疗，还可用于对乙型肝炎的治疗，其治愈率可达 93%，与此同时其还能够明显缩短病毒性脑炎的退热时间，且无明显副作用[11]。鬼臼毒素衍生物可降低小鼠脾细胞特异抗体的产生、血清拟集素滴度和溶血素 HC_{50} 值，抑制小鼠迟发型超敏性反应，减轻小鼠脾和胸腺重量[12]。

5. 抑菌杀虫作用

桃儿七中的黄酮类成分对流感杆菌及卡他球菌有一定的抑制作用，而鬼臼毒素具杀虫活性，对杀灭多种昆虫有效[13]。阿朴苦鬼臼和脱氧鬼臼毒素对淡色库蚊的毒杀作用较明显，对淡色库蚊的生长发育有较明显的抑制作用，此外鬼臼毒素、脱氧鬼臼毒素、*β*-阿朴苦鬼臼对菜青虫有毒杀作用[14]。桃儿七提取物可明显延迟果蝇化蛹和羽化时间，降低果蝇蛹期大小并降低果蝇羽化率，对果蝇生长发育具有明显的抑制作用[15]。

【毒性作用】

1. 急性毒性

研究表明[16]桃儿七的 LD_{50} 为 0.0887g/mL，桃儿七鬼臼毒素含量更高，毒性更强，在制定药材质量标准时应严格控制鬼臼毒性成分的含量。小鼠腹腔注射鬼臼毒素的有效抑制浓度较低，但其葡萄糖苷的有效抑制浓度约为其 6 倍。大鼠和豚鼠腹腔注射实验表明，它们阻止器官有丝分裂的毒性作用葡萄糖苷较苷元小，但大剂量亦可产生腹泻、呕吐和唾液分泌过多，猫对上述作用最敏感，注射氯丙嗪可降低敏感度，起保护作用，大鼠、豚鼠和狗较耐受[17]。

2. 细胞毒性

研究表明桃儿七六角鬼臼药材的化学成分及其细胞毒性中发现去氧鬼臼毒素毒性最强[18]。

3. 神经毒性

桃儿七所含成分中的鬼臼脂素、去甲鬼臼脂素、去甲去氧鬼臼脂素、去氧鬼臼脂素是细胞锤体毒物，其毒理作用与秋水仙碱相似，主要是抑制细胞分裂过程中微管蛋白的结合，阻止了细胞分裂前期（G_2 期）或从 G 期进入分裂期的过程。内服鬼臼脂素或鬼臼树脂，能刺激小肠引起大量水泻、腹痛、血便，甚至虚脱。鬼臼毒素对神经细胞破坏很大，可抑制呼吸中枢致人死亡[19]。

4. 胃肠毒性

桃儿七对肠平滑肌有兴奋作用，可产生腹泻，是树脂类泻药[20]。内服鬼臼毒素或鬼臼树脂能刺激小肠，引起大量水泻，并伴有腹痛乃至出现血便，或导致严重衰竭性虚脱。

【参考文献】

[1] 国家医药管理局中草药情报中心站. 植物药有效成分手册(第一版)[M]. 北京: 人民卫生出版社, 1986: 849.

[2] 中国医学科学院药物研究所等. 中药志(第一册)[M]. 北京: 人民卫生出版社, 1979: 246～249.

[3] Chattopadhyay S, Bisaria V S, Panda A K, et al. Cytotoxicity of in vitro produced podophy llotoxin from Podophy llumhex and rum on human cancer cell line[J]. Nat Prod Res, 2004, 18(1): 51-57.

[4] 季宇彬, 尹立, 汲晨锋. 鬼臼毒素诱导胃癌细胞株 SGC-7901 凋亡的实验研究[J]. 江西中医药, 2010, 41(10): 63-66.

[5] Sun Y, Chen H, Wang J, et al. Sixteen New Prenylated Fla-vonoids from the Fruit of Sinopodophy llumhex and rum[J]. Molecules, 2019, 24(17): 3196.

[6] 周芳竹, 王欣, 代安亚, 等. 藏药桃儿七可促进慢性粒细胞白血病 K562 细胞的凋亡[J]. 南方医科大学学报, 2017, 37(02): 226-231.

[7] 邹妍琳. 藏药桃儿七的药理作用研究进展[J]. 科学咨询(科技·管理), 2017, 14(4): 57-58.

[8] 国家医药管理局中草药情报中心站. 植物药有效成分手册[M]. 北京: 人民卫生出版社, 1986: 849.
[9] 张敏, 施大文. 八角莲类中药抗单纯疱疹病毒作用的初步研究[J]. 中药材, 2008, 17(6): 306-307.
[10] Bedows E, Hatfield G M. Aninves tigation of the antiviral activity of Podophy llumpeltatum[J]. J Nat Prod, 1982, 45(6): 725-729.
[11] Inamori Y, Kubo M, Tsujibo H, et al. The biological activities of Podophy llotoxin compounds[J]. Chem Pharm Bull (Tokyo), 1986, 34(9): 3928-3932.
[12] 贾正平, 张培琰, 梁重栋. 4-[4″(2″, 2″, 6″, 6″-四甲基哌啶氮氧自由基)氨基]-4′-去甲表鬼臼毒及其自由基还原物对小鼠免疫功能的影响[J]. 中国药理学报, 1993, 14(3): 221-224.
[13] Yoshihiko I, Mayuri K, Hiroshi T, et al. The biological activeties of podophy llotoxin compounds[J]. Chempharm Bull, 1986, 34(9): 3928-3932.
[14] 刘艳青, 张守刚, 高蓉, 等. 鬼臼毒素类物质生物活性的研究[J]. 医学研究生学报, 2006, 19(3): 205-209.
[15] 张倩倩, 张宏, 王超, 等. 西藏桃儿七提取物对果蝇的杀虫作用[J]. 黑龙江畜牧兽医, 2017(04): 155-157, 276.
[16] 叶耀辉, 马越兴, 张恩慧, 等. 藏药桃儿七与小叶莲 HPLC 分析及其毒性差异研究[J]. 中国实验方剂学杂志, 2014, 20(18): 80-84.
[17] 袁菊丽. 太白七药桃儿七研究进展[J]. 辽宁中医药大学学报, 2011, 13(5): 95-97.
[18] 陈有根, 张丽芳, 刘育辰, 等. 桃儿七化学成分和细胞毒性研究[J]. 中草药, 2010, 41(10): 1619-1622.
[19] 张汾生, 杨爱平. 伪龙胆草桃儿七致中毒性脑病、中毒性周围神经炎 1 例[J]. 四川中医, 1999(01): 29.
[20] 粟晓黎, 林瑞超, 冯国培, 等. 毒性中药鬼臼质量标准研究[J]. 中成药, 2006, 28(3): 342-346.

益母草

【来源】 唇形科植物益母草 *Leonurus japonicas* Houtt. 的新鲜或干燥地上部分。

【性味与归经】 味辛、苦，性微温。入心、肝、膀胱经。

【功能与主治】 活血，祛瘀，调经，消水。主治月经不调，胎漏难产，胞衣不下，产后血晕，瘀血腹痛，崩中漏下，尿血，泻血，痈肿疮疡。

【药理作用】

1. 抗肿瘤作用

益母草水提物及醇提物在体外对人子宫颈癌 HeLa 细胞增殖有显著的抑制作用[1]。益母草提取物可逆转 KB-V1 细胞多药耐药性，并且与阿奇霉素合用对多药耐药细胞及药物敏感细胞均表现出生长抑制协同作用，而且在多药耐药细胞上的协同作用更好[2]。口腔癌细胞 KB-V1 细胞具多药耐药性，用益母草提取物进行处理，发现可以降低 KB-V1 细胞的多药耐药性，如果与阿霉素一起使用则具有协同作用[3]。

2. 对心脑血管的作用

益母草碱（Leo）和水苏碱（Sta）可以改善心肌缺血症状，并且合用抗小鼠急性心肌缺血的作用优于单用[4]。用益母草注射液治疗大鼠链脲佐菌素诱导糖尿病性心肌病（DMC），可使心肌细胞凋亡减少，心肌细胞增殖活性增强，改善心肌超微结构异常[5]。益母草注射液可减轻心肌细胞缺血缺氧及再灌注引起的损伤[6]。益母草中的生物碱和黄酮成分能有效抑制 ISO 所致心肌组织缺血损伤[7]。益母草总生物碱能够显著降低家兔的血液黏度，扩张微小血管，改善微循环[8]。益母草碱能明显降低血液黏度和提高红细胞变形能力[9]。益母草醇提物则对辐射造成的小鼠造血系统损伤有较好的防护作用[10]，白血病 K562 细胞的活性也可通过益母草中的某些化学成分进行抑制[11]。

3. 对泌尿系统的作用

益母草可以作为一种作用和缓的保钾利尿药使用[12]。益母草水提物对庆大霉素（GM）引起的大鼠急性肾功能衰竭有保护作用[13]。益母草注射液能提高大鼠肾小球滤过率，改善肾功能，减轻肾小管空泡变性及间质纤维化等病理改变，有效改善 CsA 引起的大鼠肾功能损伤[14]。益母草总碱可降低小鼠前列腺增生指数，同时对于伴生性的睾丸、附睾病变、胸腺和脾脏的萎缩也有作用[15]。

4. 对神经系统的作用

益母草有抗炎镇痛的作用，小鼠腹腔注射益母草甲醇提取物，其对乙酸扭体小鼠的抑制率分别为 69.68%、44.15%，阳性药双氯芬酸钠抑制率为 74.67%[16]。益母草甲醇提取物对角叉菜胶所致的大鼠足肿胀有很好的抑制效果。

【毒性作用】

1. 急性毒性

采用经典急性毒性实验进行益母草总生物碱对大、小鼠的急性毒性研究，按总生物碱含量计算，益母草生物碱对大、小鼠的半数致死量（LD_{50}）分别为 5.7072、4.5102g/(kg・d)[17]。对小鼠灌胃益母草总生物碱提取物，连续给药 15d，高剂量给药组小鼠血清 AST 明显升高其余丙氨酸转氨酶（ALT）、BUN、SCr 指标未见异常，低剂量给药组各项指标均无明显变化，表明高剂量益母草总生物碱提取物能使肝细胞通透性增高，影响小鼠肝功能[18]。

2. 长期毒性

对 SD 大鼠灌胃 3.2g、1.6g、0.8g（成人每日用量的 20、40、80 倍计算），分别连续给药 30d、45d、60d。结果显示高剂量组大鼠出现明显的蛋白尿，尿 NAG、尿 THP、尿 β2MG 明显升高，并伴有轻度的血清肌酐及血尿酸的增高，病理显示肾间质有炎细胞浸润及纤维组织增生，肾小管上皮细胞有空泡变性；中剂量组未出现蛋白尿，尿比重等异常，尿 β2MG 和 ALT 水平显著升高，肾组织检查发现肾间质有轻度炎细胞浸润及纤维组织增生，肾小管有空泡变性，但病变程度较高剂量组明显减轻。低剂量组仅尿 β2MG 及 AST 水平升高，肾组织形态学检查提示肾间质有轻度炎细胞浸润及纤维组织增生，而肾小管空泡变性，与正常对照组比较无差异。提示随着益母草用药剂量的增大以及用药时间的延长，肾间质和肾小管损伤程度加重。因此，临床上不宜大剂量长期使用益母草，小剂量应用也应该注重时间[19]。

3. 肝肾毒性

对 Wistar 大鼠灌胃益母草水煎液可导致尿常规异常、尿微量蛋白异常和肾功能改变，大鼠的肾髓质的间质中有纤维组织增生，肾小管上皮浊肿，停药后，血 ALT、AST 水平恢复正常，而 Cr、BUN 水平仍明显增高，肾间质内仍可见较多纤维组织，肾小管浊肿基本消失，表明益母草对肝功的影响以及肾实质损伤属于可逆性变化，间质纤维化是不可逆损伤[20]。益母草醇提取物长期给药后主要导致肾毒性损伤，并且呈现一定的剂量依赖关系，与益母草生物碱的含量呈正相关性，可初步判定益母草导致肾毒性的物质基础是益母草生物碱成分[21]。益母草醇提取物还可导致血中-SH、MDA 含量增加，SOD、GSH、GSH-PX 含量降低，表明益母草醇提取物导致大鼠肾毒性损伤机制与其生物碱成分引起肾脏氧化应激有关，也与机体氧化应激后诱导脂质过氧化和-SH 损耗而造成肾组织损伤有关[22]。

4. 生殖毒性

药物作用斑马鱼不同发育时间点，24hpf（12.5μg/mL）斑马鱼胚胎出现发育迟缓现象，48hpf（12.5μg/mL）的斑马鱼胚胎还有黑色素减少的情况，96hpf（12.5μg/mL）的斑马鱼胚胎不仅出现发育迟缓，黑色素减少，还有心包水肿、心脏发育不全等毒性指标。益母草对斑马鱼有一定的胚胎毒性[23]。

5. 配伍减毒

探讨不同配伍对益母草总生物碱含量与急性毒性的影响，发现益母草生物碱的含量与毒性有一定的相关性，配伍后，益母草的毒性降低[24]。

【参考文献】

[1] 宋霏. 益母草提取物抗癌研究[J]. 实用中西医结合临床, 2010, 10(04): 82-83.

[2] 胡耀昌, 方宏勋, 禹志领, 等. 益母草逆转口腔癌细胞多药耐药作用[J]. 时珍国医国药, 2012, 23(11): 2900-2902.

[3] 胡耀昌, 方宏勋, 禹志领, 等. 益母草逆转口腔癌细胞多药耐药作用[J]. 时珍国医国药, 2012, 23(11): 2900-2902.

[4] 程永凤, 王效山, 陈志武. 益母草碱和水苏碱合用抗小鼠急性心肌缺血的作用[J]. 安徽医科大学学报, 2010, 45(1): 58-61.

[5] 许琪, 陈慎仁, 陈立曙, 等. 益母草注射液对糖尿病心肌病大鼠心肌细胞凋亡和增殖活性的作用研究[J]. 中国实用内科杂志, 2006, 26(12): 926-928.

[6] 陈少如, 陈穗, 郑鸿翱, 等. 益母草治疗心肌缺血或再灌注损伤及其机制研究[J]. 微循环学杂志, 2001, 11(4): 16-19.

[7] 李素云, 姜水印, 卫洪昌, 等. 益母草生物碱和黄酮成分抗大鼠心肌缺血药效学研究[J]. 上海中医药大学学报, 2006, 20(1): 61-63.

[8] 熊莺，杨解人. 益母草碱对大鼠急性心肌缺血损伤血管舒缩功能及抗氧化作用的影响[J]. 中国实验方剂学杂志, 2008, 14(7): 34-37.
[9] 李立顺，时维静，周宏亮. 益母草不同提取物对血液黏度的影响[J]. 中国兽药杂志, 2008, 42(8): 32-34.
[10] 丁伯平，熊莺，徐朝阳，等. 益母草碱对急性血瘀证大鼠血液流变学的影响[J]. 中国中医药科技, 2004, 11(1): 36-37.
[11] 丛悦，郭敬功，王天晓，等. 益母草的化学成分及其抗人白血病 K562 细胞活性研究[J]. 中国中药杂志, 2009, 34(14): 1816-1818.
[12] 于长莉，王昊珏. 应用益母草注射液联合缩宫素预防产后出血的临床分析[J]. 中国计划生育和妇产科, 2012, 4(2): 56-58.
[13] 晁志，马丽玲，周秀佳. 益母草中生物碱成分对大鼠的利尿作用研究[J]. 时珍国医国药, 2005, 16(1): 11-12.
[14] 张峻，周琼，张云，等. 益母草防治急性肾功能衰竭的试验[J]. 基层中药杂志, 2000, 14(2): 12.
[15] 王建芳. 环孢素 A 慢性肾毒性及益母草的保护作用[J]. 中国医学创新, 2010, 7(24): 148-149.
[16] Islam M A, Ahmed F, Das A K, et al. Analgesicand anti-inflammatory activity of Leonurussi biricus[J]. Fitoterapia, 2005, 76(3): 359-362.
[17] Xiong L, Peng C, Zhou Q M, et al. Chemical composition and antibacterial activity of essential oils from different parts of *Leonurus japonicus* Houtt. [J]. Molecules, 2013, 18(1): 963-973.
[18] 翟瑞庆，卢绍霞. 益母草治疗慢性溃疡性结肠炎[J]. 中医杂志, 2003, 44(11): 810-810.
[19] Narukawa Y, Niimura A, Noguchi H, et al. New diterpenoids with es-trogen sulfo transferase inhibitory activity from Leonurussi biricusL[J]. JNatMed, 2014, 68(1): 125-131.
[20] Wu H K, Sun T, Zhao F, et al. New diterpenoids isolated from *Leonurus japonicus* and the iracety lchol inesterase inhibitory activity[J]. Chin J Nat Med, 2017, 15(11): 860-864.
[21] 孙晓倩，赵红，李晓宇，等. 益母草总生物碱大、小鼠急性毒性研究[J]. 中国药物警戒, 2017, 14(1): 1-3.
[22] 罗毅，冯晓东，刘红燕. 益母草总生物碱对小鼠肝肾的亚急性毒性作用[J]. 中国医院药学杂志, 2010, 30(1): 7-10.
[23] 吕丽莉，黄伟，于晓，等. 益母草醇提取物对大鼠肾毒性损伤作用研究[J]. 中国药物警戒, 2009, 6(9): 513-518.
[24] 黄伟，孙蓉. 益母草肾毒性与氧化损伤机制的相关性研究[J]. 中药药理与临床, 2010, 26(2): 54-56.

番红花

【来源】鸢尾科番红花属番红花 *Crocus sativus* L. 的柱头[1]。

【性味与归经】味甘，性平。归心、肝经。无毒。

【功能与主治】活血祛瘀，散郁开结。主治痛经，经闭，月经不调，产后恶露不净，腹中包块疼痛，跌仆损伤，忧郁痞闷，惊悸，温病发斑，麻疹。

【药理作用】

1. 抗肿瘤作用

红花的甲醇提取物可使皮肤癌小鼠的肿瘤细胞数量减少[2]。而红花另一有效成分红花多糖（SPS）有抗凝血、抗氧化、降血压、抗癌、免疫调节等多种药理活性[3]。

SPS 能够抑制小鼠肿瘤组织 CD44、MMP-9、AMF mRNA 和 nm23-H1 的表达，进而抑制肿瘤的转移[4]；SPS 也能抑制人乳腺癌细胞 MCF-7 的增殖[5]。研究发现 SPS 抗肿瘤的机制可能与提高小鼠 T739 肺癌中的 CTL 和 NK 细胞的毒性有关[6]。

2. 抗炎镇痛作用

红花中的红花黄色素（SY）和羟基红花黄色素 A（HSYA）是其抗炎镇痛的主要活性成分。HSYA 通过阻止局灶性脑缺血再灌注大鼠凝血酶的生成和炎症反应的产生，来抑制脑缺血再灌注大鼠的损伤及炎症反应[7]。HSYA 通过抑制 *TLR-4*、*Myd88*、*ICAM-1*、*TNFα*、*IL-1β* 和 *IL-6* 基因在 mRNA 和蛋白质水平的表达和阻止白细胞对 A549 细胞的黏附，来抑制脂多糖诱导人肺泡上皮 A549 细胞炎症的信号转导[8]。

3. 抗氧化作用

SY 能减少自由基生成和脂质过氧化，抑制损伤脊髓周围组织神经细胞凋亡，对损伤脊髓组织起保护作用[9]。SY 具有明显的体外抗氧化活性，SYB 和 HSYA 为其主要抗氧化活性成分[10]。脱水红花黄色素 B（SYB）可通过上调 Bcl-2 的表达并抑制细胞内活性氧（ROS）的产生，显著地保护血管内皮细胞血管紧张素Ⅱ诱导的细胞损伤[11]。氧化应激能激活肝星状细胞（HSCs）而导致肝纤维化，它是通过抑制过氧化物酶体增生物活化受体（PPAR）实现的，HSYA 作为一个不具有抗氧化活性的天然化合物能够有效地减轻氧化应激引起的肝损伤[12]。

4. 对心血管的作用

SY 是红花水提物，含有多种查耳酮类化合物，可以明显改善血管微循环，改善血液流变学特征，对心、脑缺血再灌注损伤具有较好的改善作用[13]。给予红花注射液后的血瘀模型大鼠全血黏度降低，血小板聚集受到抑制，红细胞变形能力得到提高[14]。SY 注射液对急性心肌缺血大鼠有保护作用[15]。血液流变学障碍在许多疾病的发病机理和发展中起着重要作用，SY 可通过降低血液黏稠度来预防血液流变学障碍的相关疾病[16]。红花注射液对冠心病的改善发挥着积极作用[17]。HSYA 对血管组织细胞有明显的保护作用，具有降低血压、扩张血管、改善器官供血、抗凝血、抗炎等药理作用[18]。HSYA 在较高浓度时对于体外抗 ADP 诱导血小板聚集有一定的抑制作用，而另一成分 SYB 的抗凝作用也非常显著[19]。

5. 对神经系统的作用

HYSA 可通过减弱 6-羟基多巴胺诱导的帕金森氏症大鼠的神经毒性，对神经起到保护的作用[20]。SY 能够通过抑制新生大鼠缺氧缺血后脑海马 APE/Ref-1 蛋白的下降来减少神经细胞凋亡[21]；SY 也能对大鼠脑缺血再灌注损伤有一定的保护作用[22]。

6. 其他作用

红花除具有以上生物活性外，还有许多已被报道的其他功能。例如，HSYA 能抑制 3T3-L1 前脂肪细胞的扩散和脂肪形成，并且在一定时间内（24～96h）抑制的效果随着 HSYA 的浓度的增加而加强[23]。75%红花乙醇对预防化疗性静脉炎具有显著效果[24]。60%红花乙醇湿热敷动脉、静脉内瘘能明显减少血管瘢痕形成和预防血管变狭窄[25]。糖尿病足溃疡患者在进行常规治疗的基础上加用 SY 注射液进行治疗时，能显著提高治疗效果，有效缓解患者足部溃疡的进一步发展，促进溃疡面愈合[26]。

【毒理作用】

1. 急性毒性

观察白番红花球茎提取物对小鼠的急性毒性反应，发现小鼠口服白番红花球茎提取物的 LD_{50} 为 100.46g/kg，说明白番红花球茎提取物有较小的毒性[27]。

2. 肝毒性

研究发现高浓度藏红花可以造成大鼠肝损伤，具有肝毒性，其发病机制可能为线粒体失能[28]。

【参考文献】

[1] 南京中医药大学. 中药大辞典. 第 2 版[M]. 上海: 科学技术出版社. 2005: 5143-5145.

[2] Kasahars Y, Kumaki K, Katagiri S, et al. Flos Carthami extract and its component, tigmasterol, inhibit tumor promotion in mouse skin two-stage carcinogenesis[J]. Phytother Res, 1994, 8: 327-331.

[3] 马新博, 宫汝飞. 红花多糖提取工艺及抑癌药理作用研究进展[J]. 重庆医学, 2014, 43(3): 364-366.

[4] 梁颖. 红花多糖对肿瘤转移相关基因表达影响的实验研究[D]. 哈尔滨: 黑龙江中医药大学, 2012: 4.

[5] 陶冀. 红花多糖抑制人乳腺癌细胞 MCF-7 增殖及对其转移能力的影响[D]. 哈尔滨: 黑龙江中医药大学, 2012: 4.

[6] Shi X, Ruan D, Wang Y, et al. Anti-tumor activity of safflower polysaxxharide(SPS)and effect on cytotoxicity of CTL cells, NK cells of T739 lung cancer in mice[J]. China Journal of Chinese Materia Medica, 2010, 35(2): 215-218.

[7] Sun X, Wei X B, Qu S F, et al. Hydroxysafflor Yellow A suppresses thrombin generation and inflammatory responses following focal cerebral ischemia-reperfusion in rat[J]. Bioorg Med Chem Lett, 2010, 20: 4120-4124.

[8] Song L J, Zhu Y, Jin M, et al. Hydroxysafflor yellow a inhibits lipopolysaccharide-induced inflammatory signal transduction in human alveolar epithelial A549 cells[J]. Fitoterapia, 2013, 84: 107-114.

[9] 卜志勇, 郑玲, 李安军, 等. 红花黄素对大鼠脊髓损伤局 SOD、MDA 和细胞凋亡的影响[J]. 湖北医药学院学报, 2011, 30(1): 23-25.

[10] 张欢, 张立伟. 红花黄色素抗氧化活性研究[J]. 化学研究与应用, 2012, 24(5): 715-721.

[11] Wang C Y, He Y H, Yang M, et al. Safflor yellow B suppresses angiotensin Ⅱ-mediated human umbilical vein cell injury via regulation of Bcl-2/p22phox expression[J]. Toxicol Appl Pharmacol, 2013, 273: 59-67.

[12] Wang C Y, Liu Q, Huang Q X, et al. Activation of PPAR is required for hydroxysafflor yellow A of Carthamus tinctorius to attenuate hepatic fibrosis induced by oxidative stress[J]. Phytomedicine, 2013, 20: 592-599.

[13] 高天红. 红花提取物活血化瘀作用及抗血栓作用机制的实验研究[D]. 太原: 山西医科大学, 2011: 29.

[14] 岳海涛, 李金成, 吕铭洋, 等. 红花注射液对大鼠血栓形成的影响及作用机制[J]. 中草药, 2011, 42(8):

1585-1587.

[15] 张媛，陈晨，刘倩，等. 红花黄色素对急性心肌缺血大鼠的保护作用[J]. 中国实验方剂学杂志，2012, 18(16): 282-284.

[16] Li H X, Han S Y, Wang X W, et al. Effect of the carthamins yellow from *Carthamus tinctorius* L. on hemorheological disorders of blood stasis in rats[J]. Food Chem Toxicol, 2009, 47: 1797-1802.

[17] 郑昌柱，鲜玉琼，陈静，等. 红花注射液对冬眠心肌血运重建的临床研究[J]. 中国中药杂志，2014, 39(7): 1311-1314.

[18] Liu Y N, Zhou Z M, Chen P. Evidence that hydroxysafflor yellow A protects the heart against ischemia-reperfusion injury by inhibiting mitoehondrial permeability transition pore opening[J]. Clinical and Experimental Pharmacology and Physiology, 2008, 35(2): 211-216.

[19] 范莉，濮润，赵海誉，等. 红花抗 ADP 诱导的血小板聚集活性研究[J]. 中国中药杂志，2011, 36(9): 1242-1244.

[20] Han B, Hu J, Shen J Y, et al. Neuroprotective effect of hydroxysafflor yellow A on 6-hydroxydopamine-induced Parkinson's disease in rats[J]. Eur J Pharmacol, 2013, 714: 83-88.

[21] 邱莉. 红花黄色素对新生大鼠缺氧缺血性脑病的保护作用[D]. 福州: 福建医科大学, 2009.

[22] 王晓丽，王毅，张赛，等. 红花黄色素对大鼠脑缺血再灌注损伤的保护作用[J]. 中华实用诊断与治疗杂志，2014, 28(1): 12-14.

[23] Zhu H J, Wang L J, Wang X Q, et al. Hormone-sensitive lipase is involved in the action of hydroxysafflor yellow A (HYSA) inhibiting adipogenesis of 3T3-L1 cells[J]. Fitoterapia, 2014, 93: 182-188.

[24] 岳淑珍. 75%红花酒精在预防化疗性静脉炎的应用[J]. 中国保健营养, 2013, 20(1): 132-133.

[25] 段亚平，熊江艳，张霓，等. 红花酒精湿热敷 AVF 对软化血管瘢痕的影响[J]. 酿酒科技, 2013, 21(1): 39-40.

[26] 吴霞. 红花黄色素注射液治疗糖尿病足部溃疡 40 例[J]. 中国医药指南, 2013, 11(4): 289-290.

[27] 杨元华，刘静，韩汝春，等. 白番红花球茎提取物对小鼠急性毒性的实验研究[J]. 中国民族民间医药，2015, 24(05): 23, 27.

[28] 汪云，李红霞，朱丽影. 藏红花对大鼠肝毒性的实验研究[J]. 哈尔滨医科大学学报，2010, 44(02): 133-135+138.

第八章
以毒攻毒药

土荆皮

【来源】 松科植物金钱松 *Pseudolarix kamepferi* Gord. 的干燥根皮或近根树皮[1]。

【性味与归经】 味辛，性温。归肺、脾经。有毒。

【功能与主治】 杀虫，止痒。主治疥癣瘙痒。

【药理作用】

1. 抗肿瘤作用

土荆皮乙酸是土荆皮的主要成分，能够抑制肿瘤细胞活性，但对正常细胞无明显细胞毒性。很多研究表明，土荆皮乙酸对肝癌 BEL-7402[2]、直肠癌 SW6202[3]、胃癌 SGC7901[4]和膀胱癌 5637[5]等细胞株的生长均有明显的抑制作用。土荆皮乙酸可以通过上调 Bax 蛋白表达，下调 Bcl-2 表达，而激活 caspase-3，从而诱导卵巢癌 SKOV3 和宫颈癌 HeLa 细胞凋亡[6,7]。还有实验证明，土荆皮乙酸通过降低 Bcl-2、Bcl-xL 和 PARP 蛋白的表达，增加 Bax 和 P53 的表达来促进人黑色素瘤 A375-S2 细胞的凋亡，并呈剂量-时间依赖性[8]。

2. 抗真菌作用

对土荆皮中提取的 19 个二萜类化合物进行抗真菌实验研究，发现有 5 个化合物具有抑制白色念珠菌的作用，其中土荆皮乙酸的抑菌作用最强，土荆皮甲酸次之，土荆皮甲酸是首次发现的具有抑制白色念珠菌的活性化合物[9,10]。土荆皮乙酸对球拟酵母菌和白色念珠菌的抑制作用显著，其疗效和两性霉素 B 相当，对发癣菌和石膏样小孢子菌也有抑制作用，但其甲基化产物和水解衍生物并无抑菌活性[11]。

3. 抗血管生成的作用

血管的生成是由一些生长因子控制的，包括血管内皮生长因子（VEGF）。体内外研究发现土荆皮乙酸具有抑制体内新生血管形成的活性。使用土荆皮乙酸作用于人脐静脉内皮细胞（HUVECs），其机制是土荆皮乙酸通过抑制 VEGF 促内皮细胞生存信号转导通路中的 ERK1/2、KDR/flk-1 和 Akt 的磷酸化，诱导内皮细胞凋亡，抑制血管生成。还有研究发现土荆皮乙酸是一个微管蛋白结合剂，通过对 HUVECs 细胞实验发现，土荆皮乙酸可呈剂量依赖性抑制细胞增殖、迁移和管状结构形成[12]。

4. 抗生育作用

土荆皮乙酸的碳酸氢钠溶液皮下、肌注、灌胃和静脉给药，对大鼠和家兔均能产生明显的抗早孕作用，用土荆皮乙酸的羧甲基纤维素钠给大鼠、家兔及狗灌胃给药，也可产生明显的抗早孕作用。土荆皮乙酸无雌激素样活性，其抗早孕的有效剂量能使妊娠大鼠的蜕膜细胞变性、出血和坏死[13]。给早孕大鼠灌胃铅的抗生育有效剂量 20mg/kg 与 30mg/kg，可使妊娠 7～9d 大鼠子宫肌层及内膜层的血流量显著降低，因此，土荆皮乙酸使早孕大鼠子宫内膜及肌层血流量明显减少是造成胚胎死亡重要原因[14]。此外，有研究发现，连续 3d 给大鼠灌胃土荆皮乙酸，能够终止大鼠的中期妊娠。将土荆皮乙酸以不同浓度注入仓鼠排卵前卵巢囊，卵子的受精能力被抑制[15]。

【毒理作用】

1. 消化系统毒性

在狗的亚急毒性试验中表明，土荆皮甲酸对狗的中毒作用主要表现为呕吐、腹泻、便血等消化道的症状，显微镜下可见胃肠道黏膜及黏膜下组织广泛的出血点，其他器官未见到明显的病理变化。可见土荆皮甲酸对狗的心、肝、肾、脑等其他脏器未有显著的病理意义，严重时会损伤胃肠道黏膜，发生肠道大出血，甚至导致死亡[16]。

2. 生殖毒性

土荆皮中所含的土荆皮酸 A、B 及土荆皮酸 B-β-D-葡萄糖苷（PAG）等均有抗早孕作用，主要表现为抗早孕及抑制卵子受精。实验证明 5μg/mL 土荆皮酸处理仅影响除去卵丘的卵子；而用高于 50μg/mL 的土荆皮酸处理卵子，无论卵丘是否留卵子的受精率均明显下降。低浓度 PAG 对早孕大鼠离体子宫肌收缩活动无明显影响，高浓度则有抑制作用。然而，土荆皮酸可通过 caspase-3 及 p53/Bax/Bcl-2 途径诱导细胞凋亡，对多种肿瘤具有良好治疗效果。尤其近几年来，有报道显示土荆皮酸可用于抑制卵巢癌 A2780 细胞株增殖及细胞端粒酶活性，从而提高肿瘤病人的治疗效果，还可以预防卵巢癌的复发。因此，应进一步对土荆皮的毒性作用和抗癌作用的量效关系进行深入研究，从而降低其用药风险[17]。

【参考文献】

[1] 国家药典委员会编．中国药典[M]．北京：中国医药科技出版社，2010.
[2] 鞠晓华，徐永红，李岩．土槿皮乙酸对 BEL-7402 细胞凋亡、线粒体膜电位及 COX-2 蛋白表达的影响[J]．世

界华人消化杂志, 2008, 16(11): 1151-1156.
[3] 周林妍, 李岩. 土槿皮乙酸 B 对结直肠癌细胞 SW620 增殖和凋亡的影响[J]. 中华消化杂志, 2009, 29(11): 765-766.
[4] 徐永红, 王学清, 鞠晓华, 等. 土槿皮乙酸诱导人胃癌 SGC7901 细胞凋亡及机制[J]. 中国药理学通报, 2008, 24 (5): 601-606.
[5] 曲更庆, 盛玉文, 陈波, 等. 土荆皮乙酸 B 对膀胱癌 5637 细胞增殖和凋亡的影响[J]. 中国中药杂志, 2011, 36(24): 3535-3538.
[6] 李克深, 胡云, 霍贵成, 等. 土荆皮酸诱导卵巢癌细胞系 SKOV3 凋亡的实验研究[J]. 中华中医药杂志, 2009, 24 (7): 921-923.
[7] 胡云, 李克深, 吴效科, 等. Caspase 3 在土荆皮酸诱导卵巢癌 SKOV3 细胞凋亡中的作用[J]. 中国妇幼保健, 2009, 20(24): 2852-2853.
[8] Gong X F, Wang M W, Tashiro S I, et al. Pseudolaric acid B induces apoptosis through p53 and Bax/Bcl-2 pathways in human Melanoma A375-S2 cells[J]. Arch Pharm Res, 2005, 28(1): 68-72.
[9] Yang S P, Dong L, Wang Y, et al. Antifungal diterpenoids of pseudolarix kaempferi, and their structure-activity relationship study[J]. Bioorg Med Chem, 2003, 11 (21) : 4577-4584.
[10] 徐鑫. 土槿乙酸衍生物的合成[D]. 沈阳: 沈阳药科大学, 2003.
[11] Liu P, Guo H, Guo H Z. Simultaneous determination of seven major diterpenoids in *Pseudolarix kaemferi* by high-performance liquid chromatography DAD method[J]. J Pharm Biomed Anal, 2007, 44(3): 730-736.
[12] Tong Y G, Zhang X W, Geng M Y, et al. Pseudolarix acid B, a new tubulin-binding agent, inhibits angiogenesis by interating with a novel binding site on tubulin[J]. Mol Pharmacol, 2006, 69(4): 1226-123.
[13] 王伟成, 陆荣发, 赵世兴, 等. 土槿皮乙酸的抗生育作用[J]. 中国药理学报, 1982, 3(3): 188-192.
[14] 王伟成, 顾芝萍, 顾克仁, 等. 土荆皮乙酸对妊娠大鼠子宫内膜及肌层血流量的影响[J]. 中国药理学报, 1991, 12(5): 423-425.
[15] 张燕林, 吕容真, 颜阿林. 土荆皮乙酸抑制仓鼠卵子的受精能力[J]. 中国药理学报, 1990, 11(1): 60-62.
[16] 王伟成, 陆荣发, 赵世兴, 等. 土荆皮甲酸的抗生育作用和毒性[J]. 生殖与避孕, 1989(01): 34-37.
[17] 胡云, 毛练伟, 李克深. 土荆皮酸对卵巢癌 A2780 细胞株增殖的抑制作用及其机制[J]. 解放军医学杂志, 2007, 32(2): 17.

马钱子

【来源】马钱科植物马钱 *Strychnos nuxvomica* L. 的干燥成熟种子。

【性味与归经】味苦，性温。归脾、肝经。有大毒。

【功能与主治】通络止痛，散结消肿。用于跌打损伤，骨折肿痛，风湿顽痹，麻木瘫痪，痈疽疮毒，咽喉肿痛[1]。

【药理作用】

1. 抗肿瘤作用

体外细胞实验研究发现，马钱子碱可抑制人结肠癌细胞 HT-29 和 SW800 细胞的增殖，促进癌细胞的凋亡。其作用机制主要与调节白介素-6/信号转导和转录激活因子 3（IL-6/STAT3）信号通路，抑制结肠癌细胞中 STAT3 的磷酸化有关[2-4]。马钱子碱能抑制乳腺癌骨转移，其作用机制与调节骨转移相关因子的表达有关[5]。研究发现，马钱子碱可抑制乳腺癌细胞系 MDA-MB-231、白血病 HL-60 细胞的增殖，诱导癌细胞凋亡，并且与剂量呈依赖性。马钱子碱对乳腺癌的作用机制可能与下调血管生成拟态标志蛋白的表达有关，对白血病的作用机制可能与下调 *Bcl-2* 基因的表达和上调 *Bax* 基因的表达有关[6]。马钱子碱可通过调节 Wnt/B-catenin 信号通路抑制结肠癌细胞 SW480 增殖并将 SW480 细胞周期阻滞在 G_2/M 期[7]。

2. 抗炎作用

通过研究发现，马钱子胶囊能减轻免疫损伤，维持机体免疫稳态，其作用机制与调节血 T 细胞亚群含量有关[8]。制马钱子能抑制佐剂性关节炎模型大鼠足肿胀，其机制与降低一氧化氮（NO）、一氧化氮合酶（iNOS）含量有关。鳖碱及非生物碱部分对上述炎症无明显的影响[9]。壮筋骨胶囊（由当归、木瓜、牛膝、马钱子等多味中药组成）对弗氏（Freund）完全佐剂诱发的大鼠关节炎原发性和继发性病变均有明显抑制作用[10]。

3. 对神经系统的作用

临床上，马钱子可用于治疗周围神经病变、脊髓损伤、脑卒中等神经系统疾病，疗效显著。研究发现，马钱子胶囊可降低周围神经病变患者的神经毒性评分和中医证候积分，加快腓神经、胫神经的传导速度，证实马钱子可通过提高患者感觉及运动神经的传导速度治疗硼替佐米引起的周围神经病变[11]。马钱子还可促进神经功能恢复，有效治疗脊髓损伤，其机制与减少 NO、c-fos 蛋白表达，下调 Bax/Bcl-2 比值有关[12]。制马钱子可降低大脑中动脉脑梗死模型大鼠神经功能缺损评分，表明其可通过增加脊髓兴奋性、促进神经功能恢复治疗脑梗死[13]。

4. 对心血管系统的作用

马钱子中所含生物碱有激动或抑制心肌细胞离子通道的作用。异马钱子碱能够显著激动 Wistar 大鼠乳鼠心室肌细胞上 T 型、L 型以及 B 型钙通道的单通道活动，使其开放时间延长，关闭时间缩短，开放概率增加，而对通过每一种离子通道的离子流幅值无明显影响，并证明了异马钱子碱能明显地抵消由黄嘌呤、黄嘌呤氧化酶所引起的破坏培养的心室肌细胞肌丝和线粒体等超微结构的作用[14]。异马钱子碱和异马钱子碱氮氧化物均对心肌细胞具有保护作用[15]。马钱子碱具有阻断心肌离子通道的作用，在低浓度时，主要以阻断 K^+通道为主；在高浓度时，对 Na^+、Ca^{2+}通道也有阻断作用[16]。

5. 其他作用

醋炙马钱子、砂烫马钱子、油炸马钱子均可使小鼠的扭体次数减少，并且镇痛效果与药物剂量呈正比关系[17]。马钱子碱可以提高小鼠电刺激致痛的痛阈值及大鼠 5-羟色胺（5-HT）致炎后足压痛的镇痛率，其镇痛机制与增加大脑功能区脑啡肽的含量有关[18]。微量元素对骨折愈合具有一定的作用。马钱子粉混悬液可使家兔的桡骨骨折愈合速度加快；血清中碱性磷酸酶及钙、镁、铜、铁、锌微量元素质量浓度升高。其作用机制与马钱子改善血液循环，刺激骨生长激素分泌和骨胶原基因表达，促进钙盐沉积，加快骨痂形成有关[19]。马钱子总碱具有修复软骨损伤的作用，其机制与通过 SOD 途径抑制 NO 介导的软骨细胞凋亡有关[20]。马钱子碱氮氧化物可减少嗜酒大鼠的饮酒量[21]，起到戒酒作用。马钱子水煎液对离体十二指肠和空肠的收缩张力、收缩振幅和收缩频率表现为低浓度兴奋、高浓度抑制[22]。

【毒理作用】

1. 神经系统毒性

马钱子生物碱对整个中枢神经系统都有兴奋作用，首先兴奋脊髓的反射功能，其次兴奋延髓的呼吸中枢及血管运动中枢并能提高大脑皮质的感觉中枢功能[23]。治疗剂量的士的宁首先将神经冲动传导到脊髓中兴奋脊髓的反射功能，缩短反射时间，但不破坏脊髓中枢交互抑制的过程；中毒剂量的士的宁破坏脊髓中枢交互抑制过程，并出现强直性惊厥；大剂量时可阻断神经肌肉传导呈现箭毒样作用。治疗剂量马钱子碱具有明显的镇静作用，对中枢的镇痛作用较士的宁强；马钱子碱的中毒剂量较大，但大剂量服用后也会破坏反射活动正常过程，抑制呼吸中枢致呼吸肌痉挛最终引起窒息。马钱子中生物碱对大鼠海马神经前体细胞的增殖具有一定的抑制作用，当生物碱浓度大于 0.1g/L 时，能够显著减少细胞总数，对成年大鼠海马神经前体细胞具有毒性[24]。

2. 心脏毒性

过量服用马钱子可导致心律失常、窦性心动过速，心脏骤停等可阻断心肌 K^+、Na^+、Ca^{2+}通道[25]。高浓度马钱子碱能显著抑制慢反应动作电位的变化幅度，低浓度马钱子碱能延长慢反应动作电位的时程[26]。在马钱子生物碱的前期毒性研究中，将生物碱提取物制备成凝胶剂进行动物试验，发现临床剂量 1.04mg/cm^2、临床加倍剂量 1.98mg/cm^2（以马钱子碱计）连续皮肤给药 3 个月和 6 个月，部分家兔心脏出现微灶性炎症和血管充血现象，停药 4 周后仍然有部分家兔存在此病变。提示马钱子生物碱可能具有较强的心脏毒性并且导致不可逆转的心脏病理学变化。

3. 肾毒性

马钱子总生物碱可使大鼠肾小管上皮浊肿、肾小球肿大水肿，马钱子总生物碱是马钱子致大鼠肾损伤的作用成分[27]。肾小管上皮细胞 Bcl-2 与 caspase-3 参与马钱子碱中毒的病理生理过程[28]。

4. 其他毒性

在皮肤急性毒性试验和皮肤刺激试验中发现高浓度马钱子药育虽对豚鼠未产生毒性，但对破损皮肤有一定的刺激性，用药部位可产生红肿等现象，提示马钱子在临床使用中，不能应用于创面[29]。马钱子碱、士的宁、马钱子总生物碱对 HaCaT（人永生化表皮）细胞均具有一定的毒性，但士的宁毒性远大于马钱子碱及马钱子总生物碱，提示在使用外用马钱子复方制剂和马钱子总生物碱的透皮吸收制剂时，应警惕毒性成分士的宁，防止通过皮肤吸收进入全身血液循环[30]。

5. 配伍减毒

研究发现，与单用马钱子比较，马钱子与白术、马钱子与苏木配伍，均可减轻关节炎大鼠模型滑膜组织增生、炎症、坏死、炎细胞浸润，且白术、苏木的剂量多少能影响马钱子的抗炎效果[31]。与马钱子单煎液比较，马钱子-甘草共煎液中马钱子碱和士的宁的含量下降，且士的宁含量下降明显。马钱子-甘草共煎液通过相态拆分后发现，沉积物组的马钱子碱和士的宁的含量最高[32]。马钱子与生姜配伍能缓解长期应用制马钱子对肝肾器官的损伤[33]。白芍总苷能防治马钱子总生物碱的神经毒性[34]。研究发现，马钱子总碱与白芍总苷配伍后马钱子碱和士的宁含量减少，从而起到减毒作用[35]。

【参考文献】

[1] 国家药典委员会. 中华人民共和国药典 2010 年版一部[M]. 北京：中国医药科技出版社, 2010: 47.

[2] 李邈，王纯，卢宏达. 马钱子碱通过抑制 IL-6/STAT3 信号通路诱导结肠癌 SW800 细胞凋亡[J]. 中国病理生理杂志, 2016, 32(6): 998-1003.

[3] 王雪，金朗，王炳强. 马钱子碱对人结肠癌细胞 HT-29 增殖与凋亡的影响及相关机制[J]. 中国老年学杂志, 2017, 37(17): 4194-4196.

[4] 张舒慧，林玉坤，李海云，等. 马钱子水煎液对肺癌细胞体内外的抑制作用[J]. 河南大学学报(医学报), 2017, 36(4): 239-242.

[5] 孙鑫，李平，张梅，等. 马钱子碱对乳腺癌骨转移相关因子表达的影响[J]. 肿瘤学杂志, 2017, 23(12): 1093-1097.

[6] 索明珠，李平，张梅，等. 马钱子碱抑制乳腺癌细胞体外血管生成拟态的形成及其可能机制研究[J]. 中国癌症杂志, 2018, 28 (4): 241- 247.

[7] 王文佳，司方莹，赵飞，等. 马钱子碱对人结肠癌细胞 SW480 增殖和周期的影响及机制研究[J]. 中华中医药学刊, 2020, 38(8): 106-109.

[8] 王晶晶，胡致平，戴铁颖，等. 马钱子胶囊对 BIPN 骨髓瘤患者内环境的影响[J]. 浙江中医杂志, 2018, 53(5): 388-389.

[9] 张董喆，孙曙光，李伟，等. 制马钱子对佐剂性关节炎大鼠抗炎作用的实验研究[J]. 中医学报，2015，30(4): 539-541.

[10] 李明辉，姚志凌，冯欣煜. 壮筋骨胶囊对大鼠免疫性关节炎的影响[J]. 中国药师, 2002, 5(4): 242-243.

[11] 戴铁颖，陈楚楚，裴君，等. 炙马钱子胶囊治疗硼替佐米致周围神经病变的临床研究[J]. 中华中医药学刊, 2017, 35(6): 1405-1409.

[12] 张芹，杨科朋，侯群，等. 炙马钱子对实验性兔脊髓损伤 Tarlov 评分的影响[J]. 中国医药科学，2014，4(9):

69-70, 85.
[13] 陈根成, 徐松虎. 制马钱子治疗脑梗死的实验研究[J]. 中西医结合心脑血管病杂志, 2012, 10(1): 75-76.
[14] 陆跃鸣, 陈龙, 蔡宝昌, 等. 异马钱子碱对心肌细胞作用的单钙通道及透射电镜分析[J]. 安徽中医学院学报, 1999, 18(6): 47-49.
[15] Cai B, Shi Z. Processing nux-vomica V. protective effects of strychnos alkaloids on the xanthine and xanthine oxidase induced damage to culturted cardio-my-ocytes[J]. J Tradit Chin Med, 1995, 49 (1): 39.
[16] 李明华, 赵德华, 张贵卿, 等. 马钱子碱对豚鼠心脏乳头肌动作电位的影响[J]. 中国药理学通报, 1997, 13(2): 157-159.
[17] 杨红梅, 刘若轩, 李丽明, 等. 不同制法马钱子抗炎镇痛作用研究[J]. 中药材, 2016, 39 (6): 1276-1278.
[18] 崔姣, 许慧琴, 陶玉菡. 马钱子碱透皮贴剂镇痛实验研究及对大鼠脑啡肽含量的影响[J]. 湖南中医药大学学报, 2015, 35(5): 7-9.
[19] 李长雷, 马宝苗, 柳威, 等. 马钱子对家兔骨折愈合的影响[J]. 中国组织工程研究, 2015, 19(11): 1647-1651.
[20] 洪振强, 高弘建, 苏友新, 等. 马钱子总碱对兔膝骨关节炎模型软骨损伤修复作用及机制[J]. 中国中西医结合杂志, 2018, 38(8): 991-996.
[21] 魏守鹏, 李语玲, 梁慧, 等. 马钱子碱氮氧化物的合成及戒酒药理活性的初步评价[J]. 中国药理学与毒理学杂志, 2015, 29(1): 55-59.
[22] 柳卫国, 闻媛, 宁康健. 马钱子水煎液对兔离体小肠运动性能的影响[J]. 当代畜牧, 2018(24): 33- 34.
[23] 解宝仙, 文照, 王晓静. 马钱子的化学成分和药理作用研究进展[J]. 药学研究, 2014, 33(10): 603-606.
[24] 龚芝, 孙丽荣, 曹雄, 等. 马钱子复合生物碱成分抑制成年大鼠海马神经前体细胞的分裂作用[J]. 南方医科大学学报, 2008, 28(12): 2121-2125.
[25] Naik B S, Chakrapani M. A rare case of brucine poisoning complicated by rhabdomyolysis and acute renal failure[J]. Malaysian J Pathol, 2009, 31(1): 67-69.
[26] Sim F J, Keyoung H M, Goldman J E, et al. Neurocytoma is a tumor of adult neuronal progenitor cells[J]. J Neurosci, 2006, 26(48): 12544-12555.
[27] 张美玉, 陈明明, 张克霞, 等. 马钱子致大鼠肾毒性作用部位的化学成分[J]. 沈阳药科大学学报, 2018, 35(3): 193-198.
[28] 雷怀成, 曾梅赋, 刘涛. 马钱子碱中毒肾小管上皮细胞 Bcl-2 和 Caspase-3 表达的观察[J]. 中国工业医学杂志, 2008, 21(6): 378-379.
[29] 李全, 朱海, 黄涛. 马钱子的毒理学实验研究[J]. 中医正骨, 2002, 14(3): 8-9.
[30] 陈海波, 马凤森, 方剑乔, 等. 马钱子组分对人永生化表皮细胞毒性作用的比较研究[J].中成药, 2015, 37(1): 16-21.
[31] 唐迎雪, 梁晓东, 李茜, 等. 马钱子配伍苏木对佐剂性关节炎大鼠炎症反应及血液流变学的影响[J]. 中华中医药学刊, 2017, 35 (3): 522- 525.
[32] 郭玉岩, 马文保, 肖洪彬, 等. 基于 UPLC- MS 技术分析马钱子-甘草药对配伍汤液不同相态中毒效物质的变化规律[J]. 中草药, 2017, 48 (23): 4880- 4884.
[33] 赵雪, 孙敬昌, 谭琦, 等. 配伍生姜对马钱子毒性影响的实验研究[J]. 山东中医杂志, 2016, 35(5): 462-463, 467.
[34] 吕明明, 褚艳杰, 侯臣之, 等. 马钱子致神经毒性部位及白芍神经保护作用部位的筛选[J]. 沈阳药科大学学报, 2018, 35(10): 865-871.
[35] 陈丽华, 陈家乐, 温思菁, 等. 马钱子总碱-白芍总苷配伍凝胶剂的制备及其经皮吸收性能的考察[J]. 中国药学杂志, 2016, 51(22): 1953-1957.

牛心朴子

【来源】 牛心朴子（*Cynanchum komarovii* Al. Iljinshi）是萝藦纲萝摩科鹅绒藤属（*Cynanchum* L.）植物的根及全草。

【性味与归经】 气浓烈，味微苦。茎叶皆有毒。

【功能与主治】 民间用于止痛、杀虫，藏医用于退热、止泻，也用于治疗胆囊炎。研究发现其具有抗菌、消炎、镇痛、止咳、平喘、增强免疫力和抗肿瘤等药用活性。

【药理作用】

1. 抗肿瘤作用

牛心朴子总生物碱及挥发油按常规方法治疗 S180 实体瘤、P388 白血病均无效[1,2]。从牛心朴子中分离的 7-脱甲氧基娃儿藤碱、氧化脱氧娃儿藤次碱均具有细胞毒性，当浓度为 1mg/mL 时对 P388 白血病细胞的抑制率分别 73.1%和 87.5%。研究发现牛心朴子多糖（CKPS）具一定的抑制 S180 肉瘤细胞增殖的作用[3]。

2. 抗炎作用

牛心朴子总生物碱均有明显抑制肉芽组织增生的作用。抗炎作用与现常用的药物消炎痛相当[4]。另据报道，其总生物碱、挥发油给药 2h 后均可明显抑制由角叉菜胶所致大鼠足肿胀作用；对肉芽组织增生，总生物碱具有显著的抑制作用，但不及醋酸强的松龙的作用强[2]。

3. 对呼吸系统的作用

牛心朴子水和醇提取物可明显抑制浓氨水诱发的小鼠咳嗽现象，有显著祛痰作用，并可对抗乙酰胆碱、组胺等量混合物所致豚鼠哮喘反应[5]。

4. 对免疫系统的作用

采用火箭电泳技术测定小鼠血清溶酶活性，以酵母多糖-补体花环（Yc-花环）实验测定腹腔 MC3b 受体量以及羊抗鼠免疫单扩法测定小鼠血清免疫球蛋白 IgG 含量，结果表明牛心朴子总碱能明显增加小鼠 MC3b 受体量，明显提高血清溶菌酶活性和免疫球蛋白 IgG 含量[6]。

5. 抗菌作用

牛心朴子总生物碱对大肠杆菌、枯草杆菌、伤寒杆菌、蜡样杆菌、金黄色葡萄球菌、福氏痢疾杆菌、八叠球菌有抑制作用，对绿脓球菌无效；其挥发油对枯草杆菌、蜡样杆菌、八叠球菌有抗菌作用[1,2,4]。

6. 镇痛作用

牛心朴子总生物碱和挥发油对腹腔注射醋酸引起的小鼠扭体均有明显的镇痛作用，对热刺激小鼠疼痛，总碱具有明显的镇痛作用，而其挥发油的镇痛作用不明显[1,2]。

【毒理作用】

1. 急性毒性

总生物碱和挥发油 LD_{50} 分别为（164.0±10.5）mL/kg 和（2.4±0.1）mL/kg，给药后小鼠出现死亡。挥发油组在数小时内，总生物碱组随剂量减小而延长 0.5～24h[1]。

2. 组织器官毒性

牛心朴子总碱主要对心脏、肺脏、肾脏有不同程度的毒性作用[7]，其靶器官主要是心脏、肺脏和肾脏。

3. 其他毒性

研究发现，腹腔注射给药，小鼠 LD_{50} 质量分数为（74.9±5.4）mg/kg，大鼠 LD_{50} 质量分数为（60.0±8.0）mg/kg[5]。另据报道，昆明种小鼠灌服牛心朴子水提取物 LD_{50} 大于 120g/kg[8]。牛心朴子总生物碱毒性较大，对皮肤有很强的刺激性，经一次较大量皮肤给药就可使白细胞出现中毒现象[9]。

【参考文献】

[1] 祁利民，杨洁，贾建荣. 宁夏野生植物——老瓜头药用有效成分的研究下册[J]. 新技术应用, 1991, (1, 2): 32-35.

[2] 农兴旭，樊亦军，周军. 老瓜头提取物初步药理研究[J]. 中草药, 1987, 18(12): 21-23.

[3] 刘涛，苏秀兰，李敬福，等. 牛心朴子多糖的提取、分离及其抗 S180 肉瘤效应初步观察[J]. 内蒙古医学院学报, 2003, 3: 13-15.

[4] 祁利民，杨洁. 宁夏老瓜头生物总碱的药理活性初步研究[J]. 宁夏医学院学报, 2002, 24(12): 398-402.

[5] 吕燕萍，梁资福，宋京都. 老瓜头的止咳祛痰及平喘作用[J]. 中国中药杂志, 1997, 22(4): 242-243.

[6] 文润玲，戴寿芝，裴秀英，等. 老瓜头总碱对小鼠免疫功能的影响[J]. 宁夏医学杂志, 1990, 12(2): 75-77.

[7] 方圣鼎，张瑞，吕树铣，等. 老瓜头中的化学成分[J]. 植物学报, 1989, 31(12): 934-938.

[8] 杨宁莲，陈志清，任力，等. 老瓜头生物总碱提取工艺及皮肤刺激实验[J]. 宁夏医学杂志, 1998, 20(增刊): 14-15.

[9] 董强，赵宝玉. 牛心朴子总生物碱对小鼠的毒性试验[J]. 中国兽医杂志, 2004, 40(1): 25-26.

木鳖子

【来源】葫芦科植物木鳖 *Momordica cochin chinensis*（Lour.）Spreng. 的干燥成熟种子。

【性味与归经】味苦、微甘，性凉；归肝、脾、胃经；有毒。

【功能与主治】散结消肿，攻毒疗疮，解毒，追风止痛。用于疮疡肿毒，瘰疬，痔瘘，干癣，秃疮，癣疮，粉刺，乳腺炎，淋巴结结核，痢疾，风湿痹痛，筋脉拘挛，牙龈肿痛。

【药理作用】

1. 抗肿瘤作用

木鳖子提取物或单体化合物能够抑制黑色素瘤、食管癌、乳腺癌等多种癌细胞的增殖，主要是通过调控细胞凋亡相关蛋白水平和细胞生长凋亡的相关通路而发挥抗癌作用。研究发现木鳖子水提物[1]、乙醇提物[2]及其单体化合物对羟基桂皮醛[3]均能抑制黑色素瘤 B16、D24 细胞的增殖。研究发现发现木鳖子单体化合物（对羟基桂皮醛）通过诱导分化作用体外抑制食管癌细胞增殖，体内可抑制裸鼠食管癌移植瘤的生长[4,5]。木鳖子乙醇提物、水提物及木鳖子丝石竹皂苷元对肺癌细胞（A-549）产生增殖抑制作用并诱导细胞凋亡[6-8]。体外实验研究发现木鳖子乙醇提取物和木鳖子乙酸乙酯提取部位能明显地抑制乳腺癌细胞（MDA-MB-231）的生长，也有研究发现木鳖果假种皮提取物能诱导人 MCF-7 乳腺癌细胞的凋亡[9]。木鳖子乙醇提取物还可通过诱导胃癌细胞凋亡和对细胞周期的阻滞而发挥抗胃癌的作用[10]。齐墩果烷型木鳖子皂苷，体外对艾氏腹水癌细胞有细胞毒作用，体内对小鼠及肝实体癌有抑制作用[11]。

2. 抗炎、抗菌作用

木鳖子的另一个传统功效是攻毒疗疮，可用于各种热毒引起的疔疮痈疽，相当于现代医学的多种感染性、炎症性疾病。药理研究证实，木鳖子皂苷具有抗炎作用，对大鼠口服或皮下注射木鳖子皂苷，能显著抑制角叉菜胶引起的足踝浮肿[12]。从木鳖子中分离出了一种皂苷类化合物 quillaic 酸糖苷，通过抑制炎症介质白细胞介素-6（IL-6），诱导型一氧化氮合酶（iNOS）表达及一氧化氮（NO）合成而发挥抗炎的作用[13]。木鳖子不同含油量对木鳖子的抗炎作用也有较大的影响。木鳖子霜在20%含油量时抗炎、镇痛等药效学作用最为明显[14]。从木鳖子中分离的胰凝乳蛋白酶抑制剂具有抗炎活性，抑制了中性粒细胞和巨噬细胞的过氧化氢的产生[15]。木鳖子提取物对白色念珠菌、化脓链球菌等多种真菌的生长起抑制作用。研究发现木鳖子皂苷、木鳖子及其制霜品水提物能显著抑制白色念珠菌的生长，对金黄色葡萄球菌也具有一定的抑制作用[16]。木鳖子汤剂及粉剂均能抑制葡萄球菌及化脓链球菌的生长，但无杀菌作用[17]。实验研究表明，木鳖子水提物对白色念珠菌等真菌有较强的生长抑制作用，说明木鳖子中的抑菌物质主要是水溶性的[18]。木鳖子抗病毒的研究报道较少，目前研究发现木鳖子具有抗乙型肝炎病毒和甲型流感病毒（H3N8）的作用。在植物毒素蛋白抗乙型肝炎病毒的体外研究中发现木鳖子素有一定的抗乙型肝炎病毒的作用[19]。研究发现木鳖子水提取物在体外高浓度使用时显著降低了甲型流感病毒 H3N8 的传染性，木鳖子中可能含有直接抗病毒活性物质，有望成为新型抗病毒药物的来源[20]。

3. 免疫调节作用

木鳖子醇提取物和木鳖子皂苷具有免疫调节的作用，常与各种动物疫苗联用增强疫苗的疗效，发挥免疫佐剂的作用。研究发现木鳖子醇提取物对牛用口蹄疫疫苗、鸡禽流感疫苗和鸡传染性法氏囊疫苗均具有显著的免疫佐剂作用，提高疫苗免疫效果[21]。研究发现木鳖子醇提取物与油乳起协同作用，促进了口蹄疫疫苗和特异性免疫球蛋白 G（IgG）及亚型在豚鼠体内的产生，免疫增强作用较显著[22,23]。木鳖子皂苷可作为口服佐剂提高小鼠皮下注射口蹄疫疫苗（FMD）产生的免疫应答[24]。

4. 抗溃疡作用

国外学者研究发现，木鳖子提取物还具有抗溃疡作用，主要是抗胃溃疡和十二指肠溃疡等。在乙酸诱导的胃溃疡大鼠模型中，木鳖子乙醇提取物通过增强血管生成和血管生成生长因子的表达来加速胃溃疡的愈合[25]。木鳖子乙醇提取物通过抑制促炎细胞因子、5-脂氧合酶（5-LOX）和激活降钙素基因相关肽等对乙醇诱导的大鼠胃损伤模型起保护作用[26]。木鳖子乙醇提取物对阿司匹林、双氯芬酸等非甾体抗炎药所致大鼠急性胃损伤具有一定的胃保护作用[27]。还有研究发现木鳖子提取物可一定程度减缓老年大鼠胃的老化，对胃起到一定的保护作用[28]。木鳖子提取物通过抑制胞质磷脂酶 a2/5-脂氧合酶，激活谷氨酰胺半胱氨酸合成酶，抑制半胱氨酸诱导的十二指肠溃疡[29]。

5. 抗氧化作用

木鳖种子和木鳖果的提取物及某些部位具有较明显的抗氧化活性。木鳖子生物碱部位提取物具有一定的抗氧化活性[30]。木鳖子乙醇提取液有一定的抗氧化活性[31]。木鳖子果皮、果肉和假种皮的提取物均含有一定的抗氧化活性，抗氧化能力与成熟度有关[32]。

6. 其他作用

除了上述药理作用外，木鳖子还具有降血糖和神经保护等药理作用。研究发现木鳖子皂苷有弱的促进脂肪细胞摄取葡萄糖的活性，具有一定的降糖作用[33]。木鳖子皂苷可通过抑制小肠刷状缘葡萄糖转运系统来抑制葡糖吸收[34]。从木鳖子乙醇提取物中分离出的皂苷对顺铂诱导的 lc-pk1 肾细胞损伤具有保护作用[35]。木鳖子还具有神经保护作用，木鳖子水提物发挥神经生长因子的模拟作用，以提高周围和中枢神经系统损伤的恢复[36]。

【毒理作用】

1. 急性毒性

对木鳖子乙醇提取物进行急性毒性试验，其静脉注射 LD_{50} 为 108.05mg/kg，肌

内注射 LD_{50} 为 178.09mg/kg[37]。小鼠静脉注射木鳖子皂苷，其 LD_{50} 为 32.35mg/kg，腹腔注射 LD_{50} 为 37.34mg/kg，中毒动物安静，衰竭死亡[38]。

2. 长期毒性

用木鳖子水提物（临床用量的 25、50、100 倍 3 个剂量）给大鼠灌胃 3 个月，结果发现大鼠心脏、脾脏、肺、睾丸指数发生了明显变化，表明木鳖子对这些器官可能有潜在的慢性毒性风险[39]。

3. 肝肾毒性

木鳖子水煎剂长期给药可以造成大鼠肝脏、肾脏损伤，血中 ALT 及胆红素（bilirubin，BIL）含量显著升高，血糖下降[39]。

4. 对心血管系统的作用

木鳖子的水浸出液、乙醇-水浸出液和乙醇浸出液对狗、猫及兔等麻醉动物有降压作用。但毒性较大，无论静脉或肌内注射，动物均于数日内死亡。

5. 细胞毒性

木鳖子素有很强的细胞毒性，能较强烈地抑制兔网织细胞裂解液蛋白质合成，LD_{50} 为 30ng/mL[40]。对小鼠 Thy1.1 阳性细胞蛋白质合成的抑制作用更强，LD_{50} 为 3ng/mL。对小鼠腹腔注射 LD_{50} 为 16mg/kg[41]。

【参考文献】

[1] 韩丽娜. 木鳖子醇提物抑制小鼠黑素瘤 B16 细胞增殖及其机制的实验研究[D]. 石家庄：河北医科大学，2011.

[2] 韩丽娜，赵连梅，胡彩霞，等. 木鳖子醇提物抑制小鼠黑素瘤 B16 细胞体内外侵袭转移的实验研究[J]. 肿瘤，2010, 30(12): 1015-1021.

[3] 于向艳，崔雯萱，孙士萍，等. 木鳖子对羟基桂皮醛对小鼠黑素移植瘤生长的抑制作用及机制研究[J]. 中草药, 2016, 47(10): 1740-1745.

[4] 崔雯萱，武一鹏，魏思思，等. 木鳖子单体化合物对羟基桂皮醛对食管癌移植瘤的抑制作用[J]. 中国肿瘤生物治疗杂志, 2017, 24(2): 145-150.

[5] 戴素丽，吴昊，赵日旸，等. 对羟基桂皮醛诱导食管癌Kyse30细胞分化及其作用机制研究[J]. 中草药, 2018, 49(3): 610-618.

[6] Jae S Y, Hyun-Soo R, Seul L, et al. Antiproliferative effect of *Momordica cochinchinensis* seeds on human lung cancer cells and isolation of the major constituents[J]. Braz J Pharmac, 2017, 27(3): 329-333.

[7] 张群，张真真，段永建，等. 木鳖子水煎液抗肿瘤作用的研究[J]. 河南大学学报：医学版，2017, 36(4): 229-234.

[8] 林志燕. 中药木鳖子抗肿瘤物质基础研究[D]. 上海：复旦大学, 2011.

[9] Petchsak P, Sripanidkulchai B. *Momordica cochinchinensis* aril extract induced apoptosis in human MCF-7 breast cancer cells[J]. Asian Pac J Cancer Prev, 2015, 16(13): 5507-5513.

[10] 潘乐. LC-MS 法辅助木鳖子抗肿瘤活性提取物的筛选及研究[D]. 上海：复旦大学, 2010.

[11] 陈执中. 木鳖子大黄甘草及其复方制剂抗癌研究应用进展[J]. 中国民族民间医药, 2007, 6(2): 63-66.

[12] 杨仓良，潘志强，李遇春，等. 毒药本草[M]. 北京：中国中医药出版社, 1993: 1037-1038.

[13] YU J S, Kim J H, Lee S, et al. Src /Syk-targeted antiinflammatory actions of triterpenoidal saponins from Gac(*Momordica cochinchinensis*) seeds[J]. Am J Chin Med, 2017, 45(3): 1-15.

[14] 孙付军，路俊仙，崔璐，等. 不同含油量木鳖子霜抗炎镇痛作用比较[J]. 时珍国医国药，2010，21(5): 1084-1085.

[15] Tsoi Y K, Ng T B, Fong W P. Immunomodulatory activity of a chymotrypsin inhibitor from *Momordica cochinchinensis* seeds [J]. J Pept Sci, 2010, 12(9): 605-611.

[16] 路俊仙，孟蔚，张才波，等. 木鳖子制霜前后的体外抑菌作用研究[J]. 现代中药研究与实践，2009，10(6): 33-35.

[17] 张应烙，尹彩萍. 15 种中药提取物对几种植物病原菌抑菌活性的初步研究[J]. 西北农林科技大学学报:自然科学版, 2005, 33(21): 175-177.

[18] 韩丽丽. 木鳖子制霜工艺及机理研究[D]. 济南:山东中医药大学, 2011.

[19] 杨生，黄继强，梁勇，等. 单磷酸阿糖腺苷交联物及植物毒素蛋白抗乙型肝炎病毒的体外研究[J]. 解放军医学杂志, 1995, 20(3): 196-199.

[20] Oyuntsetseg N, Khasnatinov M A, Molor-Erdene P, et al. Evaluation of direct antiviral activity of the Deva-5 herb formulation and extracts of five Asian plants against influenza A virus H3N8[J]. BMC Complement Altern Med, 2014, 14(1): 235.

[21] Zahid I R. 木鳖子提取物对于口蹄疫、禽流感及法氏囊疫苗的免疫佐剂作用研究[D]. 杭州：浙江大学，2007.

[22] 刘迪文. 不同品系豚鼠对木鳖子提取物免疫增强作用的反应[J]. 中国预防兽医学报，2008，30 (11): 897-900.

[23] 陈婉君，刘迪文，胡松华. 木鳖子提取物对 Asia I-O 型口蹄疫双价灭活苗的免疫佐剂作用[J]. 中国兽医学报, 2008, 28(1): 51-54.

[24] Kedsirin S. 木鳖子皂苷对口蹄疫疫苗的免疫增强作用研究[D]. 杭州：浙江大学, 2009.

[25] Mook K J, Nayoung K, Bongcheol K, et al. Enhancement of gastric ulcer healing and angiogenesis by cochinchina Momordica seed extract in rats[J]. J Korean Med Sci, 2010, 25(6): 875-881.

[26] Kang J M, Kim N, Kim B, et al. Gastroprotective action of Cochinchina momordica seed extract is mediated by activation of CGRP and inhibition of cPLA(2)/5-LOX pathway[J]. Dig Dis Sci, 2009, 54(12): 2549-2560.

[27] Lim J H, Kim J H, Kim N, et al. Gastroprotective effect of cochinchina momordica seed extract in nonsteroidal anti-inflammatory drug-induced acute gastric damage in a rat model[J]. Gut Liver, 2014, 8(1): 49-57.

[28] Jo H J, Kim N, Nam R H, et al. The effect of Cochinchina momordica seed extract on gastric acid secretion and morphologic change in aged rat stomach[J]. Gut Liver, 2013, 7(5): 560-568.

[29] Choi KS, Kim E H, Hong H, et al. Attenuation of cysteamine-induced duodenal ulcer with Cochinchina momordica seed extract through inhibiting cytoplasmic phospholipase A2/5-lipoxygenase and activating gamma-glutamylcysteine synthetase[J]. J Gastroenterol Hepatol, 2012, 27(3): 13-22.

[30] 邢炎华，线昆蝶，侯少平. 木鳖子生物碱部位提取物抗氧化活性研究[J]. 陕西农业科学，2017，63(12): 52-53.

[31] 张丹，潘乐，江峥，等. 木鳖子提取液抗氧化活性的分析[J]. 复旦学报：医学版, 2010, 37(3): 319-321.

[32] Sareeya R, Thanagon K, Maneerat C, et al. Anti-oxidant activity of accelerated solvent extraction from different fractions of Thai Gac fruit (Momordica cochinchinensis Spreng) [J]. Thai J Pharma Sci, 2018, 42(5): 37-40.

[33] 范戎. 木鳖子和防城茶的化学成分及生物活性研究[D]. 昆明：云南中医学院, 2015.

[34] Matsuda H, Murakami T, Shimada H, et al. Inhibitory mechanisms of oleanolic acid 3-O-monodesmosides on glucose absorption in rats[J]. Biol Pharm Bull, 1997, 20 (6): 717-719.

[35] Jung K, Lee D, Yu J S, et al. Protective effect and mechanism of action of saponins isolated from the seeds of gac (*Momordica cochinchinensis* Spreng.) against cisplatin-induced damage in LLC-PK1 kidney cells[J]. Bioorg Med Chem Lett, 2016, 35 (8): 1466-1470.

[36] Mazzio E, Georges B, Mctier O, et al. Neurotrophic Effects of Mu Bie Zi (*Momordica cochinchinensis*) seed elucidated by high-throughput screening of natural products for ngf mimetic effects in PC-12 cells[J]. Neurochem Res, 2015, 40(10): 2102-2112.

[37] 肖琛闻. 木鳖子皂甙及油佐剂混合物的免疫佐剂作用研究[D]. 杭州: 浙江大学, 2008.

[38] 中国医学科学院. 1956 年论文报告会论文摘要, 1956, (11): 70.

[39] 向丽华, 陈燕萍, 张智, 等. 24 味有毒中药长期毒性实验对大鼠脏器指数的影响[J]. 中国中医基础医学杂志, 2006, 12(1): 47.

[40] 郑硕, 李格娥, 颜松民. 木鳖子素的纯化和性质研究[J]. 生物化学与生物物理学报, 1992, 24(4): 311-316.

[41] 张智, 闪增郁, 向丽华, 等. 24 味有毒中药长期给药对大鼠血液生化学指标的影响[J]. 中国中医基础医学杂志, 2005, 11(12): 918-919.

砒石

【来源】 矿物砷华（arsenolite）的矿石。目前多为毒砂（arsenopyrite）、雄黄等含砷矿石的加工制品。

【性味与归经】 味辛、酸，大热、大苦、大毒。归胃、肺、大肠、脾经。

【功能与主治】 劫痰截疟，杀虫，蚀恶肉。主治寒痰哮喘，疟疾，休息痢，痔疮，瘰疬，走马牙疳，癣疮，溃疡腐肉不脱。

【药理作用】

抗肿瘤作用

As_2O_3 抗肿瘤的主要机制为诱导肿瘤细胞凋亡，通过改变线粒体膜的通透性，诱导线粒体膜电位下降，导致线粒体通透性转运孔（PTP）开放，反之则关闭，调节其通透性[1]。As_2O_3 诱导细胞分化的机制可能与环磷酸腺苷蛋白激酶路径的激活有关[2]。As_2O_3 对人鼻咽低分化鳞癌裸鼠移植瘤细胞有诱导分化作用，使用 As_2O_3 后肿瘤生长受抑制，肿瘤细胞密度减少，出现细胞角化和角化株，电镜下见细胞间桥粒增多且互相连接，核浆比例降低，出现大量张力原纤维并围绕核周，增殖细胞核抗原表达明显减少[3]。大量研究表明 As_2O_3 能对多种肿瘤细胞株的 G_1S 期及 G_2M 期这 2 个控制点起作用，从而抑制细胞增殖和诱导细胞凋亡[4]。以 As_2O_3 作用于体外培养的人胃癌细胞株，证实了 As_2O_3 的抗肿瘤作用可能与下调 *CD44* 基因编码蛋白表达，从而抑制了肿瘤细胞转移有关[5]。As_2O_3 对人乳腺癌裸鼠移植瘤组织中的 VEGF 表达有抑制作用，并抑制瘤组织中的微血管密度（MVD），经统计分析表明 VEGF 与 MVD 之间呈显著正相关[6]。另外，用 As_2O_3 处理白血病细胞株 HLE 能使其 VEGF

表达下降。用 As_2O_3 治疗小鼠移植食管癌模型，证实 As_2O_3 可以显著减少肿瘤组织新生血管的生成[7]。As_2O_3 对鼠移植性肝癌细胞端粒酶活性有抑制作用，呈时间剂量依赖性[8]。As_2O_3 对急性早幼粒细胞白血病细胞株 HL-60 细胞端粒酶亚单位 hTERT-mRNA 的表达具有抑制作用，并与诱导细胞凋亡的效应相对应[9]。

【毒性作用】

1. 急性毒性

As_2O_3 的口服半数致死量为：成人致死量每千克体重 1～4mg，120～200mg；大鼠 138mg/kg、狗 85mg/kg、小鼠 22.9～27.7mg/kg、兔 20mg/kg。

2. 其他毒性

血液毒性：砷剂可引起血小板减少、巨幼红细胞性贫血、叶酸缺乏症、再生障碍性贫血及白血病。眼毒性：可引起毒性弱视、暂时性远视、视网膜或玻璃体出血、角膜与结膜炎等。遗传毒性：有报道称有妇女在妊娠后三个月内服用大约 30mL 含有 1.3%元素砷的制剂，4d 后生下一早产儿，婴儿于 11h 后死亡，经过尸检发现有高浓度的砷存在于婴儿的肝、肾和脑组织中；含砷的化合物容易透过血脑屏障和胎盘屏障，有遗传毒性。皮肤毒性：砷剂可引起大疱性疹、剥脱性皮炎等严重皮肤损害。肝毒性：长时间服用砷剂可引起中毒性肝炎、肝硬化等。神经毒性：砷剂中毒患者大部分有神经系统症状和疾病。致癌性：砷剂可致多种癌变如皮肤癌、肺癌和肝脏肿瘤等。

【参考文献】

[1] 马晓冬，乔东访，田雪梅，等. 三氧化二砷诱导线粒体通透性转变孔道开放的机制研究[J]. 癌症, 2006, 5(1): 17-21

[2] Zhu Q, Zhang J W, Zhu H Q, et al. Synergic effects of arsenic trioxide and cAMP during acute promyelocytic leukemia cell maturation subtends a novel signaling cross-talk[J]. Blood, 2002, 99(3): 1014-1022.

[3] 杜彩文，李德锐，林英城，等. 三氧化二砷诱导人鼻咽低分化鳞癌裸鼠移植瘤细胞分化的研究[J]. 癌症, 2003, 22(1): 21-25.

[4] Ling Y H, Jiang J D, Holland J F, et al. Arsenic trioxidepro-ducespoly merization of microtubules and mitotic rest be for eapoptosis in human tumor cell lines[J]. Mol Pharmacol, 2002, 62(3): 529.

[5] 刘铁夫，成秉林，关宇光，等. *CD44* 基因编码蛋白表达与三氧化二砷抗肿瘤作用关系的研究[J]. 哈尔滨医科大学学报, 2001, 35(2): 111-112.

[6] 陈鑫，吴诚义. 三氧化二砷对人乳腺癌裸鼠抑制瘤血管生成的作用[J]. 重庆医学, 2003, 32(6): 708-709.

[7] Shen Z Y, Shen J, Chen M H, et al. The inhibition of growth and angiogenesis in heterotransplanted esophageal carcinoma via intratumoral injection of arsenic trioxide[J]. Oncol Rep, 2003, 10(6): 1869-1874.

[8] 樊华，俞军. 三氧化二砷对鼠移植性肝癌端粒酶活性的影响[J]. 中国临床医学, 2002, 9(2): 121-123.

[9] 章尧，赵燕，陈吕杰. 三氧化二砷对 HL-60 细胞凋亡及其端粒酶 hTERT-mRNA 表达影响的实验研究[J]. 中国药理学通报, 2003, 19(2): 206-208.

钩吻

【来源】 马钱科植物胡蔓藤 *Gelsemium elegans* Benth. 的全株。

【性味与归经】 味辛、苦，性温，有毒。归心、肺、大肠、小肠经。

【功能与主治】 破积拔毒，祛瘀止痛，杀虫止痒，镇痛，镇静。用于治疗疥癞、湿疹、瘰疬、痈肿、疔疮、跌打损伤、风湿痹痛、神经痛等。

【药理作用】

1. 抗肿瘤作用

钩吻生物碱化合物能抑制人结肠癌细胞 SW480、人胃癌细胞 MGC80-3、人食管癌细胞 TE-11 和人肿瘤细胞 HepG2 的生长，特别是钩吻素子具有较强的抗肿瘤活性并具有一定的构效关系，钩吻素子的抗肿瘤作用机制可能与阻滞肿瘤细胞周期和促进肿瘤细胞凋亡作用有关[1]。钩吻素子可诱导 SW480 细胞发生凋亡形态学改变，并且可使 SW480 细胞周期阻滞于 S 期，阻止细胞从 S 期至 G_2 期转移，从而诱导其凋亡[2,3]。钩吻素碱对抑制小鼠 H22 实体瘤的生长发挥着一定的作用；钩吻非生物碱对人黑色素瘤 A375-S2、人口腔上皮癌 KB 和人胃腺癌细胞 SGC 有明显抑制作用，且对免疫具有一定促进作用[4]。常绿钩吻碱能明显抑制神经胶质瘤的增殖，为其抗神经胶质瘤的研究开发奠定基础[5]。

2. 免疫调节作用

钩吻总碱中钩吻素子可能是通过快速恢复骨髓的造血功能，使免疫细胞得到恢复而发挥免疫增强作用的[6]。

3. 抗炎镇痛作用

钩吻生物碱有明显镇痛作用。钩吻对小鼠佐剂性关节炎具有明显的治疗作用，可改善小鼠踝关节的炎性细胞浸润、滑膜增生及骨质破坏等，具有治疗类风湿的功效[7]。使用钩吻素子研究抗外周神经损伤致神经病理性疼痛（NPP）模型中自发痛的影响，显示钩吻素子高剂量对逆转足姿势评分和自发性抬足时间有确切的作用，进一步提示钩吻素子具有抗自发性疼痛的作用[8]。钩吻生物碱潜在影响大鼠糖尿病神经病变[9]。钩吻素子在不影响体重及血糖的情况下，重复治疗能显著通过降低坐骨神经轴突和髓鞘的损伤和增加感觉神经传导速度治疗糖尿病周围神经病变。

4. 其他作用

钩吻大剂量时可引起散瞳作用，其具有散瞳快、作用强和恢复快的特点，散瞳后瞳孔调节恢复使用后马托品[10]。从医药学家的记载以及大量试验报道可以看出，钩吻虽然对人有剧毒作用，但是对猪、羊等哺乳动物喂食，不仅不会中毒，还能起到增肥的作用，并且能起到增强免疫、防病治病的效果，表现出明显的耐受或解毒功能。钩吻对畜禽的促生长作用机理及安全性应用试验结果表明，在基础日粮中添加钩吻干粉，肉鸡增重效果明显[11]。以钩吻加入饲料中喂肉鸡及仔猪，可有明显的增重作用，其增重效果与剂量有关，且可节省饲料。钩吻在皮肤病治疗上有很大成效，传统上主要是“攻毒拔毒，杀虫止痒；可杀蛆虫，灭孑孓”，目前在抗银屑病用途方面是可行的，具有很大的开发前景[12]。其外用能明显抑制小鼠阴道增生上皮细胞有丝分裂，并能够促进鼠尾鳞片表皮的颗粒层生成，而且随浓度的升高其促进作用也随之增强[13]。在小鼠抗焦虑的模型中，研究发现钩吻的抗焦虑作用可能与甘氨酸受体在大脑中的兴奋效应有关[14]。

【毒理作用】

1. 急性毒性

用钩吻茎醇提取物制备非生物碱不同极性部位，经一次灌胃 ICR 小鼠，观察小鼠的毒性反应及死亡情况。结果钩吻乙醇总提取物取物的 LD_{50} 为 88.04mg/kg，钩吻非生物碱的 LD_{50} 为 40.64mg/kg，钩吻母液的 LD_{50} 为 4.09g/kg。结论：钩吻非生物碱不同极性部位均具有一定毒性，毒性大小顺序为非生物碱脂溶性部位、醇总提取物、非生物碱水溶性部分[15]。

2. 神经毒性

主要表现为言语不清、眩晕、肌肉无力、吞咽困难、呼吸肌麻痹和共济失调甚至昏迷，除此之外，还可出现散瞳、复视、眼睑下垂等症状。

3. 消化系统毒性

毒性症状有口腔、咽喉灼痛，恶心、呕吐、腹痛、腹泻或便秘、腹胀等；循环和呼吸系统症状为中毒早期心跳缓慢、呼吸快而深，继之心搏加快、呼吸慢而浅、不规则，渐至呼吸困难、血压下降，最终呼吸麻痹而死亡。

【参考文献】

[1] 王寅，方云峰. 钩吻总碱对肝癌细胞 HepG2 的体外抑制作用[J]. 中药材, 2001, 24(8): 579-581.

[2] 黄静. 钩吻生物碱化合物抗肿瘤作用及其作用机制初探[D]. 福州：福建医科大学, 2010.

[3] 黄静，许盈，俞昌喜，等. 钩吻生物碱化合物抗肿瘤效应及其诱导凋亡作用[J]. 海峡药学，2014，26(10): 19-23.

[4] 赵明宏，郭涛，王敏伟，等. 钩吻中非生物碱不同组分体内、外抗肿瘤作用比较研究[J]. 中国药房，2007, 17(23): 1776-1778.

[5] 李高攀，王文义，任丽，等. 常绿钩吻碱抑制人神经胶质瘤 U251 细胞增殖的体内外作用特征[J]. 药学学报, 2021, 56(3): 786-792.

[6] 孙莉莎，雷林生，方放治，等. 钩吻素子对小鼠脾细胞增殖反应及体液免疫反应的抑制作用[J]. 中药药理与

临床, 1999, 15(6): 10-12.
[7] 杨渐, 蔡宏达, 陈泽鸿, 等. 钩吻素子对小鼠佐剂性关节炎的治疗作用[J]. 福建医科大学学报, 2016, 50(4): 217-221.
[8] 李苏平, 许盈, 凌倩, 等. 钩吻素子抗外周神经损伤致神经病理性疼痛中自发痛的效应[J]. 福建医科大学学报, 2013, 47(4): 204-209.
[9] Ling Q, Liu M, Wu M X, et al. Anti-allodynic and Neuro protective Effects of Koumine, a Benth Alkaloid, in a Rat Model of Diabetic Neuropathy[J]. Biol Pharm Bull, 2014, 37(5): 858-864
[10] 王友顺, 高英立, 景建平, 等. 钩吻碱滴眼液扩瞳作用的实验研究[J]. 海军医专学报, 1989, 11(2): 108.
[11] 张冬英, 袁慧, 刘亚林. 钩吻对肉鸡免疫功能的影响[J]. 湖南农业大学学报: 自然科学版, 2004, 30(6): 538-541.
[12] 郑家润, 抗银屑病药物治疗和研究的现状及展望[J]. 中华皮肤科杂志, 1997, 30(2): 78.
[13] 张兰兰, 黄昌全, 张忠义, 等. 钩吻素子治疗银屑病样动物模型的疗效观察[J]. 第一军医大学学报, 2005, 25(5): 547-549.
[14] Liu M, Huang H H, Yang J, et al. The active a lkaloids of Gelsemiumelegans Benth. Are potentanxiolytics[J]. Chinese Journal of Pharmacology and Toxicology, 2013, 225(4): 839-851.
[15] 廖华军, 吴水生. 钩吻非生物碱不同极性部位的急性毒性实验研究[J]. 福建中医药, 2013, 44(06): 60-61.

狼毒

【来源】 大戟科植物月腺大戟 *Euphorbia ebracteolata* Hayata 或狼毒大戟 *Euphorbia fischeriana* Steud. 的根。

【性味与归经】 味苦、辛，性平。归肺经，有大毒。

【功能与主治】 泻水逐饮，破积杀虫。主治水肿腹胀，痰食虫积，心腹疼痛，癥瘕积聚，结核，疥癣。

【药理作用】

1. 抗肿瘤作用

狼毒大戟可以将细胞周期阻滞在 G_0/G_1 期，明显促进 Lewis 肺癌细胞的凋亡[1]。另外，狼毒乙醇提取物可降低 Lewis 肺癌细胞黏附、迁移和运动的能力，促进肺癌细胞的自噬程度[2]。狼毒大戟的 95%乙醇浸膏石油醚部位和乙酸乙酯部位对 SGC-7901、HeLa、HT-29 细胞有较强的抑制作用，并从乙酸乙酯部位分离出 β-谷甾醇和羽扇豆醇两个化合物，对三种肿瘤细胞的抑制率较粗提物均有明显提高[3]。狼毒的抗癌活性部位为石油醚部位和乙酸乙酯部位[4]。中药狼毒可抑制 HPV-18 感染的 HeLa 细胞增殖，并诱导其凋亡[5]。相关研究还发现没食子酸乙酯对结肠癌 LOVO 细胞、肺癌 A549 细胞、口腔鳞癌 CAL-27 细胞、乳腺癌细胞的生长均具有抑制作用[6,7]。狼毒大戟提取液对荷肝癌小鼠的 H22 实体瘤有明显的抑制作用，且具有明显的促凋亡作用。此外，狼毒大戟提取液联合微波热疗的抑瘤作用更强[8]。狼毒大戟提取液以时间和剂量依赖方式抑制小鼠恶性黑色素瘤 B16 细胞生长和转移，并诱导 B16 细胞凋亡及 G_0/G_1 期细胞阻滞[9]。狼毒大戟能抑制 L615 小鼠白血病外周血白细胞增殖，诱导外周血淋巴细胞凋亡，并抑制肿瘤细胞 *c-myc* 和 *ras* 基因表达[10]。月腺大戟高剂量时可通过诱导细胞凋亡，明显抑制 P388 白血病瘤细胞的恶性增殖[11]。

2. 免疫系统的作用

狼毒对大肠杆菌、沙门氏杆菌、铜绿假单胞菌、变形杆菌、金黄色葡萄球菌具有一定抑制作用[12]。狼毒大戟提取物不同组分对结核杆菌有程度不同的抑制作用，乙酸乙酯热提、乙醚冷提组分抑菌作用最强[13]。狼毒大戟的乙醚、醋酸乙酯提取物对耐药型和非耐药型结核杆菌有不同程度的抑制作用，醋酸乙酯提取物作用最强；另发现狼毒大戟中的狼毒乙素、狼毒乙素-4-*O*-*β*-D-吡喃葡萄糖苷、大黄素甲醚和没食子酸对耐药型和非耐药型结核杆菌具有显著的抑制作用[14]。除狼毒大戟生药的石油醚部位外，其他不同提取部位及水提取液对不同的菌种均有不同程度的抑制作用[15]。月腺大戟根丙酮提取物对小麦赤霉病病菌、油菜菌核病病菌、棉花黄萎病病菌、苹果炭疽病病菌、甜瓜蔓枯病病菌表现出很强的抑菌作用[16]。此外，月腺大戟根总黄酮对番茄枯萎病菌[17]、尖孢镰刀菌[18]菌丝生长和分生孢子萌发均有显著的抑制作用。

3. 对神经系统的作用

瑞香狼毒乙醇提取物的丙酮萃取物有较强的抗癫痫活性，而瑞香狼毒中香豆素类化合物可能是抗癫痫的活性成分[19]。瑞香狼毒丙酮提取液对抗小鼠听源性惊厥实验（AS）的 ED_{50} 为 103.05mg/kg、对抗最大电休克惊厥实验（MES）的 ED_{50} 为 123.83mg/kg、对抗戊四唑惊厥实验（MET）的 ED_{50} 为 132.01mg/kg，故瑞香狼毒丙酮提取物是一种作用时间长、抗痫谱广的抗癫痫物质[20]。

4. 其他作用

月腺大戟乙醇提取物具有一定的抗痛风作用[21]。不同狼毒根提取物都能表现出一定的杀虫作用，狼毒根水浸液与乙醇提取物对舞毒蛾幼虫的拒食作用最高达 99%，7d 的校正死亡率最高达 100%，室内毒力测定中防后 5d 的校正死亡率最高达 100%[22]。狼毒大戟提取液能够明显提高荷 H22 小鼠的抗氧化能力[8]。体内实验也显示狼毒大戟可以明显提高 Lewis 小鼠机体抗氧化能力[1]。

【毒理作用】

1. 急性毒性

瑞香狼毒乙酸乙酯萃取物急性经口毒性实验表明 $LD_{50}>500mg/kg$，其属于低毒级[23]。以昆明种近交系小鼠为实验对象，测得狼毒大戟石油醚和乙酸乙酯提取物对小鼠的半数致死量分别为 31.03mg/kg、1538.58mg/kg，说明狼毒大戟石油醚和乙酸乙酯提取物具有一定的毒性[24]。

2. 遗传毒性

各种炮制方法染毒的斑马鱼胚胎，在尾鳍部位都出现锯齿状缺失，通过 TUNEL 染色检测确认为大量细胞凋亡。实验表明斑马鱼胚胎可以作为狼毒毒性评价与药物机理研究的动物模型[25]。

3. 减毒作用

研究证明酒制狼毒能减轻脾脏的毒副作用[26]。

【参考文献】

[1] 杨柯，王义善，赵腾达. 狼毒大戟对小鼠 Lewis 肺癌细胞凋亡影响及其机制的初步探讨[J]. 中华肿瘤防治杂志, 2012, 19(9): 652-654.

[2] 王莹莹. 狼毒乙醇提取物对 Lewis 肺癌治疗作用及其机制研究[D]. 开封：河南大学, 2014.

[3] 章振东. 狼毒大戟抗肿瘤活性成分的提取分离及结构鉴定[D]. 哈尔滨：哈尔滨工业大学, 2007.

[4] 程林兵，杨光明，李俊松，等. 狼毒生品及炮制品的体外抗肿瘤活性研究[J]. 西北药学杂志，2014, (2): 152-156.

[5] 徐平，何翔，章晓鹰，等. 中药狼毒对人乳头瘤病毒-18 感染的 HeLa 细胞增殖及凋亡的影响[J]. 国际中医中药杂志, 2015, (6): 529-531.

[6] 崔红霞，孙永旭，岳丽玲，等. 狼毒大戟提取成分 EthylGal-late 对乳腺癌细胞生长侵袭的抑制作用[C]. 2011 医学科学前沿论坛全国肿瘤药理与化疗学术会议, 2011.

[7] 简白羽，郭丽娜，马立威，等. 狼毒大戟中没食子酸乙酯的提取分离及抗肿瘤活性[J]. 中医药信息，2014, (3): 7-9.

[8] 胡蓉蓉. 狼毒大戟提取液对荷 H22 小鼠的抑瘤作用及抗氧化能力的影响[D]. 烟台：滨州医学院, 2011.

[9] 王园园，王义善，杨桂青，等. 狼毒提取液对小鼠恶性黑色素瘤 B16 细胞体内转移能力的影响[J]. 中国实验方剂学杂志, 2013, 19(1): 195-198.

[10] 姚苹，崔晞，刘萍，等. 狼毒大戟对病毒性 T 细胞白血病的抑制作用[J]. 中华微生物学和免疫学杂志, 2003, 23(3): 183-187.

[11] 杜娟，徐瑞军，崔晞，等. 月腺大戟水提物诱导 P388 白血病细胞的凋亡[J]. 中国医院药学杂志, 2007, 27(4): 454-458.

[12] 王学林，邓旭明，袁书智，等. 狼毒大戟抗菌抗病毒作用初步研究[J]. 中兽医医药杂志, 2001, 20(6): 5-7.

[13] 李秀青，陈珊珊，刘锁兰，等. 狼毒大戟提取物不同组分对结核杆菌抑制作用的比较[J]. 解放军药学学报, 2006, 22(2): 153-155.

[14] 赵奎君，刘锁兰，李洪敏. 狼毒大戟中不同组分和成分抗结核杆菌作用的研究[J]. 中国药师，2007, 10(11): 1063-1065.

[15] 庞丽纹，丁立军，简丽，等. 狼毒大戟生药提取物抑菌活性的初步研究[J]. 内蒙古农业大学学报：自然科学版, 2012, (Z1): 253-256.

[16] 孟娜，周守标，蒋继宏. 月腺大戟(*Euphorbia ebracteolata*)根部提取物抑菌作用的测定[J]. 生物学杂志，2005, 22(4): 16-17.

[17] 高橼. 月腺大戟根总黄酮对番茄枯萎病诱导抗性的研究[D]. 合肥：安徽农业大学, 2008.

[18] 高橼，万赛罗，蔡永萍，等. 月腺大戟根总黄酮对尖孢镰刀菌抑制作用的研究[J]. 激光生物学报，2008,

17(2): 213-219.
[19] 冯宝民. 瑞香狼毒和柚皮抗癫痫活性成分的研究[D]. 沈阳: 沈阳药科大学, 2002.
[20] 张美妮, 刘玉玺, 孙美珍, 等. 瑞香狼毒丙酮提取物抗惊厥作用研究[J]. 中国药物与临床, 2002(01): 18-21.
[21] 徐娇, 易立涛, 翁连进, 等. 月腺大戟乙醇提取物的抗痛风活性研究[J]. 中药材, 2014, 37(2): 315-317.
[22] 吕全, 贾秀贞, 梁军, 等. 狼毒根提取物的生物活性测定[J]. 林业科学研究, 2004, 17(4): 447-452.
[23] 孔洁, 吴佳君, 史冠莹, 等. 瑞香狼毒提取物对试验动物急性毒性及活性的初步研究[J]. 四川动物, 2009, 28(02): 171-174.
[24] 蔡珍珍, 金铭, 温宪春, 等. 狼毒大戟石油醚提取物和乙酸乙酯提取物的半数致死量测定[J]. 中国医学创新, 2013, (2): 158-159.
[25] 杨景峰, 董文静, 宗俊成, 等. 斑马鱼胚胎检测狼毒不同炮制方法毒性[J]. 内蒙古民族大学学报(自然科学版), 2016, 31(3): 236-239.
[26] 李红玲, 宋美燕, 马昊然, 等. 酒制对瑞香狼毒抗肿瘤活性及毒性反应的影响[J]. 河北大学学报(自然科学版), 2020, 40(04): 392-398, 420.

蓖麻子

【来源】大戟科植物蓖麻 *Ricinus communis* L. 的干燥成熟种子。

【性味与归经】味甘、辛，性平。归大肠、肺经。有毒。

【功能与主治】泻下通滞，消肿拔毒。治疗肝癌、胃癌、大肠癌、宫颈癌、白血病等多种恶性肿瘤，也可用于治疗大便燥结、痈疽肿毒、喉痹、瘰疬等症。

【药理作用】

1. 抗肿瘤作用

蓖麻中的蓖麻毒素具有广谱抗癌活性，但蓖麻毒素在杀伤肿瘤细胞的同时，对正常细胞也有破坏作用。考察炮制前后蓖麻子的 LD_{50} 和对人肺癌裸小鼠移植瘤模型的抑瘤效果发现，炮制后蓖麻子毒性减低，保留抗癌作用，为临床口服蓖麻子抗癌治疗提供了实验依据[1]。以野生蓖麻子中提取的两种植物毒蛋白的 A 链与作为导向载体的抗大肠癌单克隆抗体 Hb3 交联，形成的交联物 Hb3-RTA 对大肠癌细胞 HRT-18 具有较强杀伤作用，而对正常人淋巴细胞杀伤作用较小[2]。蓖麻毒蛋白对肝癌的治疗作用明显[3]。修饰后的蓖麻毒素毒性减小且对癌组织有一定的亲和作用[4]。RT 中毒引起的病理损伤与蓖麻毒素诱导肿瘤坏死因子（TNF）有关[5]。蓖麻毒蛋白不同浓度下作用效果和不良反应均有明显差异[6]。此外，蓖麻毒蛋白还可以诱导产生细胞因子和脂质体过氧化作用[7]。另一方面，蓖麻毒蛋白有很强的抗原性，可与 IgG 发生沉淀反应，同时也抑制巨噬细胞参与免疫作用[8]。

2. 抗炎镇痛作用

蓖麻子具有消肿拔毒的功能，民间用于治疗扁桃体炎及乳腺炎等多种炎症[9]，疗效明显。实验表明[10]蓖麻子炮制品能减少醋酸致小鼠扭体次数、延长小鼠舔足时间、减轻二甲苯致小鼠耳郭肿胀程度、减小蛋清致足跖肿胀程度。蓖麻子对急性炎症、免疫性炎症均有显著的抗炎作用和一定的镇痛作用，其抗炎作用强度弱于氢化可的松，镇痛作用强度低于氢化可的松。

3. 抗病毒作用

单克隆抗体（MoAb）结合蓖麻毒蛋白亚单位能杀死 99%以上潜伏人类免疫缺陷症病毒（HIV）的细胞[11]。而重组的 CD4（AIDS 病毒受体蛋白）与蓖麻毒蛋白 A 链（ricinA）偶联可杀伤由人 AIDS 病毒感染的人细胞[12]。

4. 中枢神经兴奋作用

蓖麻子中的蓖麻碱具有中枢神经兴奋作用，低剂量具有一定的改善记忆效果，较大剂量时致惊厥。可用作制备动物癫痫模型工具药，也有可能成为改善记忆的药物[13]。

5. 其他作用

蓖麻油酸在高温下可与蛋黄卵磷脂形成花生四烯酸，然后在体内转化成为前列腺素（PG），进而发挥诱导和促进宫缩的作用而达到引产目的[14]。还有研究发现引产餐（蓖麻油炒鸡蛋）醇提取物可使离体大鼠子宫收缩，并能够显著提高晚期妊娠大鼠羊膜组织 PCE2 含量[15]。此外，蓖麻油餐能促进宫颈成熟，发动并加强宫缩，催产、引产成功率高，缩短第一、二产程[16]。蓖麻油引产效果较好，而且用药安全方便，有临床推广价值[17]。蓖麻蛋白及其蓖麻油的混合物在抗早孕方面的效果均可达到 100%，蓖麻油的抗着床效果也可达到 100%，并能显著增强小鼠子宫内部收缩，有效减少着床概率[18]。而蓖麻油能引起未怀孕体质健壮小鼠性激素水平和子宫结构的改变[19]。口服蓖麻油后在小肠脂肪酶的作用下分解为蓖麻油酸和甘油，蓖麻油酸皂化为蓖麻油酸钠，能刺激肠道，引起肠蠕动增加[10]，同时蓖麻油还能润滑肠道，起到泻下通滞作用。

【毒理作用】

1. 急性毒性

实验测得生蓖麻子的 LD_{50} 为 4557mg/kg，炮制蓖麻子的 LD_{50}>10000mg/kg，表明炮制后可降低蓖麻子毒性[20]。蓖麻碱属于剧毒生物碱，对家禽的毒性作用较强。研究发现当蓖麻碱在饲料中含量超过 0.01%时则抑制鸡的生长，含量超过 0.1%时鸡发生麻痹中毒死亡。雏鸡蓖麻碱的 LD_{50} 为 11.24mg/kg[18]，小鼠的 LD_{50} 为 25mg/kg[21]。

2. 肝毒性

研究发现[22]蓖麻子对小鼠肝脏具有损伤作用，会引起小鼠肝脏的充血、出血、坏死等不可逆的病理损伤，甚至导致小鼠的死亡。

3. 其他毒性

虽然蓖麻毒蛋白具有特异性的抗肿瘤细胞能力，但蓖麻毒蛋白对正常细胞的杀伤力是非特异性的，因此，在杀伤肿瘤细胞的同时常伴随有体重增加、水肿、血中蛋白质减少等毛细血管渗漏综合征及神经毒性反应[23]，而且蓖麻毒蛋白对免疫功能有强抑制性，因而限制了它在肿瘤治疗中的应用。

【参考文献】

[1] Sehgal P, Khan M, Kumar O, et al. Purification, characterization and toxicity profile of ricin isoforms from castor beans[J]. Food Chem Toxicol, 2010, 48(11): 3171-3176.

[2] 王才力，郭敏，孙去病，等. 单克隆抗体-蓖麻毒蛋白 A 链导向杀伤大肠癌细胞的研究[J]. 湖南医科大学学报, 1989, 14(2): 107-109.

[3] 鲁小青，陈百先，张令，等. 蓖麻毒蛋白糖脂脂质体对肝癌细胞的杀伤作用及其理化特性[J]. 上海大学学报, 1998, 19(9): 24.

[4] 董巨莹，王文学. 蓖麻毒素被修饰前后的毒性及抗肝癌性比较研究[J]. 第四军医大学学报, 1995, 16(4): 261.

[5] 董巨莹，王剑波，王文学. 蓖麻毒素诱导小鼠肝脏产生肿瘤坏死因子[J]. 第四军医大学学报，1997, 18(1): 78.

[6] 邹立波，詹金彪. 蓖麻毒素的提取及其抗肿瘤作用研究[J]. 浙江大学学报(医学版), 2005, 34(3): 217-219.

[7] 孙媚华，陈迁，宋光泉，等. 蓖麻毒蛋白的研究与应用[J]. 广东化工, 2009, 36(9): 144-145.

[8] 陈志慧. 蓖麻毒蛋白的研究与应用进展[J]. 化学世界, 2005, (5): 309-312.

[9] 陈永学，江熟平. 蓖麻子的临床应用与千捶膏制备工艺探讨[J]. 时珍国医国药, 2000, 11(8): 767-768.

[10] 胡延，杨光义，叶方，等. 蓖麻子不同炮制品抗炎镇痛作用比较[J]. 中国医院药学杂志，2011, 31(21): 1828-1829.

[11] 陈敏，史久华. 免疫毒素能找到并杀死潜伏的 HIV[J]. 国外医学预防诊断治疗用生物制品分册，2000, (1): 46.

[12] 阎力，李焕. 基因技术公司的 CD4 与蓖麻毒蛋白连接杀伤 AIDS 病毒感染的细胞[J]. 国外医学药学分册, 1989, (2): 113.

[13] 刘骁，李端. 蓖麻碱的生物活性研究与应用开发前景[J]. 中国药理学与毒理学杂志, 2006, 20(1): 76-78.

[14] 王润弟. 蓖麻油煎鸡蛋引产与催产素引产的临床分析[J]. 基层医学论坛, 2010, 14(6): 497-498.

[15] 刘丽芬，柴天川，崔文华. 引产餐醇提取物对大鼠子宫的影响[J]. 时珍国医国药, 2008, 19(4): 820-821.

[16] 陈玉杰. 蓖麻油餐对 300 例晚期妊娠催产引产临床分析[J]. 临床心身疾病杂志, 2006, 12(4): 308-309.

[17] 丁月红，詹合琴. 孕晚期三种引产方法的临床观察[J]. 临床医学, 2006, 26(6): 9-10.

[18] 张越华，郭晓昭，胡良成，等. 蓖麻粗毒蛋白的提取及其杀鼠活性初步研究[J]. 安徽农业科学, 2008, 36(3): 1053-1054.

[19] 张小雪，韩峰，高平. 蓖麻油致小鼠生殖损伤作用研究[J]. 湖北农业科学, 2010, 49(1): 150-152.

[20] 陈百先，丁元生，陈陵际. 蓖麻子炮制品抗肺癌作用的实验研究. 中国中药杂志, 1994, 19(12): 726-727.

[21] Ferraz A C, Angelucci M E, Batista I R, et al. Pharmacological evaluation of ricinine, a central nervous system stimulant isolated from *Ricinus communis*[J]. Pharmacol Biochem Behav, 1999, 63(3): 367-375.

[22] 陈华，殷切，聶伟. 蓖麻子粗提物对小鼠的毒副作用[J]. 中国畜牧兽医文摘, 2016, 32(10): 79.

[23] Weiner L M, Dwyer J O', Kitson J, et al. Phase I evaluation of an anti-breast carcinoma monoclonal antibody 260F9-recombinant ricin A chain immunoconjugate[J]. Cancer Res, 1989, 49(14): 4062-4067.

雄黄

【来源】 硫化物类矿物雄黄族雄黄，主要含二硫化二砷（As_2S_2）。

【性味与归经】 味辛，性温。归肝、大肠经。有毒。

【功能与主治】 解毒杀虫，燥湿祛痰，截疟。治疗肺癌、肝癌、胃癌、白血病、卵巢癌、皮肤鳞状细胞癌以及食管癌等多种恶性肿瘤。临床还用于治疗痈肿疔疮、蛇虫咬伤、虫积腹痛、惊痫和疟疾等[1]。

【药理作用】

1. 抗肿瘤作用

实验证实纳米雄黄可激活半胱天冬酶-3（caspase-3），促进肿瘤抑制基因 *p53* 蛋白、兔抗人单克隆抗体 B 淋巴细胞瘤-2 基因（*Bcl-2*）相关 X 蛋白（Bax）的表达，并且纳米雄黄能有效抑制肺癌 A549 细胞增殖，且治疗效果优于雄黄[2]。β-连环蛋白（β-catenin）和原癌基因 *C-myc* RNA 表达量随着纳米雄黄药物浓度的增加逐渐降低，通过阻断 Wnt 信号转导通路，抑制 A549 的增殖[3]。纳米雄黄可以通过上调 Bax 表达，抑制 Bcl-2 表达而抑制细胞增殖、促进凋亡，进而抑制卵巢癌进展[4]。随着时间延长，纳米雄黄通过降低凋亡抑制蛋白 Bcl-2 mRNA 表达水平，上调 Bax、caspase-3 mRNA 水平促进卵巢癌 COC1 细胞的凋亡[5]。纳米雄黄对卵巢癌 Skov3 细胞有抑制作用，在一定范围内呈时间剂量依赖关系，并且 Bcl-2 表达降低，Bax 表达上调，有诱导凋亡作用[6]。研究宫颈腺癌 HeLa 细胞株、人类乳头瘤病毒（HPV18 阳性）、宫颈鳞癌 Caski 细胞株（HPV16 阳性）、宫颈腺癌 C33A 细胞株（HPV 阴性）等宫颈癌细胞发现，不同浓度纳米雄黄混悬液呈时间依赖性地抑制细胞增殖，且随着纳米雄黄浓度的增加，各时间段细胞凋亡均有所增加[7]。纳米雄黄和雄黄均可抑制白血病 K562 细胞的增殖，对白血病干细胞（LSC）具有诱导细胞凋亡的作用，但是雄黄效果差于纳米雄黄[8]。纳米雄黄作用于 K562 细胞后，P-糖蛋白（P-gp），乳腺癌耐药蛋白（BCRP），p53、Bax、Bcl-2 蛋白表达均有所上调，激活 Caspase-3，诱导 K562 细胞凋亡[9]。相关研究纳米雄黄对乳腺癌 MCF-7 细胞上皮间质转化的影响结果显示纳米雄黄可上调 E-cadherin 表达，降低 HIF-1α 表达，抑制 Snail mRNA 表达，逆转乳腺癌 MCF-7 细胞上皮间质转化，起到抗肿瘤的作用[10]。

2. 抗菌、抗病毒作用

雄黄具有广泛的抗菌谱，如对金黄色葡萄球菌、链球菌、白色链珠菌、痢疾杆菌、结核杆菌等有较强的抗菌作用。研究发现，雄黄对金黄色葡萄球菌有非常明显的抑制作用。此外，雄黄能增强内皮系统（RES）的吞噬能力，且不影响白细胞总数及分类，提高机体非特异性免疫功能[11]。另外，雄黄及含雄黄复方治疗带状疱疹等病毒性皮肤感染与其具有解疫毒、燥湿祛风等作用有关。一过性细胞凋亡可能是控制细胞中病毒复制的普遍机制[12]。

【毒理作用】

1. 急性毒性

急性毒性实验结果表明，灌胃给予纳米雄黄对昆明小鼠的 LD_{50} 约为 310mg/kg，属中等毒性[13]。组织病理学检查和血清生化分析发现，纳米雄黄对小鼠心、肺、肝脏等器官均可造成不同程度的损害；其中，肝细胞变性、坏死较严重，引发肝功能衰竭可能是纳米雄黄导致小鼠死亡的主要原因之一[14]。

2. 神经毒性

雄黄代谢产物一甲基砷酸、二甲基砷酸可进入大鼠脑组织中并引起谷氨酸水平的降低[15]。雄黄染毒同样可造成大鼠脑组织中谷氨酰胺水平的降低[16]。研究人员在雄黄对大鼠脑组织氨基酸类神经递质及单胺类神经递质及其代谢产物的影响的系统研究中发现，氨基酸类神经递质及单胺类神经递质可能是雄黄毒性作用的靶点之一[17]。

3. 遗传毒性

一项研究采用短期给药和长期给药的方式对雄黄的遗传毒性进行检测，结果显示在试验设定周期及剂量下，雄黄具有遗传毒性[18]。用仓鼠体内染色体畸变试验和中国仓鼠肺细胞染色体畸变试验对雄黄遗传毒性进行评价。发现雄黄能致体内外细胞染色体畸变，具有遗传毒性[19]。

4. 细胞毒性

雄黄诱导小鼠血细胞及骨髓细胞凋亡的形态学研究显示，小鼠灌胃给予雄黄（125 mg/kg、250mg/kg）1 周后血中出现较多嗜多色红细胞；2 周后血中点彩红细胞增加，淋巴细胞核染色质固缩，呈块状聚集，且胞体缩小，形成凋亡细胞，细胞器由细胞膜包被，脱离细胞形成凋亡小体；给药 3 周后血中可见 Howell-Jolly 小体；给药 4 周后有些血小板体积变小；给药 6 周后的骨髓涂片中可见形态各异的凋亡小体及新月帽状凋亡现象。高剂量组凋亡细胞和凋亡小体多于低剂量组[20]。雄黄可抑制血细胞生长，诱导细胞凋亡。随着剂量的增加细胞凋亡比例也相应增加，并且能加速细胞膜脂质过氧化反应及增加乳酸脱氢酶的外漏[21]。

【参考文献】

[1] 张春敏，孟双荣，齐元富. 雄黄抗肿瘤作用机制研究进展[J]. 山东中医杂志, 2010, 29(8): 579-581.

[2] 杨玥，易娟，陈静，等. 纳米雄黄对肺癌 A549 细胞的凋亡诱导作用[J]. 亚太传统医药, 2010, 6(6): 8-11.

[3] 齐元富，李慧杰，刘寨东. 纳米雄黄对肺癌 A549 细胞增殖影响及其机制的探讨[J]. 中华肿瘤防治杂志,

2013, 20(1): 27-30.
[4] 马淑云，高尚风，吴胜军，等. 纳米雄黄混悬液对卵巢癌 SKOV3 细胞抑制增殖及诱导凋亡机制探讨[J]. 中国妇幼保健, 2015, 30 (25): 4382-4384.
[5] 马淑云，高尚风，吴胜军，等. 纳米雄黄对卵巢癌细胞 COC1 凋亡的影响[J]. 重庆医学, 2016, 45(29): 4041-4043.
[6] 秦艳，赵建武，刘彩虹，等. 纳米雄黄混悬液诱导卵巢癌 SKOV3 细胞凋亡及其对 Bcl-2/Bax 表达的影响[J]. 贵州医药, 2017, 41(9): 905-908.
[7] 李立杰，王陆颖，肖松舒，等. 纳米雄黄对人宫颈癌细胞增殖和凋亡的影响[J]. 中南大学学报：医学版, 2015, 40(10): 1068-1075.
[8] 周思彤，王永胜，易娟，等. 纳米雄黄对白血病 K562 细胞及其干细胞的凋亡诱导作用[J]. 中药药理与临床, 2013, 29 (2): 105-108.
[9] 王永胜. 纳米雄黄对药物敏感和耐药的白血病细胞及其白血病干细胞的凋亡诱导作用[D]. 兰州：兰州大学, 2010.
[10] 李秀荣，李慧杰，许艳艳. 纳米雄黄抑制人乳腺癌 MCF-7 细胞上皮间质转化的机制探讨[J]. 世界中医药, 2016, 11(3): 495-497.
[11] 康永，李先荣，程霞，等. 雄黄药理作用的实验研究及其毒性观察[J]. 时珍国医国药, 1998, 9(4): 322.
[12] 虞红，赵小东. 程序化细胞死亡和艾滋病[J]. 医学综述, 1998, 4 (6) : 314.
[13] 李奕诺，田野，赵宇，等. 纳米雄黄的急性毒性实验[J]. 解放军药学学报, 2015, (1): 13-16.
[14] 成竹，赵宇，王晓波，等. 纳米雄黄在小鼠体内的蓄积毒性研究[J]. 解放军药学学报, 2016, 23(2): 111-114.
[15] 张颖花，霍韬光，畅蓓，等. 雄黄对未成年大鼠脑内谷氨酸水平的影响[J]. 中药药理与临床, 2012, 28(5): 103-105.
[16] 畅蓓，霍韬光，张颖花，等. 雄黄亚慢性染毒对未成年大鼠脑组织内 Glu 和 Gln 水平的影响[J]. 中药材, 2012, 35(11): 1817-1820.
[17] Huo T G, Zhang Y H, Li W K, et al. Effect of realgar on extracellular amino acid neurotransmitters in hippocampal CA1 region determined by online microdialysis dansyl chloride derivatization high performance liquid chromatography and fluorescence detection[J]. Biomed Chromatogr, 2014, 28(9): 1254-1262.
[18] 霍韬光，畅蓓，李维凯，等. 雄黄中砷对大鼠脑组织氨基酸类神经递质的影响[J]. 中药材, 2012, 35(3): 446-448.
[19] 吴文斌，张超超，汤家铭. 微核试验和彗星试验检测雄黄的遗传毒性[J]. 中国药理学与毒理学杂志, 2012, 26(4): 550-554.
[20] 赵源，吴文斌，汤家铭. 雄黄致体内外染色体畸变[J]. 中国实验方剂学杂志, 2012, 18(14): 245-249.
[21] 李国明，李青，王鑫国. 雄黄对小鼠血和骨髓细胞形态学的影响[J]. 中药药理与临床, 2000, 16(5): 25.

斑蝥

【来源】 芫菁科昆虫南方大斑蝥 *Mylabris phalerata* Pallas 或黄黑小斑蝥 *M. cichorii* Linnaeus 的全虫。

【性味与归经】 味辛，性寒。入大肠、小肠、肝、肾经，有大毒。

【功能与主治】 破血逐瘀，散结消癥，攻毒蚀疮。用于癥瘕，经闭，顽癣，瘰疬，赘疣，痈疽不溃，恶疮死肌。

【药理作用】

1. 抗肿瘤作用

斑蝥素作为斑蝥抗肿瘤作用的主要活性成分，其对于乳腺癌、卵巢癌、宫颈癌细胞、恶性黑色素瘤、肝癌、骨肉瘤都有显著的抗肿瘤作用。斑蝥素可通过抑制多种信号通路，调节有氧糖酵解来防止乳腺癌细胞的转移，其机制为抑制 M2 型丙酮酸激酶的核转运，破坏人源葡萄糖转运蛋白和 M2 型丙酮酸激酶的糖酵解途径使之转为有氧氧化，随后使糖代谢逆向转移[1]。斑蝥素还可以通过减少 MAPK 信号家族被磷酸化的数量，抑制 MAPK 通路的激活，以此抑制乳腺癌细胞的生长；通过抑制蛋白磷酸酶 2 来抑制乳腺癌细胞的转移[2]。对于黑色素瘤，斑蝥素可通过调节 miR21/PTEN 信号调节通路，抑制人黑色素瘤的增生[3]。对于骨肉瘤，斑蝥素可通过促进 BAX 和 PARP 的表达，抑制线粒体依赖途径的抗凋亡 BCL 家族蛋白、pAKT 和 p-CDC2 的表达，促进骨肉瘤 MG-63 和 MNNG/HOS 细胞株凋亡[4]。去甲斑蝥素通过提高细胞内 ROS 水平的途径诱导皮肤鳞状细胞癌 A431 细胞发生凋亡[5]；通过上调瘤细胞中 *Notch2* 和 *p21* 基因蛋白的表达，同时降低 Hes1 和 Cyclin D1 的表达，抑制骨髓瘤细胞增殖，诱导细胞凋亡[6]；通过上调抑癌基因 *p53*mRNA，下调癌基因 *survivin* mRNA 抑制急性淋巴细胞白血病 Jurkat 细胞的生长[7]；通过对细胞的自我吞噬作用、线粒体自噬、内质网应激、c-Met 通路的调节，抑制骨肉瘤的增殖并促进其凋亡[8]。

2. 对心血管系统的作用

斑蝥素可通过抑制血管平滑肌细胞的增生、迁移、炎症，抑制血管成形术后血管内膜增生和再狭窄[9]。研究发现，斑蝥素可通过下调 p-AKT 及 MMP-9 蛋白表达水平显著抑制 PDGF-BB 诱导的大鼠血管平滑肌细胞增殖和迁移[10,11]。

【毒理作用】

1. 心脏毒性

心脏是斑蝥素的重要毒性靶器官，斑蝥素可以引起心脏出现严重的病理反应，如炎细胞浸润、心肌纤维结构紊乱，心肌间质充血并伴有点状坏死，提示心脏是斑蝥素引起小鼠急性毒性的重要器官[12]。

2. 肝毒性

现代毒理研究表明，斑蝥素能够引起小鼠的心、肝、肾等多个主要脏器组织损伤和病理学改变，其中肝脏损伤最为严重，能增高小鼠的肝脏指数和转氨酶，致肝细胞凋亡和坏死，使 ATF-6、GRP78、XBP1、BAX、CHOP、ATF-4、caspase-3、caspase-8、caspase-9 蛋白表达上调，Bcl-2 蛋白的表达下调，还能够抑制 LO2 系细胞的活性，增高 *CHOP* 基因 mRNA 表达，由此得出斑蝥素可能是通过内质网应激诱导肝细胞凋亡从而导致肝脏损伤的结论[13]；体外实验对斑蝥水提物的毒性进行了研究，比较了斑蝥水提物对肿瘤细胞和正常细胞的毒性反应，结果发现斑蝥水提液具有抗肿瘤效果，但体外具有抗肿瘤活性的同时也同样对正常的人肝肾细胞具有明显的毒性作用，同样抑制正常细胞的增殖，这也提示了斑蝥水提物在抗肿瘤治疗中没有靶向性[14]。

3. 肾毒性

斑蝥素对肾脏有很高的毒性，尤其是口服致死量的斑蝥素后，出现严重的肾小球上皮细胞浊肿、白细胞明显升高、蛋白尿、血尿、管型尿及血清非蛋白氮升高[15]。现代毒理学研究表明，斑蝥素能够通过抑制乳酸脱氢酶（LDH）的表达以及其细胞内释放对肾小球和肾小管造成损害[16]。

4. 膀胱毒性

体外实验结果表明，斑蝥素可通过前列腺素（PG）过量诱导 T24 细胞产生细胞毒作用；体内结果表明斑蝥素通过 c-fos 和 COX-2 过表达导致大鼠出血性膀胱炎合并血尿[17]；斑蝥素在给药 3h 即可引起急性膀胱炎的发生，且给药前 7d 由斑蝥素所导致的膀胱损伤仍能够恢复，之后膀胱表现为不可逆损伤并且逐渐加重的炎症性病变，并认为激活 Akt 及 NF-κB 通路与此病变有一定的相关性[18]。

5. 其他毒性

研究表明，斑蝥素还具有细胞毒性、肾毒性、生殖毒性等多种毒性反应，斑蝥素能够通过抑制树突细胞生长产生细胞毒性[19]，造成红细胞细胞膜的收缩和易位，胞浆内钙离子、神经酰胺、氧化应激的增加，p38 等蛋白激酶调控紊乱等细胞损伤[20]；通过对山羊进行的研究，发现斑蝥素能通过抑制孕酮、孕烯醇酮等扰乱机体的生殖功能[21]；此外，斑蝥素对正常的胰腺导管细胞也具有一定的毒性[22]。

【参考文献】

[1] Pan Y, Zheng Q, Ni W, et al. Breaking Glucose Transporter 1/Pyruvate Kinase M2 Glycolytic Loop Is Required for Cantharidin Inhibition of Metastasis in Highly Metastatic Breast Cancer[J]. Front Pharmacol, 2019, 10: 590.

[2] Gu X D, Xu L L, Zhao H, et al. Cantharidin suppressed breast cancer MDA-MB-231cell growth and migration by inhibiting MAPK signaling pathway[J]. Braz J Med Biol Res, 2017, 50(7): e5920.

[3] Mu Z, Sun Q. Cantharidin inhibits melanoma cell proliferation via the miR 21mediated PTEN pathway[J]. Mol Med Rep, 2018, 18(5): 4603-4610.

[4] Feng S, Zhu J, Xia K, et al. Cantharidin inhibits antiapoptotic Bcl-2family proteins and induces apoptosis in human osteosarcoma cell lines MG-63and MNNG/HOSvia mitochondria-dependent pathway[J]. Med Sci Monitor, 2018, 24: 6742-6749.

[5] 陈杰，刘新光，涂植光. 去甲斑蝥素诱导人皮肤鳞状细胞癌 A431 细胞凋亡作用[J]. 中药新药与临床药理，2017, 28(3): 283-286.

[6] 郭贺贺，孙志强，刘艳娟，等. 去甲斑蝥素对骨髓瘤 U266 细胞 Notch 信号通路表达的影响[J]. 山东大学学报：医学版, 2017, 55(3): 32-37.

[7] 宋飞飞，张剑白. 去甲斑蝥素对急性淋巴细胞白血病 Jurkat 细胞 *survivin* 及 *p53* mRNA 表达的影响[J]. 哈尔滨医科大学学报, 2016, 50(5): 427-429.

[8] Mei L, Sang W, CuiI K, et al. Norcantharidin inhibits proliferation and promotes apoptosis via c-Met/Akt/mTOR pathway in human osteosarcoma cells[J]. Cancer Science, 2019, 110(2): 582-595.

[9] Qiu L, Xu C, Jiang H, et al. Cantharidin attenuates the proliferation and migration of vascular smooth muscle cells through suppressing inflammatory response[J]. Biol Pharm Bull, 2019, 42(1): 34-42.

[10] 邱立强，夏豪，江洪，等. 斑蝥素阻断核转录因子 κB 信号通路抑制血管平滑肌细胞增殖和迁移[J]. 中国循环杂志, 2019, 34(5): 503-510.

[11] 邱立强，徐昌武，李雯静，等. 斑蝥素对血小板衍生生长因子 BB 诱导血管平滑肌细胞增殖和迁移的机制研究[J]. 中华老年心脑血管病杂志, 2019, 21(1): 58-62.

[12] 邵好珍，马齐襄，胡晓炜，等. 斑蝥素引起小鼠急性中毒的器官损伤[J]. 中国实验方剂学杂志, 2018, 24 (16): 55-60.

[13] 肖翾，李永国，马若翔，等. 斑蝥素致肝脏慢性损伤的研究[J]. 中药药理与临床, 2016, 32(6): 65-69.

[14] 王计长，徐文雅，郭丽冰，等. 斑蝥水提液体外细胞毒性研究[J]. 广东药学院学报, 2015, 31 (1) : 84-87.

[15] 丁健，韩佳，韩秀莲. 抗癌中草药的中毒与对策[J]. 河北中医, 2006, 28 (11) : 843-850.

[16] Verma A K, Prasad S B. Bioactive component, cantharidin from *Mylabris cichorii* and its antitumor activity against Ehrlich ascites carcinoma[J]. Cell Biol Toxicol, 2012, 28(3): 133-147.

[17] Huan S K, Wang K T, Yeh S D, et al. Scutellaria baicalensis alleviates cantharidin-induced rat hemorrhagic cystitis through inhibition of cyclooxygenase-2 overexpression[J]. Molecules, 2012, 17(6): 6277-6289.

[18] 孙笑，盛鸿昊，胡晓炜，等. 斑蝥素引起小鼠急性膀胱炎的作用及相关机制[J]. 中国实验方剂学杂志, 2018, 24(16): 49-54.

[19] Hsieh C H, Huang Y C, Tsai T H, et al. Cantharidin modulates development of human monocyte-derived dendritic cells[J]. Toxicol In Vitro, 2011, 25(8): 1740-1747.

[20] Alzoubi K, Egler J, Briglia M, et al. Induction of Suicidal Erythrocyte Death by Cantharidin[J]. Toxins (Basel), 2015, 7(8) : 2822-2834.

[21] Twu N F, Srinivasan R, Chou C H, et al. Cantharidin and norcantharidin inhibit caprine luteal cell steroidogenesis in vitro[J]. Exp Toxicol Pathol, 2012, 64(1-2): 37-44.

[22] Li W, Xie L, Chen Z, et al. Cantharidin, a potent and selective PP2A inhibitor, induces an oxidative stress-independent growth inhibition of pancreatic cancer cells through G2/M cell-cycle arrest and apoptosis[J]. Cancer Sci, 2010, 101(5): 1226-1233.

藤黄

【来源】藤黄科植物藤黄 *Garcinia hanburyi* Hook. f. 分泌的干燥树脂。

【性味与归经】性寒，味酸、辛、涩，有毒。

【功能与主治】攻毒，消肿，祛腐敛疮，止血，杀虫。主治痈疽肿毒，溃疡，湿疮，肿瘤，顽癣，跌打肿痛，创伤出血及烫伤。用于肝癌、胃癌、结肠癌、胰腺癌、白血病、肺癌等癌症。

【药理作用】

1. 抗肿瘤作用

藤黄酸对多种肿瘤细胞具有抑制作用，目前藤黄酸抗肿瘤机制的研究主要从诱导细胞凋亡，抑制细胞增殖及诱导细胞分化等方面展开[1]。细胞的凋亡途径包括内部线粒体途径、死亡受体介导的外部途径和 B 粒酶信号途径介导[2]。藤黄酸可以通过内源性线粒体途径和外源性死亡受体途径参与肿瘤细胞的凋亡[3]。研究表明，藤黄酸处理 48h 后人胃癌细胞 MGC-803、Bcl-2 蛋白减少而 Bax 蛋白明显增多[4]。藤黄酸对人胃癌细胞株 SGC-7901 的增殖有抑制作用且呈剂量依赖性[5]。藤黄酸以剂量和时间依赖性方式显著抑制食管癌细胞 TE-1 的生长[6]。

低分化肿瘤的转归往往不乐观，而提高肿瘤细胞的分化程度不仅能够明显抑制肿瘤生长，还可以减少诱发细胞癌变的因素且具有较小的毒副作用[7,8]。p21wap1/cip1 是 G1 期细胞周期进程的负调节因子，参与终末分化进程的调节[9]。在 U937 细胞中，p21wap1/cip1 表达从 48h 开始明显上调，并在藤黄酸处理 72h 后上升至平台期。从藤黄酸处理 HL-60 细胞 24h 开始，藤黄酸以剂量和时间依赖性方式显著抑制 p21wap1/cip1 表达[10]。表皮生长因子受体（EGFR）信号通过激活 EGFR 的内在激酶调节细胞增殖、分化和肿瘤细胞存活，导致随后激活几种下游信号通路，包括细胞外相关激酶（ERK）、磷酸肌醇 3-激酶（PI3K）和 AKT 途径，其中 ZFP36 是 EGFR/ERK 信号传导途径的下游基因[11]。藤黄酸可以通过抑制 EGFR/ERK 信号通路来增强 ZFP36 的表达[12]。

2. 抗炎作用

炎性细胞因子是一种从免疫细胞如辅助性 T 细胞和巨噬细胞等分泌的信号分子[13]，包括白细胞介素-1、白介素-6、肿瘤坏死因子（TNF）和干扰素 γ 等，并在先天免疫反应调节中起重要作用。炎性细胞因子主要由炎症反应上调产生且在其中扮演重要角色[14]。藤黄酸能抑制脂多糖介导 RAW264.7 中白介素-1β、白介素-6、肿瘤坏死因子和一氧化氮的产生[15]。在小鼠耳部银屑病模型中，藤黄酸可以通过抑制细胞间黏附分子-1（ICAM-1）和 E-selectin 的表达量达到降低血管炎症的作用[16]。众所周知，MAPK 激酶（包括 ERK1/2，JNK 和 p38）在抗原诱导肥大细胞炎性因子的表达和分泌中起关键作用，通过测量藤黄提取物 OC 对 MAPK 激酶的影响，发现 OC 可以抑制 ERK、JNK 或 p38 的磷酸化从而起到抗炎作用[17]。

3. 神经保护作用

藤黄酸可以特异性地引起 TrkA 的磷酸化，还可引起海马神经元中 TrkA 的磷酸化继而促进轴突生长[18]。进一步研究发现藤黄酸可以抑制红藻氨酸介导的半胱天冬酶依赖性和半胱天冬酶非依赖性方式诱导神经元细胞的死亡，预防神经细胞的死亡和梗死面积以达到神经保护作用。

4. 抗病毒作用

从藤黄属植物木竹子心材中分离得到的 GB-1a、GB-2a 和 Fukugetin 可以介导人类免疫缺陷病毒（HIV-1）急性感染外周血淋巴细胞的抗病毒活性以及抑制 HIV-1 的转录[19]。藤黄属植物岭南山竹子提取物（OM）可以通过减弱 EV71 感染引起的细胞病变，抑制 EV71 的增殖和通过 ERp57 下调 IRES 活性来抑制 EV71 感染，表明 OM 具有抗病毒效应[20]。

【毒理作用】

1. 急性毒性

首先采用急性毒性实验发现藤黄醇提取物给药剂量降至 0.5g/kg 后，昆明小鼠的中毒症状明显变轻。藤黄为有毒中药，一般需要炮制后方能使用，本次急性毒性实验研究发现藤黄醇提取物对昆明小鼠的半数致死量为 1.691g/kg（95% CI 1.149～5.030g/kg），根据《化学品毒性鉴定技术规范》[21]中“急性毒性分级标准”为低毒性（501～5000mg/kg），说明采用乙醇回流提取方法制备藤黄醇提取物在一定程度上降低了生品的毒性。对比既往藤黄毒性研究结果[22]，我们发现采取乙醇回流提取方法制备的藤黄醇提取物毒性较生品明显下降，并与传统的炮制方法（清水煮制品、荷叶制品、豆腐制品）效果相当。结合急性毒性实验结果初步判定藤黄醇提取物有明显蓄积毒性，急性毒性级别为低毒性。

2. 肝毒性

藤黄醇提取物在体内蓄积具有明显的肝毒性，表现为肝细胞出现气球样变性，个别小鼠可见肝脏局部坏死、肺部存在间质炎症、脑组织充血、脾脏组织红髓萎缩。

【参考文献】

[1] 钱婧，王科明. 藤黄酸抗肿瘤作用靶点的研究进展[J]. 中国肿瘤, 2011, 20(6): 441-446.

[2] 李敏，林俊. 细胞凋亡途径及其机制[J]. 国际妇产科学杂志, 2014(2): 103-107.

[3] Huang G M, Yu S, Xin G, et al. Gambogic acid induces apoptosis and inhibits colorectal tumor growth via mitochondrial pathways[J]. World J Gastroentero, 2015, 21(20): 6194-6205.

[4] Zhao L, Guo Q L, You Q D, et al. Gambogic acid induces apoptosis and regulates expressions of Bax and Bcl-2protein in human gastric carcinoma MGC-803 cells[J]. Biol Pharm Bull, 2004, 27(7): 998-1003.

[5] 郭青龙，赵丽，尤启冬，等. 藤黄酸诱导人胃腺癌 SGC-7901 细胞的凋亡作用[J]. 中国天然药物, 2004(2): 45-49.

[6] Liu W Y, Xu W U, Liao C Q, et al. Apoptotic effect of gambogic acid in esophageal squamous cell carcinoma

cells via suppression of the NF-κB pathway[J]. Oncol Lett, 2016, 11(6): 3681-3685.
[7] Xi T, Zhang G. Integrated analysis of tumor differentiation genes in pancreatic adenocarcinoma[J]. PloS One, 2018, 13(3): e0193427.
[8] Mo Q, Nikolos F, Chen F, et al. Prognostic power of a tumor differentiation gene signature for bladder urothelial carcinomas[J]. J Natl Cancer Inst, 2018, 110(5): 448-459.
[9] CmielováJ, Rezá ováM. p21cip1/waf1 protein and its function based on a subcellular localization[corrected][J]. J Cell Biochem, 2012, 113(4): 3502-3506.
[10] Chen Y, Hui H, Li Z, et al. Gambogic acid induces growth inhibition and differentiation via upregulation of p21waf1/cip1 expression in acute myeloid leukemia cells[J]. J Asian Nat Prod Res, 2014, 16(10): 1000-1008.
[11] Mangelberger D, Kern D, Loipetzberger A, et al. Cooperative Hedgehog-EGFR signaling[J]. Front Biosci, 2011, 17(1): 90-99.
[12] Wei F, Zhang T, Yang Z, et al. Gambogic acid efficiently kills stem-like colorectal cancer cells by upregulating ZFP36 expression[J]. Cell Physiol Biochem, 2018, 46(2): 829-846.
[13] Mosmann T R, Cherwinski H, Bond M W, et al. Two types of murine helper T cell clones. I. Definition according to profiles of lymphokine activities and secreted proteins[J]. J Immunol, 2005, 175(1): 5-14.
[14] Zhang J M, An J. Cytokines. Inflammation and pain[J]. Int Anesthesiol Clinics, 2007, 45(2): 27-37.
[15] Geng J, Xiao S, Zheng Z, et al. Gambogic acid protects from endotoxin shock by suppressing pro-inflammatory factors in vivo and in vitro[J]. Inflammation Res, 2013, 62(2): 165-172.
[16] Wen J, Pei H, Wang X, et al. Gambogic acid exhibits anti-psoriatic efficacy through inhibition of angiogenesis and inflammation[J]. J Dermatol Sci, 2014, 74 (3): 242-250.
[17] Lu Y, Cai S, Tan H, et al. Inhibitory effect of oblongifolin C on allergic inflammation through the suppression of mast cell activation[J]. Mol Cell Biochem, 2015, 406(1-2): 263-271.
[18] Jang S W, Okada M, Sayeed I, et al. Gambogic amide, a selective agonist for TrkA receptor that possesses robust neurotrophic activity, prevents neuronal cell death[J]. Proceedings of the National Academy of Sciences of the United States of America, 2007, 104(41): 16329-16334.
[19] Lin, Y M, Anderson, et al. In vitro anti-HIV activity of biflavonoids isolated from Rhus succedanea and Garcinia multiflora[J]. J Nat Prod, 1997, 60(9): 884-888.
[20] Wang M, Dong Q, Wang H, et al. Oblongifolin M, an active compound isolated from a Chinese medical herb Garcinia oblongifolia, potently inhibits enterovirus 71reproduction through downregulation of ERp57[J]. Oncotarget, 2016, 7(8): 8797-8808.
[21] 林铮，李朝林，吴维皑. 我国化学品毒性技术规范与 REACH 标准对比研究[J]. 环境与职业医学，2010, 27(10): 630-633.
[22] 欧水平，王森，杨启悦，等. 有毒中药藤黄炮制“减毒增效”作用的研究进展[J]. 中草药，2011, 42(12): 2560-2563.

蟾蜍

【来源】 蟾蜍科动物中华大蟾蜍 *Bufo bufo gargarizans* Cantor 或黑眶蟾蜍 *Bufo melanostictus* Schneider 的全体。

【性味与归经】味辛，性凉，有毒。归心、肝、脾、肺经。

【功能与主治】解毒散结，消积利水，杀虫消疳。主治痈疽，发背，瘰疬，恶疮，水肿，小儿疳积，破伤风，慢性咳喘。治疗肝癌、胃癌、食管癌、肺腺癌、白血病等。

【药理作用】

1. 抗肿瘤作用

研究表明，蟾蜍二烯羟酸内酯类化合物是蟾皮中具有抗肿瘤活性的主要成分[1]，能抑制肿瘤细胞增殖、诱导肿瘤细胞凋亡、抑制肿瘤细胞侵袭和转移、抗血管生成、诱导肿瘤细胞分化、逆转肿瘤细胞多药耐药等[2]。华蟾毒精、海蟾蜍精、蟾毒灵和酯蟾毒配基对多种肿瘤细胞具有抗增殖活性，如多发性骨髓瘤、黑色素瘤、白血病、肝癌、卵巢癌、食管鳞癌、肺癌、结肠癌等[3-5]。伪异沙蟾毒精通过 G_2/M 期阻滞抑制肝癌细胞增殖，下调 cyclin E 和 ki67，上调 cyclin B1[6]。沙蟾毒精对食管鳞状细胞癌细胞的抗癌效果优于蟾毒灵，且对人正常的食管鳞状 Het-1A 细胞表现出更低的毒性，还可通过激活 p53 信号通路有效抑制裸鼠移植瘤生长[7]。与酯蟾毒配基作用类似，蟾蜍噻咛亦能抑制人肝癌细胞增殖，促进小鼠肝肿瘤 H22 细胞坏死并抑制肿瘤生长，通过调控线粒体介导的凋亡蛋白抑制肝脏肿瘤生长并保护肝脏免受急性损伤[8]。蟾皮中的有效化学成分作用于肿瘤细胞后，可转化成细胞凋亡信号，通过抑制或激活细胞内和细胞外的多种信号转导途径，诱导肿瘤细胞凋亡[9]。华蟾毒精激活 ROS/MAPKs 信号通路诱导卵巢癌细胞[10]和多发性骨髓瘤 U266 细胞[11]发生凋亡。沙蟾毒精显著上调半胱氨酸蛋白酶-3、半胱氨酸蛋白酶-8 和半胱氨酸蛋白酶-9，通过内源性和外源性途径激活 caspase，有效诱导食管鳞状细胞癌细胞发生凋亡[12]。ψ-bufarenogin 抑制受体酪氨酸激酶介导的信号转导通路抑制肝癌生长[13]。海蟾蜍精（1.25μmol/L）引起白血病 HL-60 细胞染色质凝结、核碎裂、核溶解、细胞收缩和膨胀、胞质空泡的发生以及膜解体；降低细胞膜的完整性，导致 DNA 断裂[14]。

2. 抗炎作用

在癌症相关炎症中，主要炎性基因产物的表达受核因子 κB（NF-κB）调控。蟾皮中活性成分蟾毒灵能有效抑制卡拉胶诱导的大鼠足肿胀，下调一氧化氮合成酶、环氧合酶-2、白细胞介素-1β（IL-1β）、白细胞介素-6（IL-6）和肿瘤坏死因子-α（TNF-α），显著抑制 NF-κB 信号通路[15]。在 BALB/c 小鼠哮喘模型中，蟾毒灵可减少肺组织炎性细胞浸润和杯状细胞增生，并抑制 NF-κB 和 p-p65 蛋白表达，提示蟾毒灵可能通过抑制 NF-κB 活力发挥其抗炎作用[16]。此外，吲哚烷胺类生物碱也能通过抑制 TLR4/My D88/NF-κB 和 TLR4/My D88/MAPKs 信号通路发挥抗内毒素炎症作用[17]。

3. 其他作用

除上述药理作用外，蟾蜍还具有提高免疫功能、镇咳、平喘、致幻、抗菌、抗炎、利尿、兴奋呼吸，促进糖原产生和抑制乳酸生成的胰岛素样作用子宫收缩作用及增强机体对放疗和化疗的耐受力。蟾毒灵在低浓度（0.01～0.5μmol/L）范围内能有效增强离体豚鼠的心房收缩力，并对收缩频率及节律均无明显影响；在高浓度（≥0.7μmol/L）时则引起心室正常收缩以外的收缩[18]。

【毒理作用】

1. 心脏毒性

蟾酥主要对心脏有毒性作用，中毒症状主要出现在用药后 30～60min。蟾酥可通过激活 *Rnd1* 基因破坏肌动蛋白的结构，进而破坏心脏的收缩功能。高剂量蟾酥可抑制 *Cp* 基因表达，导致铁离子稳态失调，进而引起心脏细胞中 Fe^{2+}蓄积，产生心脏毒性，并进一步干扰心脏的收缩，能引发铁离子蓄积，最终可能导致细胞凋亡[19]。低剂量蟾酥可以通过干扰离子稳态和肌动蛋白构建来影响心脏的收缩，同时还会导致心脏细胞的抗凋亡和脂类代谢等应激反应；其毒性对体内代谢的干扰主要集中于脂质代谢的相关途径[20]。

2. 肝毒性

0.5～5mg/kg 的蟾蜍毒素混合物可以明显抑制荷瘤小鼠体内 H22 肿瘤细胞的生长，当其混合物达到 5mg/kg 时，则可以损伤肝脏[20]。

【参考文献】

[1] 周钒，杨届. 蟾蜍的药用价值研究进展[J]. 湖南中医杂志, 2015, 31(11): 203-204.

[2] de Sousa L Q, Machado K D C, de Carvalho Oliveira S F, et al. Bufadienolides from amphibians: A promising source of anticancer prototypes for radical innovation, apoptosis triggering and Na^+/K^+-ATPase inhibition[J]. Toxicon, 2017, 127: 63-76.

[3] Baek S H, Kim C, Lee J H, et al. Cinobufagin exerts anti-proliferative and pro-apoptotic effects through the modulation ROS-mediated MAPKs signaling pathway[J]. Immunopharmacol Immunotoxicol, 2015, 37(3): 265-273.

[4] Machado K D C, de Sousa L Q, Lima D J B, et al. Marinobufagin, a molecule from poisonous frogs, causes biochemical, morphological and cell cycle changes in human neoplasms and vegetal cells[J]. Toxicol Lett, 2018, 285: 121-131.

[5] 田昕，罗颖，闫永波，等. 蟾蜍灵对人食管鳞癌 EC9706 细胞增殖及凋亡的影响[J]. 中国医学科学院学报, 2012, 34(6): 556-562.

[6] Ding J, Wen W, Xiang D M, et al. ψ-Bufarenogin, a novel anti-tumor compound, suppresses liver cancer growth by inhibiting receptor tyrosine kinase-mediated signaling[J]. Oncotarget, 2015, 6(13): 11627-11639.

[7] Lv J, Lin S H, Peng P L, et al. Arenobufagin activates p53to trigger esophageal squamous cell carcinoma cell apoptosis in vitro and in vivo[J]. Oncotargets Ther, 2017, 10: 1261-1267.

[8] Xie R F, Li Z C, Chen P P, et al. Bufothionine induced the mitochondria-mediated apoptosis in H22 liver tumor

and acute liver injury[J]. Chin Med, 2015, 10: 5.

[9] 田昕，罗颖，闫永波，等. 蟾蜍灵对人食管鳞癌 EC9706 细胞增殖及凋亡的影响[J]. 中国医学科学院学报，2012, 34(6): 556-562.

[10] Ding J, Wen W, Xiang D M, et al. ψ-Bufarenogin, a novel anti-tumor compound, suppresses liver cancer growth by inhibiting receptor tyrosine kinase-mediated signaling[J]. Oncotarget, 2015, 6(13): 11627-11639.

[11] Lv J, Lin S H, Peng P L, et al. Arenobufagin activates p53to trigger esophageal squamous cell carcinoma cell apoptosis in vitro and in vivo[J]. Oncotargets Ther, 2017, 10: 1261-1267.

[12] Xie R F, Li Z C, Chen P P, et al. Bufothionine induced the mitochondria-mediated apoptosis in H22 liver tumor and acute liver injury[J]. Chin Med, 2015, 10: 5.

[13] Wang D W, Bi Z G. Bufalin inhibited the growth of human osteosarcoma MG-63 cells via down-regulation of Bcl-2/Bax and triggering of the mitochondrial pathway[J]. Tumor Biol, 2014, 35(5): 4885-4890.

[14] Wang K L, Chu D X, Wu J, et al. Cinobufagin induced cell apoptosis and protective autophagy through the ROS/MAPK signaling pathway[J]. Life Sci, 2019: 116642.

[15] Wen L L, Huang Y, Xie X B, et al. Anti-inflammatory and antinociceptive activities of bufalin in rodents[J]. Mediat Inflamm, 2014, 2014: 1-9.

[16] Zhakeer Z, Hadeer M, Tuerxun Z, et al. Bufalin inhibits the inflammatory effects in asthmatic mice through the suppression of nuclear factor-kappa B activity[J]. Pharmacology, 2017, 99(3/4): 179-187.

[17] Zhang Y, Takagi N, Yuan B, et al. The protection of indolealkylamines from LPS-induced inflammation in zebrafish[J]. J Ethnopharmacol, 2019, 243: 112122.

[18] 韩永晶，崔荣芬，靳珠华，等. 蟾蜍灵对豚鼠心房的作用[J]. 中国药理学与毒理学杂志，1990, 4(1): 71-72.

[19] 杨爱文，范雪梅，李雪. 基因芯片研究蟾酥急性毒性及配伍减毒机制[J]. 高等学校化学学报，2011, 32(5): 1058-1064.

[20] 李兴平，雷玲，胡竟一，等. 蟾酥的急性毒性和丹羚心舒胶囊急性毒性研究[J]. 中药药理与临床，2012, 28(6): 128-129.